Dominique Piquette
(450) 967-5872.

Voyages Forfait +

Nathalie Nguyen

3650, St-Denis, suite 200

tél. (514) 849-1039

D1157388

NEUROLOGIE

Collection pour *l'omnipraticien*
sous la direction de Guy Courtois

La collection pour « l'omnipraticien » est constituée de volumes écrits par des spécialistes, avec l'objectif précis de répondre aux besoins du médecin généraliste.

Chaque volume couvre les données essentielles et les acquis récents d'une discipline médicale donnée. Toutefois, contrairement à la plupart des manuels de médecine, l'importance accordée aux divers thèmes de chaque discipline est fonction, non de l'intérêt d'un médecin spécialiste ou chercheur, mais des priorités qui découlent du rôle du médecin généraliste, médecin de première ligne, consulté par les patients au tout début d'un problème de santé et appelé à les suivre à moyen et à long terme.

Face à l'explosion des connaissances nouvelles dans tous les domaines de la médecine, il est impossible à qui que ce soit de bien maîtriser cette avalanche d'information. Néanmoins le généraliste est désireux de se tenir à la page et de faire bénéficier ses patients des connaissances nouvelles. Aussi, le défi de la collection pour « l'omnipraticien » est-il de sélectionner à même la somme de connaissances anciennes et récentes ce qui est pertinent à l'exercice de la médecine générale.

NEUROLOGIE

PAR

Guy Courtois M.D.
Département de médecine
Université de Montréal

LES PRESSES DE L'UNIVERSITÉ DE MONTRÉAL
C.P. 6128, succ. A. Montréal, (Qc), Canada, H3L 3J7

La publication de cet ouvrage a été encouragée
par une subvention accordée par le Programme
franco-québécois d'aide à la coédition.

TROISIÈME RÉIMPRESSION, 1996

ÉDITION CORRIGÉE

ISBN : 2-7606-1532-4 (PUM)

Dépôt légal, 3ᵉ trimestre 1991 - Bibliothèque nationale du Québec

TABLE DES MATIÈRES

DEUXIÈME PARTIE: SYNDROMES NEUROLOGIQUES TOPOGRAPHIQUES

AVANT-PROPOS

Ce livre a été écrit à l'intention des étudiants en médecine et des omni-praticiens, dans le but de présenter les aspects de la neurologie clinique pertinents à l'exercice de la médecine générale. Les étudiants en médecine devront toutefois compléter ces notions cliniques par une étude plus approfondie des sciences de base. Cet ouvrage devrait tout aussi bien répondre aux besoins de tous les médecins en exercice ou en formation, autres que les spécialistes en sciences neurologiques, et être utile à plusieurs catégories de professionnels de la santé : infirmières, neuropsychologues, orthophonistes, audiologistes, ergothérapeutes, physiothérapeutes ou kinésithérapeutes, techniciens de laboratoire, etc.

L'ouvrage est subdivisé en trois parties : la sémiologie neurologique, les syndromes topographiques et les maladies neurologiques. L'accent a été mis sur la sémiologie qui est à la portée de tous ceux qui désirent s'y intéresser. La deuxième partie, les syndromes topographiques, est un résumé des groupements sémiologiques qui sont à la base du diagnostic de localisation lésionnelle; au point de vue didactique, l'étude de cette section sera l'occasion d'un exercice de synthèse des données analytiques de la sémiologie. Le choix le plus difficile a été celui du contenu de la troisième partie, les maladies neurologiques, Le critère a été de résumer l'essentiel de ce qui est connu sur les maladies courantes. Les seules maladies plus rares qui ont été retenues sont celles dont le nom est trop connu pour être passé sous silence.

L'objectif du livre étant de restreindre l'exposé de chaque sujet aux notions essentielles, la quantité d'information et la structure de chaque chapitre sont des plus variables: une lecture attentive de la table des matières suffira pour faire ressortir la logique inhérente au contenu.

L'aspect thérapeutique est abordé sommairement à titre indicatif, surtout pour deux raisons: certains traitements relèvent d'un spécialiste; lui seul est apte à juger de leur pertinence en fonction d'un diagnostic aussi précis que possible, et à les appliquer dans les conditions optimales. En ce qui concerne les médicaments habituellement prescrits en pratique courante, un livre du genre de celui-ci ne saurait se substituer à un traité de thérapeutique ou à l'opinion éclairée d'un consultant. Un exposé plus élaboré, mais malgré tout incomplet, risquerait de donner une impression de fausse sécurité à celui qui se limiterait à cette seule source d'information.

Il en va de même pour les considérations sur le diagnostic différentiel. Elles sont réduites à un minimum. Certains problèmes neurologiques peuvent être diagnostiqués et traités adéquatement par un médecin non spécialiste. Pour les autres cas, l'omnipraticien devrait faire confirmer son diagnostic par un spécialiste. Cette précaution éviterait la prescription abusive d'examens para-cliniques et offrirait un maximum de sécurité au malade et à son généraliste.

Il n'a pas semblé utile de consacrer une section de ce livre aux examens paracliniques. Rien de ce qui a trait au mode d'investigation radiologique (radiographie simple, tomodensitométrie, imagerie par résonnance magnétique, scintigraphie cérébrale, opacification des vaisseaux, Doppler) n'est le propre de l'étude du système nerveux. L'analyse du liquide céphalo-rachidien, l'électro-encéphalogramme et l'électro-myogramme sont mentionnés chaque fois que la solution d'un problème peut être facilitée par ces examens.

Les apports toujours plus nombreux de la recherche de pointe, que ce soit en génétique, en immunologie, en neurochimie ou en toute autre discipline, ont été délibérément omis. Pour fascinants qu'ils soient, ils débordent du cadre d'un livre dont l'objectif est de rester pratique et de servir d'outil de base au non spécialiste.

Le lecteur désireux d'avoir des informations plus approfondies sur les divers sujets de cet ouvrage ou sur ceux qui ont été omis ne peut guère trouver mieux que le classique américain, « *Principles of clinical Neurology* » de R.

Adams et M. Victor, 5e édition, 1993, 1286 pages, publié par McGraw–Hill, qui n'est malheureusement pas traduit en français.

Remerciements

De nombreux confrères m'ont fait bénéficier de leurs suggestions. Je suis particulièrement redevable au Docteur Normand Giard pour sa lecture critique de tout le manuscrit et au Docteur Annie Courtois qui m'a secondé dans plusieurs tâches, et entre autre, dans la compilation de l'index. Trois étudiants en médecine, Alain Bigué, Micheline Laramée et François Loubert m'ont fait des remarques pertinentes à la suite de leur lecture de quelques chapitres de sémiologie. Le travail de dactylographie et de mise en page, exécuté par Diane Jean, ponctuellement aidée par Anne Courtois, a été d'une qualité et d'une efficacité remarquable. Enfin, je remercie le graphiste, Jacques Bernier, pour sa précieuse collaboration et la Compagnie Nordic pour son aide financière.

1

EXAMEN NEUROLOGIQUE

L'examen neurologique fait partie de l'examen général au même titre que l'examen de tous les autres systèmes (cardio-vasculaire, pulmonaire, etc.). Il a pour but de répondre à deux questions: d'abord où est la lésion? puis quelle est la lésion? Le diagnostic de localisation lésionnelle (Où est la lésion?) est fondé sur la relation entre les signes et symptômes (la sémiologie) et les structures lésées qui les causent. Le diagnostic étiologique (Quelle est la lésion?) est basé sur le mode de début, l'évolution de la maladie et les résultats des examens paracliniques interprétés dans le contexte médical et général propre à chaque patient.

Alors que la description de l'examen subjectif est une revue des symptômes à rechercher, celle de l'examen objectif se limite à la façon de l'effectuer sans qu'il soit question de sémiologie comme telle. Des signes ne sont mentionnés que lorsqu'ils servent à justifier une épreuve ou à illustrer la façon de procéder.

La description de l'examen neurologique objectif est présentée ici selon un ordre logique. Cet ordre diffère de la séquence des étapes suivies lorsque cet examen est effectué. Il importe peu que l'examen débute par les nerfs crâniens, ou par les membres ou par l'observation de la démarche. Mais quel que soit l'ordre adopté, il est avantageux de toujours s'y astreindre pour minimiser les risques d'oubli.

Enfin, l'importance de chaque étape de l'examen subjectif et de l'examen objectif varie d'un patient à l'autre. L'examen d'un cas d'Alzheimer n'est pas entièrement superposable à celui d'un malade souffrant d'une mononeuropathie. Alors que les principales fonctions neurologiques doivent être examinées au moins sommairement chez tous les patients, c'est l'histoire de la maladie, les réponses au questionnaire et parfois l'observation de certains signes qui déterminent les fonctions méritant une attention particulière.

L'EXAMEN NEUROLOGIQUE SUBJECTIF

Un symptôme est une manifestation de dysfonction d'un système qui n'est pas nécessairement le siège de la lésion recherchée. Ainsi les vomissements, qui évoquent avec raison une maladie du système digestif, sont dus, à l'occasion, à une hypertension intracrânienne. Les convulsions généralisées peuvent être causées aussi bien par une lésion cérébrale primitive que par un processus systémique toximétabolique. Les corrélations entre symptôme et lésion ne deviennent souvent évidentes qu'après considération de toutes les données de l'examen clinique et paraclinique.

Les symptômes qui évoquent la possibilité d'une lésion du système nerveux sont: les céphalées; les troubles visuels, auditifs et olfactifs; le vertige; les perturbations de l'élocution, du langage et de la déglutition; les pertes de connaissance; les indices de détérioration mentale; la faiblesse musculaire; les troubles de l'équilibre, de la coordination, des sensations et du contrôle des sphincters.

L'interprétation de chaque symptôme dépend de l'analyse de ses paramètres: localisation et irradiation, caractère, intensité, durée, fréquence, mode d'apparition, évolution, facteurs déclenchants, facteurs atténuants et signes accompagnateurs. Un questionnaire bien fait est la première et souvent la principale étape pour établir un diagnostic.

1. CÉPHALÉES ET DOULEURS FACIALES

Les douleurs de la tête et de la face sont parmi les symptômes les plus fréquemment rencontrés en médecine et particulièrement en neurologie. Dans la majorité de ces cas, les signes objectifs sont absents ou réduits à un minimum. D'où l'importance d'un questionnaire approfondi. Ainsi, une femme de 35 ans qui souffre de céphalées hémicrâniennes, habituellement droites, mais parfois gauches, intenses et à caractère pulsatif, survenant depuis plusieurs années de façon paroxystique et souvent au moment des menstruations, d'une durée d'une douzaine d'heures, accompagnées de nausées et de vomissements et précédées de scotomes visuels scintillants latéralisés souffre, jusqu'à preuve du contraire, d'une *migraine classique. Un tic douloureux* sera le diagnostic probable chez un homme de 60 ans, qui consulte pour une douleur d'installation récente, particulièrement intense, unilatérale au niveau du front et de la joue, survenant sous forme de coups de poignard répétitifs et susceptible d'être déclenchée par un léger attouchement d'une zone très localisée dans le territoire où siège la douleur. La *céphalée de tension* est évoquée chez une personne à personnalité anxieuse se plaignant de douleur en étau encerclant la tête, persistante depuis plusieurs années mais non progressive et d'intensité variable selon les périodes de tension psychologique ou de détente.

2. TROUBLES DE LA VUE

Les plus fréquents sont une *baisse* ou une *perte de l'acuité* visuelle dans un oeil ou dans les deux yeux, une *amputation du champ visuel* affectant habituellement les deux yeux mais parfois un seul oeil et la *diplopie*. Cette dernière est fortement sujette à caution si le malade décrit ce phénomène même après occlusion d'un oeil. Dans la diplopie, la fausse image est déplacée dans la direction d'action physiologique du muscle oculo–moteur déficitaire.

3. TROUBLES DE L'ODORAT

Ils se limitent à l'*anosmie* (perte des sensations olfactives) et à des *parosmies* (perception dénaturée des odeurs, à caractère habituellement désagréable) parfois sans source externe et présentes de façon persistante ou paroxystique. Comme les sensations olfactives contribuent pour une large part à ce qui est couramment interprété comme des sensations gustatives, c'est d'une *perte du goût* dont se plaint souvent le patient qui souffre d'anosmie.

4. TROUBLES DE L'AUDITION

Il consiste en une *baisse* ou une *perte de l'ouïe* et en *acouphènes*, c'est-à-dire une perception anormale d'un son en l'absence d'une source externe, tels des bourdonnements d'oreille. L'*hyperacousie* est un phénomène beaucoup plus rare.

5. VERTIGE

Au sens médical, le vertige se caractérise par une sensation anormale de mouvements quelle qu'en soit la nature: rotation, roulis, tangage, etc. Cette hallucination de mouvement dénote une atteinte du système vestibulaire central ou périphérique. Elle est à distinguer de ce qui est appelé étourdissement, expression très imprécise qui recouvre non seulement des vertiges vrais, mais encore une kyrielle de malaises sans relation nécessaire avec le système vestibulaire: trouble de l'équilibre, faiblesse musculaire, sensation subjective d'instabilité, asthénie avec vague trouble visuel, etc. La distinction entre un vertige subjectif et un vertige objectif est sans signification sémiologique.

6. TROUBLES DE LA PAROLE ET DU LANGAGE

La *dysarthrie* est un trouble de l'élocution alors que l'*aphasie* correspond à un trouble de l'utilisation de la parole en tant que symbole expressif de la pensée. L'aphasie peut prédominer sur l'expression du langage (*aphasie motrice*), sur la compréhension du langage (*aphasie sensorielle*) ou porter sur les deux versants (*aphasie globale*).

7. TROUBLES DE LA DÉGLUTITION

La déglutition peut être affectée soit pour les solides, soit pour les liquides ou pour les deux types d'aliments.

8. PERTES DE CONSCIENCE TRANSITOIRES

Les deux mécanismes les plus fréquents dans les pertes de conscience transitoires sont:

– **la syncope**, due à une ischémie cérébrale globale secondaire à une dysrythmie cardiaque ou à une hypotension artérielle. Dans ce dernier cas, la syncope est souvent précédée d'une lipothymie (état pré–syncopal).

– **l'épilepsie**, due à une décharge neuronale anormale paroxystique et transitoire.

9. DÉTÉRIORATION MENTALE ET DÉMENCE

Elle consiste essentiellement en une atteinte des fonctions intellectuelles, affectives et comportementales due à un processus organique. L'atteinte intellectuelle est la plus significative du point de vue du diagnostic. Souvent le malade vient consulter pour des troubles inexpliqués de la mémoire, de l'affectivité ou du comportement. À l'occasion, un trouble aphasique peut donner le change pour un trouble de détérioration mentale.

10. FAIBLESSE MUSCULAIRE

Le syndrome non spécifique d'asthénie doit être distingué de la faiblesse musculaire par atteinte neurologique. Certains malades décrivent la faiblesse d'un membre par des expressions comme de la lourdeur, une difficulté de commande musculaire, de la maladresse ou, à l'inverse, qualifient de faiblesse ce qui est en fait un déficit moteur du genre akinésie, spasticité, rigidité, perte de dextérité.

11. TROUBLES DE L'ÉQUILIBRE ET DE LA COORDINATION DES MEMBRES

Ces deux ordres de troubles peuvent survenir de façon indépendante ou simultanée. Ils peuvent être directement liés à la lésion d'une structure nerveuse particulière (par exemple, le cervelet) ou être secondaires à un ensemble de déficits neurologiques, qui ne sont pas spécifiquement des troubles de coordination comme dans le Parkinson.

12. TROUBLES SENSITIFS

L'atteinte des systèmes sensitifs se traduit par un ou plusieurs des trois symptômes suivants: *douleur, paresthésie* (toute sensation anormale, comme des engourdissements, etc.) et *anesthésie* (perte de la sensibilité).

13. TROUBLES VÉGÉTATIFS

Les troubles sphinctériens sont les plus fréquents: *difficulté d'amorcer les mictions, incontinence urinaire, mictions impérieuses, incontinence fécale.* Un *déficit d'érection et d'éjaculation* de même qu'une *hypotension artérielle* peuvent avoir une cause neurologique.

L'EXAMEN NEUROLOGIQUE OBJECTIF

L'examen objectif porte sur les fonctions mentales, les nerfs crâniens, les divers aspects de la motricité (état, force et tonus musculaire, coordination, posture et démarche), les réflexes et les sensibilités.

1. FONCTIONS MENTALES

L'examen des fonctions mentales n'est habituellement effectué de façon systématique que si la possibilité de leur atteinte est évoquée par l'histoire de la maladie, le questionnaire ou le comportement verbal et moteur du patient. L'évaluation porte surtout sur l'appréciation du niveau global de la conscience et sur les fonctions intellectuelles, bien que le syndrome de détérioration mentale puisse aussi se répercuter dans les sphères affective et comportementale. Divers aspects de l'activité mentale sont évalués.

1.1. L'orientation

Le malade est−il orienté dans le temps (Quel est le jour? la date? le mois? l'année?); dans l'espace (Où sommes−nous? Où habitez−vous? Quel est le trajet entre votre résidence et le lieu où nous sommes?) et quant aux personnes (Qui est celui qui vous accompagne? Qui suis−je?).

1.2. La mémoire

Le malade est d'abord interrogé sur les événements de la matinée (heure du lever, contenu du petit déjeuner) et des jours précédents, puis sur des faits plus anciens dans son histoire personnelle, dont il devrait garder le souvenir.

1.3. L'attention et la concentration

Le malade peut−il exécuter des tâches simples comme compter à rebours en soustrayant successivement 7 ou même 3; calculer la monnaie qui doit être rendue lorsqu'un objet de 0,35 $ est payé avec un billet de 2,00 $, etc. Les troubles de l'attention sont le premier signe à apparaître dans un syndrome de confusion mentale aiguë et subaiguë.

1.4. L'abstraction et la pensée

Le malade peut−il identifier une propriété commune à trois objets par ailleurs différents: la neige, du lait et la blouse du médecin ou encore donner le sens d'un proverbe, d'une métaphore, d'une comparaison.

1.5. Le langage et autres fonctions symboliques

– **L'aphasie.** Le malade est−il incapable de trouver les mots simples pour exprimer sa pensée ou nommer un objet? Comprend−il les questions posées et les consignes données? Les troubles de l'écriture accompagnent très souvent les troubles du langage. Rarement une incapacité d'écrire, en l'absence d'une aphasie, est une manifestation d'apraxie, c'est−à−dire une incapacité d'exécuter un mouvement volontaire sans déficit élémentaire de la motricité.

– **L'agnosie** est une incapacité à reconnaître la nature de ce qui est perçu en dépit d'un apport normal d'informations élémentaires sensitivo−sensorielles. Elle peut être spécifique pour la vue (agnosie visuelle), l'audition (agnosie auditive et surdité verbale), le schéma corporel (asomatagnosie, autotopoagnosie, agnosie digitale), les sensibilités somesthésiques élaborées (astéréognosie, agraphesthésie) et l'espace.

− **L'apraxie** est un déficit caractérisé par l'incapacité d'exécuter volontairement certains gestes ou mouvements sans qu'il y ait paralysie, anesthésie et incoordination. Le malade peut−il utiliser un objet (apraxie idéatoire)? Peut−il exécuter un geste sur commande (apraxie idéomotrice)? L'apraxie constructive (incapacité de dessiner un cube en trois dimensions) est souvent un déficit précoce dans la détérioration mentale.

1.6. L'observation du **comportement** du patient et de ses **réactions affectives** peut fournir des éléments additionnels pour le bilan de l'état mental.

2. NERFS CRÂNIENS

2.1. Nerf olfactif (I)

Chaque narine est examinée séparément en faisant respirer des substances qui dégagent une odeur, telles que le tabac ou le café. Cet examen n'est habituellement fait que dans des situations particulières: à la suite d'un traumatisme crânien ou face à une possibilité de tumeur cérébrale frontale.

2.2. Nerf optique (II)

L'examen neurologique de la vision porte sur l'acuité visuelle, le fond d'oeil et les champs visuels.

2.2.1. L'acuité visuelle est déterminée à l'aide de cartes standardisées, à moins que le patient en soit réduit à ne percevoir que le mouvement ou la lumière.

2.2.2. Fond d'oeil − L'observation du fond de l'oeil avec un ophtalmo−scope porte sur la papille (couleur et contour), les artères et les veines, la rétine et la macula.

2.2.3. Champ visuel – Le champ visuel de chaque oeil est examiné séparément à cause du chevauchement d'un champ visuel sur l'autre. L'examen porte successivement sur les quatre quadrants: temporaux supérieur et inférieur et nasaux supérieur et inférieur. Le doigt de l'observateur est déplacé progressivement de la périphérie de chaque quadrant vers le centre, et le sujet doit indiquer l'instant où il voit apparaître cette cible.

L'identification précise d'un scotome (c'est–à–dire d'un îlot de cécité) nécessite habituellement un examen ophtalmologique avec instrumentation spécialisée.

2.3. Nerfs oculo–moteurs (III, IV et VI)

L'innervation des muscles oculaires externes provient des nerfs crâniens III, IV et VI. Le muscle releveur de la paupière supérieure est innervé conjointement par le IIIe nerf et le sympathique. La dilatation et la constriction pupillaire sont sous la dépendance respective du sympathique (dilatation) et du parasympathique (constriction). Les fibres de ce dernier cheminent dans le IIIe nerf.

2.3.1. Pupilles – Les pupilles normales sont isocoriques et leur diamètre est fonction de l'intensité lumineuse environnante.

Le *réflexe photomoteur* consiste en une constriction pupillaire bilatérale sous l'effet de la stimulation lumineuse d'un seul oeil. Le réflexe photomoteur *direct* est la réponse de l'oeil illuminé alors que le réflexe photomoteur *consensuel* est la réponse simultanée de l'autre oeil.

Le *réflexe pupillaire à l'accommodation* consiste en une constriction des pupilles accompagnant un mouvement de convergence oculaire.

2.3.2. Motilité oculaire externe – La présence de ptose palpébrale (accompagnée d'un myosis si elle est due à une atteinte sympathique) et le strabisme sont évidents à l'inspection. Pour l'évaluation des mouvements oculaires externes, le patient suit des yeux les doigts de l'observateur, qui se déplacent horizontalement vers la gauche et vers la droite, et verticalement vers le haut et vers le bas. Normalement, le mouvement des yeux est rigoureusement conjugué dans toutes les directions. La présence d'un nystagmus est recherché, surtout en fin de course des mouvements horizontaux et verticaux.

2.4. Le trijumeau (V)

2.4.1. Composante sensitive – La composante sensitive du nerf trijumeau est constituée de trois nerfs: le nerf ophtalmique qui se distribue à la région du front et de l'oeil, le nerf maxillaire supérieur qui innerve la région de la joue et le nerf maxillaire inférieur qui se distribue dans la région du maxillaire inférieur. Le territoire de chacun des nerfs doit être examiné séparément. La branche afférente du *réflexe cornéen* (clignement des deux yeux suite à l'attouchement d'une seule cornée) chemine dans le nerf ophtalmique.

2.4.2. Composante motrice – Le trijumeau innerve les muscles de la mastication. Les masséters et les muscles temporaux sont facilement palpés lors d'une fermeture vigoureuse de la mâchoire. À l'ouverture de la bouche, la contraction simultanée des ptérygoïdiens abaisse la mâchoire inférieure sur la ligne médiane. En présence d'une paralysie unilatérale, la mâchoire dévie vers le côté de la paralysie musculaire.

2.5. Nerf facial (VII)

La fonction essentielle du VIIe nerf crânien est l'innervation des muscles de la face à l'exception du releveur de la paupière, qui est innervé par le IIIe nerf et le sympathique. La fonction gustative des deux tiers antérieurs de la langue n'est pas considérée ici. La faiblesse musculaire peut être bilatérale ou unilatérale et impliquer l'ensemble d'une hémiface (paralysie périphérique) ou prédominer à l'hémiface inférieure (paralysie centrale).

La paralysie faciale est détectée par l'observation du relief musculaire au repos et du jeu de la mimique faciale. La partie supérieure est examinée sélective-ment par une fermeture vigoureuse des yeux. Les cils sont alors pratiquement enfouis dans les replis des paupières inférieures et les paupières résistent à un relèvement passif. Le cliglotement des yeux du *réflexe cornéen* est effectué par les mêmes muscles. Un écartement des commissures labiales (exécution d'un sourire forcé) permet d'évaluer la force musculaire de la partie inférieure de la face.

2.6. Nerf acoustique (VIII)

2.6.1. Portion vestibulaire – La fonction vestibulaire n'est pas examinée comme telle au cours de l'examen neurologique de routine. Un déficit peut se traduire par un *nystagmus* (oscillation des yeux) et un déséquilibre à la station debout et à la marche. Les épreuves de déviation des index, de positionnement de la tête et de stimulations labyrinthiques sont des examens complémentaires qui ne sont effectués que s'il y a une indication particulière.

2.6.2. Portion auditive – L'audition est évaluée approximativement par un bruit quelconque près de l'oreille: voix chuchotée ou frottement du pouce contre l'index.

L'épreuve de Rinne permet la comparaison entre la perception par voie aérienne et la perception par voie osseuse. Normalement, la conduction aérienne est supérieure à la conduction osseuse. Les vibrations d'un diapason appuyé contre une mastoïde cessent d'être perçues à un moment où elles sont encore entendues lorsque le diapason est déplacé près de la conque. Dans *l'épreuve de Weber*, le diapason est appuyé sur le vertex, et le patient compare l'intensité des vibrations qu'il perçoit simultanément à gauche et à droite.

Une hypoacousie peut se manifester tant pour la conduction aérienne que par la conduction osseuse (surdité neurosensorielle ou de perception) ou exclusivement pour la conduction aérienne (surdité de conduction). Des épreuves spécialisées permettent de préciser les types d'hypoacousie.

2.7. Nerf glosso-pharyngien et nerf vague (IX et X)

2.7.1. Fonction sensitive – Le territoire sensitif se limite à la paroi postérieure du pharynx dont la stimulation provoque le *réflexe nauséeux*: contraction brusque et bilatérale des muscles pharyngiens vers la ligne médiane.

2.7.2. Fonction motrice – Au point de vue moteur, ces nerfs innervent le voile du palais, les muscles du pharynx et le larynx. Lorsqu'un individu émet un son soutenu, les muscles du pharynx et le voile du palais se contractent symétriquement vers la ligne médiane, et la tonalité du son émis demeure invariable. Dans le cas d'une paralysie unilatérale, la paroi pharyngée se déplace vers le côté sain et le son émis est bitonal.

2.8. Nerf spinal (XI)

Deux muscles sont innervés par le nerf spinal: le muscle sterno–cléido-mastoïdien vu et palpé du côté opposé à celui de la rotation de la tête contre résistance, et le trapèze mis en relief par l'élévation des épaules vers les oreilles.

2.9. Nerf grand hypoglosse (XII)

Le XIIe nerf est le nerf moteur de la langue. A l'inspection, celle–ci peut présenter des vermiculations qui n'ont rien d'anormale et sont à distinguer des fasciculations. Au cours de la protrusion, l'action simultanée des muscles génioglosses projette la langue sur la ligne médiane. En présence d'une paralysie unilatérale, la langue dévie vers le côté du muscle paralysé.

3. TRONC ET MEMBRES

3.1. Motricité

3.1.1. État, force et tonus musculaire. L'atrophie musculaire, les fasciculations et les spasmes sont recherchés à l'inspection. La palpation des muscles révèle les points douloureux et les changements de consistance de l'hypotonie et de l'hypertonie.

La force musculaire est évaluée en faisant exécuter, contre résistance, des mouvements d'abduction et d'adduction des épaules, de flexion et d'extension des coudes, des poignets et des doigts aux membres supérieurs; des hanches, des genoux et des chevilles aux membres inférieurs.

Le diagnostic d'une atteinte isolée d'un nerf ou d'une racine nécessite un examen des muscles innervés par le tronc nerveux impliqué.

Le tonus musculaire est apprécié par la résistance des muscles au cours des déplacements passifs des divers segments des membres.

3.1.2. La coordination des mouvements. La coordination des mouvements est examinée:

– **au niveau des membres supérieurs** par l'épreuve doigt–nez (le malade touche successivement son nez puis le doigt de l'observateur) et par l'épreuve des marionnettes (mouvements de pronation et de supination rapides des poignets);

– **au niveau des membres inférieurs** par l'épreuve talon–genou (le malade porte un talon sur le genou de l'autre jambe et le glisse le long de la crête du tibia) et celle du tapotement du sol par le pied.

3.1.3. Posture et démarche. Les anomalies de posture et les mouvements involontaires peuvent être évidents à l'observation. Parfois, ils ne deviennent manifestes qu'au cours de l'exécution de mouvements et à la marche.

En position de garde–à–vous, des oscillations du tronc peuvent apparaître, que les yeux soient fermés ou ouverts, ou exclusivement lorsque les yeux sont fermés (signe de Romberg).

La démarche normale est souple et accompagnée de mouvements associés, tels le balancement des bras. L'équilibre est normalement maintenu dans la démarche funambulesque (« en tandem »), dans la marche sur les talons et dans le saut à cloche–pied.

3.2. Sensibilité

Trois catégories de modalités sensitives sont évaluées: les sensibilités élémentaires extralemniscales (le tact brut, la douleur et, s'il y a lieu, le chaud et le froid); les sensibilités discriminatives lemniscales (tactile discriminative, posturale et vibratoire) et les sensibilités élaborées (stéréognosie, graphesthésie, etc.).

Le tact s'explore avec un coton ou avec la pulpe des doigts, et la douleur avec une épingle. Le sens postural est évalué par la capacité de percevoir sans l'aide de la vue un déplacement passif de la dernière phalange du pouce et du gros orteil. Le sens vibratoire (la pallesthésie) est apprécié à l'aide d'un diapason appuyé à l'extrémité distale des membres. Les sensibilités élaborées couramment examinées sont la stéréognosie (capacité de reconnaître un objet par simple palpation) ou la graphesthésie (capacité d'identifier une lettre ou un chiffre tracé dans la main).

En présence d'un déficit sensitif, les modalités affectées et le territoire anesthésié doivent être précisés. Un déficit sensitif peut impliquer simultanément toutes les modalités sensitives ou être sélectif pour une seule catégorie. Les limites d'un territoire anesthésié permettent de faire la distinction entre un syndrome lésionnel, un syndrome sous-lésionnel, un syndrome radiculaire ou un syndrome d'atteinte d'un tronc nerveux périphérique (v. infra). Cette délimitation s'effectue par des stimulations appliquées de l'intérieur du territoire déficitaire vers les régions intactes.

3.3. Réflexes

L'examen neurologique de routine comporte la recherche de certains réflexes ostéotendineux et cutanés. Les réflexes ostéotendineux examinés sont les réflexes bicipitaux et tricipitaux des membres supérieurs et les réflexes rotuliens et achilléens des membres inférieurs. Les réflexes cutanés sont le réflexe cutané plantaire et les réflexes abdominaux.

Pour l'examen des *réflexes ostéotendineux*, le membre doit être relâché et positionné en légère flexion. La percussion du tendon d'un muscle provoque sa contraction. La réponse peut être amplifiée par des manoeuvres de renforcement (serrer les mâchoires, etc.).

Le *réflexe cutané plantaire* est recherché en grattant avec une pointe mousse la plante du pied, d'arrière en avant, le long du bord latéral puis de la base des orteils. La réponse normale est une flexion des cinq orteils. Une élévation du gros orteil, accompagnée ou non d'un éventail des autres orteils, caractérise le *signe de Babinski*.

Il y a six *réflexes cutanés abdominaux*: le cutané abdominal supérieur, moyen et inférieur, tant à gauche qu'à droite. La stimulation avec un instrument à pointe mousse est dirigée du bord latéral du tronc vers la ligne médiane et provoque la contraction des muscles abdominaux, qui déporte l'ombilic latéralement.

PREMIÈRE PARTIE:

SÉMIOLOGIE NEUROLOGIQUE

2

SÉMIOLOGIE DE LA MOTRICITÉ

Les postures et les mouvements sont déterminés par l'activité de systèmes moteurs centraux reliés aux muscles par le système moteur périphérique. En plus des muscles, l'ensemble du réseau moteur est constitué par cinq structures ou systèmes qui ont chacun une fonction et une sémiologie qui lui sont propres, tout en demeurant étroitement intégrés les uns aux autres: les motoneurones inférieurs, les motoneurones supérieurs, le système extrapyramidal, le système cérébelleux et le cortex fronto–pariétal.

– Motoneurones inférieurs

Les motoneurones inférieurs sont situés dans la moelle et le tronc cérébral. Ils comprennent les grosses cellules alpha de la corne ventrale médullaire, prolongées par leurs axones dans les racines ventrales et les nerfs spinaux, et leur équivalent dans le tronc cérébral, les cellules des nerfs moteurs crâniens, dont les axones parcourent les nerfs crâniens. Toutes les commandes aux muscles striés, quelle que soit la nature du mouvement (réflexe, volontaire ou associé), doivent passer par ce niveau inférieur que le neurophysiologiste britannique C. Sherrington a qualifié de « voie finale commune » (Fig. 2–1).

– Motoneurones supérieurs

Les motoneurones supérieurs correspondent à l'ensemble des grandes voies motrices descendantes entre les hémisphères cérébraux et les motoneurones inférieurs controlatéraux dans la moelle et le tronc cérébral (Fig. 2–5). Ces voies se subdivisent en deux groupes:

1. Le système pyramidal, qui inclut le faisceau cortico–spinal et le faisceau cortico–bulbaire (ou cortico–nucléaire). Cette voie directe, ininterrompue, est la principale voie de la motricité volontaire de l'hémicorps controlatéral.

2. Des voies indirectes, polysynaptiques ou système parapyramidal. Elles comprennent les faisceaux cortico–réticulo–spinal, cortico–rubro–spinal, cortico–tecto–spinal, cortico–vestibulo–spinal. Toutes ces voies se terminent sur les motoneurones inférieurs controlatéraux. Toutefois, le niveau de leur décussation dans le cerveau humain demeure imprécis. Vu l'association étroite de ces voies avec l'activité du système pyramidal et leur rôle distinct de celui du système extrapyramidal proprement dit, elles sont désignées globalement dans ce livre sous le nom de système parapyramidal.

– Système extrapyramidal

Dans son acception la plus courante, ce terme s'applique aux noyaux gris centraux et à leurs connexions afférentes et efférentes, qui les relient entre eux et avec le cortex cérébral (Fig. 2–12). À en juger par les déficits moteurs résultant des lésions des noyaux gris centraux, il a un rôle capital dans le contrôle du tonus musculaire, des postures et des mouvements.

– Système cérébelleux

Ce système est le principal responsable de la coordination musculaire et, de concert avec le système vestibulaire, du maintien de l'équilibre (Fig. 2–13 et 2–14).

– Cortex cérébral fronto–pariétal

Le siège de la planification et de la programmation des mouvements volontaires est le cortex fronto–pariétal attenant au cortex moteur proprement dit.

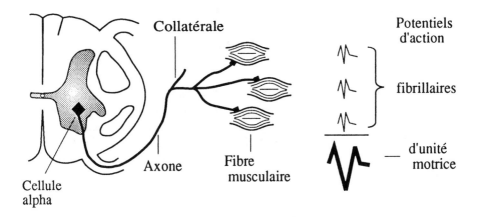

Collatérale

Potentiels
d'action

fibrillaires

d'unité
motrice

Axone

Fibre
musculaire

Cellule
alpha

A. MOELLE

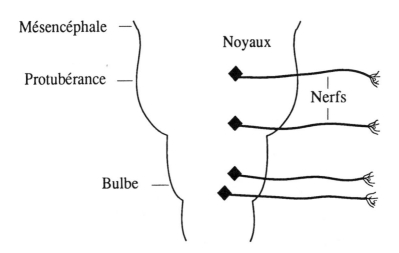

Mésencéphale

Noyaux

Protubérance

Nerfs

Bulbe

B. TRONC CÉRÉBRAL

Fig. 2-1. *Motoneurones inférieurs et unité motrice.*

1. MOTONEURONES INFÉRIEURS ET MUSCLES

Notions fondamentales

1. LES MOTONEURONES INFÉRIEURS sont constitués par les grosses cellules motrices alpha de la corne ventrale de la moelle et des noyaux moteurs des nerfs crâniens, prolongés par les axones dans les racines ventrales et les nerfs spinaux et dans les nerfs crâniens (Fig. 2–1). À leur extrémité distale, chaque fibre motrice s'arborise en plusieurs ramifications qui entrent en contact synaptique avec de 20 à 200 fibres musculaires selon le muscle.

2. LA JONCTION MYONEURALE OU SYNAPSE NEUROMUSCULAIRE est formée par la terminaison d'une fibre motrice, une fente synaptique et la plaque motrice d'une fibre musculaire (Fig. 2–2). La terminaison axonale contient des vésicules synaptiques remplies d'acétylcholine (ACh).

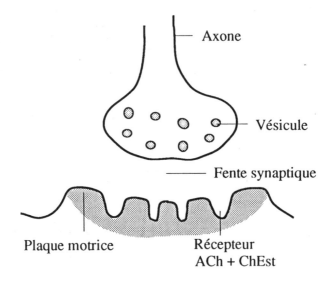

Fig. 2-2. *Jonction myoneuronale.*

Sous l'effet d'un influx nerveux, l'ACh est libérée dans la fente synaptique et active les récepteurs de la plaque motrice de la fibre musculaire. Cette excitation initie le potentiel d'action musculaire. L'ACh est bientôt détruite par la cholinestérase (ChEst) présente dans les récepteurs d'ACh de la plaque motrice.

3. LA FIBRE MUSCULAIRE est l'unité structurale du muscle. Son intégrité morphologique et fonctionnelle dépend de l'innervation motrice qu'elle reçoit. Les fibres musculaires sont groupées en faisceaux, et un muscle est fait de plusieurs faisceaux, parfois eux-mêmes regroupés en quelques chefs musculaires.

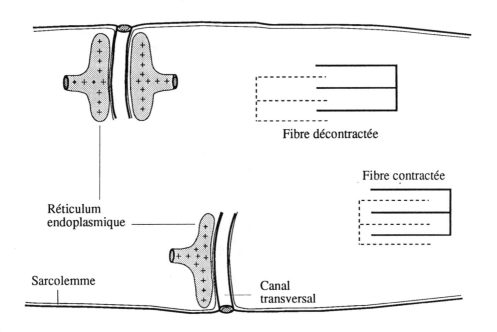

Fig. 2-3. *Fibre musculaire.*

Les fibres musculaires sont constituées par des filaments d'actine et de myosine. Elles sont recouvertes d'une membrane polarisée, le sarcolemne, qui se prolonge à l'intérieur de la fibre par des canaux transversaux accolés au réticulum endoplasmique où est stocké du Ca++ (Fig. 2–3). Lorsque survient un potentiel d'action musculaire, la dépolarisation gagne les canaux transversaux et provoque la libération du Ca++ hors du réticulum endoplasmique à l'intérieur de la fibre musculaire. Au contact du Ca++, les filaments d'actine et de myosine coulissent les uns entre les autres, rétractant ainsi la fibre musculaire. Le retour du Ca++ dans le réticulum endoplasmique est accompagné de décontraction des fibres.

4. L'UNITÉ MOTRICE est constituée par un motoneurone inférieur et l'ensemble des fibres musculaires qu'il innerve (Fig. 2–1, A). Un influx nerveux dans une cellule motrice gagne inévitablement et presque simultanément toutes les fibres musculaires de l'unité motrice. Il en résulte un potentiel d'action musculaire, qui est la somme des potentiels d'action de chacune des fibres musculaires de l'unité. Les fibres musculaires ne se contractent isolément que lorsqu'elles sont privées de leur innervation motrice. Cette contraction isolée s'accompagne d'un potentiel d'action fibrillaire, qui ne peut être détecté que par un enregistrement électromyographique.

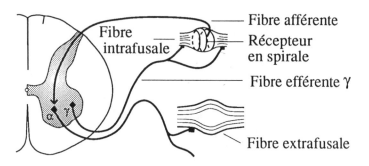

Fig. 2-4. *Fuseau neuromusculaire.*

5. LES FUSEAUX NEUROMUSCULAIRES (Fig. 2–4) sont des structures allongées qui sont sensibles à l'étirement. Ils sont parsemés au sein de la masse musculaire et orientés parallèlement aux fibres musculaires ordinaires, dites *fibres extrafusales*. Ils sont constitués par des fibres musculaires spécialisées, appelées *fibres intrafusales*, dont les noyaux sont disposés en sac ou en chaîne à la région équatoriale. L'innervation efférente de ces fibres provient des *cellules gamma* de la corne médullaire ventrale. Leurs récepteurs, spécifiques à l'étirement, sont les terminaisons sensitives des grosses fibres afférentes de groupe Ia (terminaisons primaires). Ces terminaisons s'enroulent en spirale autour de la région équatoriale. Les influx nerveux, initiés par l'étirement des fuseaux et propagés le long des grosses fibres afférentes, excitent les motoneurones alpha de la corne médullaire ventrale. La contraction des fibres extrafusales qui en résulte relâche l'étirement des fuseaux.

Sémiologie

1. SYNDROME MYOPATHIQUE

Le syndrome myopathique est secondaire à une atteinte diffuse et primitive des muscles.

Signes constants
  Quadriplégie flasque et symétrique
  Hypotonie
  Atrophie musculaire
  Rétractions musculo-tendineuses
  Perte de la réponse idio-musculaire

Signes inconstants
  ROT variables
  Myotonie
  Paralysie périodique

Examens complémentaires
  Enzymes sériques
  EMG
  Biopsie musculaire

1.1. Signes constants

1.1.1. Quadriplégie flasque.

La réduction plus ou moins marquée de la force musculaire des quatre membres est présente dans tous les mouvements, qu'ils soient de nature réflexe, volontaire ou associée. Cette particularité distingue la paralysie due à une lésion du muscle et du système moteur périphérique de la paralysie secondaire à une atteinte du système nerveux central où la faiblesse n'est présente qu'au cours des mouvements volontaires et absente dans les mouvements réflexes. Dans les myopathies, la parésie est diffuse, bilatérale et symétrique. Elle prédomine souvent aux segments proximaux, les ceintures des membres. Cette topographie est à l'inverse de la parésie des polynévrites et du syndrome pyramidal qui prédominent aux mains et aux pieds. Les principales exceptions à cette règle générale sont la parésie à prédominance distale de la dystrophie musculaire myotonique et la dystrophie oculo–pharyngée (voir p. 250).

1.1.2. L'hypotonie musculaire est une réduction de la contraction tonique normale qui entretient le tonus musculaire de base. Elle contribue à la flaccidité de la paralysie.

1.1.3. L'atrophie musculaire est une diminution de la masse musculaire, secondaire à des changements structuraux dans les muscles affectés. L'atrophie de non–utilisation est une diminution du volume musculaire sans changements structuraux.

Les rétractions musculo–tendineuses sont des séquelles de l'atrophie musculaire des myopathies. Elles peuvent aussi survenir dans les atteintes du motoneurone inférieur. Les rétractions musculo–tendineuses sont cause de limitation de l'angle de déplacement des articulations et de déformations posturales lorsqu'il existe une asymétrie de rétraction entre deux groupements musculaires à action antagoniste.

1.1.4. Perte de la réponse idio–musculaire. Chez le sujet normal, la percussion directe d'un muscle cause une contraction localisée des fibres percutées. La disparition de cette réponse est le propre des atteintes musculaires primitives (myopathies).

1.2. Signes inconstants

1.2.1. Les réflexes ostéo–tendineux (ROT) ne sont habituellement pas modifiés dans les myopathies, à l'exception de deux entités: ils peuvent être vifs ou plus ou moins diminués dans certaines polymyosites (voir p. 252) et sont souvent précocement abolis ou diminués dans la dystrophie myotonique (voir p. 251).

1.2.2. La myotonie est une contraction musculaire indûment prolongée à la suite d'un mouvement volontaire, d'une percussion tendineuse pour provoquer un ROT, d'une percussion directe du muscle ou d'une stimulation électrique du nerf moteur approprié. Lorsqu'elle est présente, la myotonie masque la perte du réflexe idio–musculaire, caractéristique des myopathies.

1.2.3. La paralysie périodique est transitoire et récidivante. Elle survient dans de rares myopathies métaboliques.

1.3. Examens complémentaires

1.3.1. Les enzymes sériques telles la créatinine phosphokinase, l'aldolase et les transaminases sont élevées dans certaines myopathies et contribuent alors au diagnostic différentiel avec une atrophie neurogène.

1.3.2. L'électromyogramme (EMG) des myopathies objective des anomalies électriques qui peuvent être d'un précieux secours pour distinguer une atteinte myogène, ou primitivement musculaire, d'une atteinte musculaire neurogène, c'est-à-dire secondaire à une lésion du motoneurone inférieur. L'EMG des myopathies montre la présence de potentiels d'actions polyphasiques (c'est-à-dire de plus de trois phases), de courte durée et de basse amplitude ainsi qu'un tracé d'interférence plus complexe que normalement, d'apparition plus précoce au début d'un mouvement d'intensité lentement progressive et de voltage réduit.

1.3.3. La biopsie musculaire montre la présence de fibres musculaires anormales disséminées dans le muscle et associées parfois à des anomalies additionnelles spécifiques à un type particulier de myopathies.

2. SYNDROME MYASTÉNIQUE

La myasthénie grave est le modèle par excellence des perturbations du système ACh – ChEst de la jonction myoneurale.

> *Parésie flasque, fluctuante*
> *Fatigabilité musculaire*
> *Réversibilité par anticholinestérasiques*

2.1. La parésie est **flasque et fluctuante** au cours de la journée. La topographie en est variable d'un cas à l'autre. Les muscles oculaires externes et les muscles innervés par les noyaux moteurs du tronc cérébral inférieur (muscles de la mastication, de la déglutition, de la parole et de la face) sont les plus souvent atteints, alors que les muscles des membres et du tronc le sont plus rarement. La faiblesse musculaire est habituellement asymétrique dans deux régions homologues.

2.2. Une fatigabilité musculaire anormale des muscles au cours des mouvements répétitifs ou d'une activité musculaire prolongée est caractéristique.

2.3. La réversibilité de la parésie est plus ou moins complète sous l'effet des agents anticholinestérasiques.

3. SYNDROME DES MOTONEURONES INFÉRIEURS

Que la lésion affecte le noyau du motoneurone inférieur dans le système nerveux central ou son axone dans un tronc nerveux périphérique, la sémiologie est la même à peu de chose près. Elle est ipsilatérale à la lésion et limitée aux muscles innervés par les neurones lésés.

> *Parésie–paralysie flasque*
> *Hypotonie musculaire*
> *Atrophie musculaire*
> *Diminution des ROT*
> *Fasciculations et fibrillations*
> *Examens complémentaires*
> *   EMG*
> *   Biopsie musculaire*

3.1. La paralysie est flasque et présente dans tous les mouvements, qu'ils soient volontaires, associés ou réflexes. Elle est ipsilatérale à la lésion et affecte les muscles innervés par les motoneurones lésés.

3.2. L'hypotonie musculaire contribue à la flaccidité de la paralysie.

3.3. L'atrophie musculaire peut être extrême et les **rétractions musculo-tendineuses** sont plus fréquentes que dans les myopathies.

3.4. Les réflexes ostéo-tendineux sont diminués ou abolis vu l'interruption de la branche efférente de l'arc réflexe myotatique.

3.5. Les fasciculations sont des contractions spontanées d'un faisceau musculaire ou d'une portion d'un faisceau, visible à l'inspection du muscle. Des fasciculations peuvent survenir dans des conditions physiologiques comme la fatigue musculaire. Lorsqu'elles sont dues à une lésion du motoneurone inférieur, elles s'accompagnent de **fibrillations** qui sont des contractions spontanées d'une seule fibre musculaire isolée, invisibles à l'oeil nu mais décelable à l'EMG. (Dans les atteintes musculaires primitives, seules les polymyosites peuvent s'accompagner de fibrillations.)

3.6. Examens complémentaires

3.6.1. L'EMG. Les anomalies à l'EMG contribuent à la distinction entre une lésion musculaire primitive et une lésion du motoneurone inférieur. Dans cette dernière il y a présence de fibrillations. Les potentiels d'action sont polyphasiques, souvent de grande amplitude et le tracé d'interférence est appauvri, c'est-à-dire moins complexe que normalement.

3.6.2. La biopsie musculaire des atteintes neurogènes est caractérisée par des îlots de fibres atrophiées au sein de plages de fibres intactes, contrairement à la dissémination des fibres anormales dans les myopathies.

2. MOTONEURONES SUPÉRIEURS: SYSTÈME PYRAMIDAL SYSTÈME PARAPYRAMIDAL

Les expressions *système pyramidal* et *syndrome pyramidal* sont ambiguës. Par contre, elles sont à ce point consacrées par l'usage qu'il est pratiquement impossible de ne pas les utiliser. Il est donc impératif de préciser le sens donné à ces termes lorsqu'ils sont employés.

Le qualificatif *pyramidal* découle du nom de la pyramide bulbaire qui est formée par la convergence des fibres cortico–spinales à ce niveau. Dans ce sens strict, le faisceau pyramidal exclut le faisceau cortico–bulbaire, mieux nommé faisceau cortico–nucléaire. Pourtant, le faisceau cortico–bulbaire est l'équivalent, pour les nerfs moteurs crâniens, du faisceau cortico–spinal pour la corne ventrale de la moelle. Les deux faisceaux prennent origine dans le cortex moteur. Ils partagent le même trajet caudal jusqu'au tronc cérébral. À ce niveau, le faisceau cortico–bulbaire se détache du faisceau cortico–spinal et se dirige vers les noyaux moteurs des nerfs crâniens dans le tronc cérébral, alors que le faisceau cortico–spinal poursuit son trajet vers la moelle épinière. Aussi dans un sens plus large, tel que suggéré par le neuroanatomiste Murray Barr, le système pyramidal comprend en fait deux faisceaux: le faisceau cortico–spinal et le faisceau cortico–bulbaire.

D'autre part, jusqu'à la fin des années 40, les cliniciens dénommaient *syndrome pyramidal* l'hémiplégie spastique qui était alors considérée consécutive à une lésion du système pyramidal. Il est maintenant bien établi que la spasticité de cette hémiplégie est due à une lésion concomitante de voies motrices additionnelles, adjacentes au système pyramidal mais distinctes de lui. L'ensemble formé par ces voies motrices additionnelles et le système pyramidal est désigné par le terme *motoneurones supérieurs* (Fig. 2–5).

L'hémiplégie spastique étant secondaire à une lésion des motoneurones supérieurs, l'expression *syndrome des motoneurones supérieurs* est un synonyme plus approprié de ce qui était autrefois et est encore souvent appelé *syndrome pyramidal*.

Notions fondamentales

Les *motoneurones supérieurs* (Fig. 2–5) comprennent donc l'ensemble des grandes voies motrices descendantes qui débutent au cortex cérébral et se terminent à la corne ventrale controlatérale de la moelle et aux noyaux des nerfs moteurs crâniens. Ils comprennent 1° une voie directe d'activation des motoneurones inférieurs, **le système pyramidal** et 2° un certain nombre de voies indirectes d'activation, **le système parapyramidal**.

1. SYSTÈME PYRAMIDAL

Le système pyramidal (faisceaux cortico–spinal et cortico–bulbaire) est une voie directe, monosynaphique, entre le cortex moteur et les motoneurones inférieurs controlatéraux de la moelle et des noyaux des nerfs crâniens moteurs (Fig. 2–6). Il est la principale voie de la motricité volontaire. Les cellules d'origine sont situées dans le gyrus précentral du cortex cérébral et dans les régions fronto–pariétales adjacentes. Dans le gyrus précentral, la représentation de l'hémicorps controlatéral a une distribution somatotopique : la portion inférieure, juxtasylvienne, correspond à l'hémiface, la partie moyenne et supérieure de la convexité au membre supérieur et le cortex prolongeant le gyrus précentral dans la scissure interhémisphérique, au membre inférieur. L'organisation somatotopique est maintenue tout le long du trajet du faisceau pyramidal. De leur origine corticale étalée, les fibres descendent dans le centre ovale et convergent vers la capsule interne (tiers moyen du bras postérieur) et de là gagnent les pédoncules cérébraux (les deux tiers moyens) du mésencéphale. À ce niveau, le faisceau cortico–spinal et le faisceau cortico–nucléaire se séparent et poursuivent des trajets qui leur sont propres.

Le faisceau cortico–spinal rejoint la protubérance où il se fragmente en petits faisceaux. Plus caudalement, les fibres se regroupent et forment les pyramides bulbaires. La majorité des fibres croisent alors la ligne médiane à la jonction du bulbe et de la moelle et se prolongent dans la moelle où elles se terminent dans la corne ventrale au niveau des divers segments médullaires appropriés. Vu la décussation du faisceau cortico–spinal dans le bulbe, les fibres qui prennent origine dans le cortex cérébral moteur d'un côté se terminent dans la corne ventrale médullaire controlatérale.

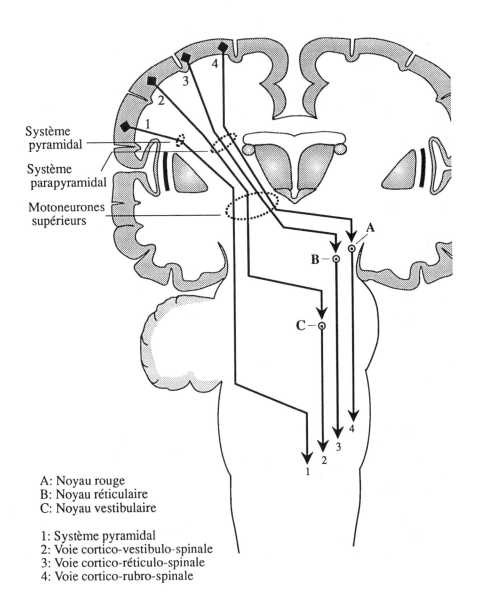

Système pyramidal

Système parapyramidal

Motoneurones supérieurs

A: Noyau rouge
B: Noyau réticulaire
C: Noyau vestibulaire

1: Système pyramidal
2: Voie cortico-vestibulo-spinale
3: Voie cortico-réticulo-spinale
4: Voie cortico-rubro-spinale

Fig. 2-5. *Motoneurones supérieurs.* (Les niveaux de décussation sont arbitraires.)

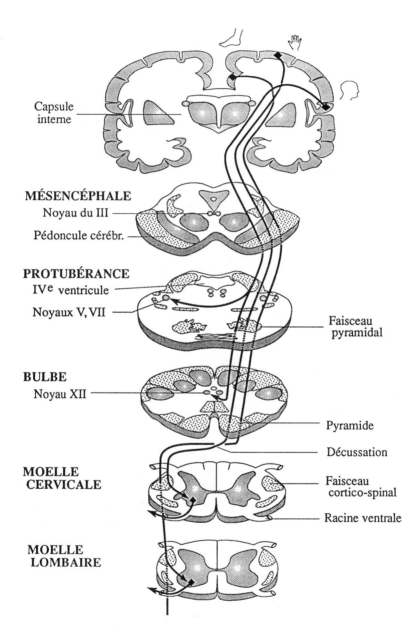

Fig. 2-6. *Système pyramidal.*

Le **faisceau cortico–bulbaire,** individualisé au niveau du mésencéphale, poursuit son trajet vers les noyaux moteurs des nerfs crâniens qu'il innerve successivement (à l'exception des noyaux oculaires dont l'innervation supranucléaire est assurée par des voies distinctes). L'innervation pyramidale de la majorité des noyaux moteurs crâniens (V, portion supérieure du VII, IX, X et XI) est bilatérale, c'est–à–dire que ces noyaux sont innervés tant par le faisceau cortico–bulbaire controlatéral que par le faisceau cortico–bulbaire ipsilatéral. Les seuls noyaux moteurs des nerfs crâniens qui reçoivent une innervation pyramidale uniquement ou à forte prédominance controlatérale sont la portion inférieure du noyau du VII, la portion des noyaux ambigu et spinal qui innerve le muscle trapèze et le noyau du XII.

2. SYSTÈME PARAPYRAMIDAL

Le système appelé ici parapyramidal est formé par un ensemble de voies motrices indirectes, polysynaptiques, entre le cortex moteur et la corne ventrale controlatérale de la moelle (Fig. 2–5). Ces voies ont plusieurs caractéristiques communes qui les distinguent de la voie pyramidale: elles ont toutes un ou plusieurs relais dans les noyaux du tronc cérébral; leurs fibres sont relative- ment dispersées plutôt que d'être groupées tout au long de leur parcours en des faisceaux compacts et, en conséquence, elles sont encore mal identifiées chez l'homme. Elles comprennent les voies cortico–rubro–spinale, cortico- réticulo–spinale, cortico–vestibulo–spinale et peut–être aussi cortico–tecto- spinale. Par contre, leur association avec le système pyramidal est étroite: elles vont du cortex moteur aux motoneurones inférieurs de la moelle et du tronc cérébral. Elles sont habituellement lésées en même temps que le système pyramidal et leur lésion est responsable de la spasticité de l'hémiplégie consécutive. En conséquence, l'expression **système parapyramidal** permet de distinguer cet ensemble de voies non pyramidales du *système extrapyramidal proprement dit* qui se réfère aux réseaux neuronaux dont la lésion est responsable des syndromes extrapyramidaux.

Sémiologie

Le syndrome des motoneurones supérieurs, ou syndrome pyramidal, a des caractères communs à toutes les atteintes des motoneurones supérieurs quel que soit le niveau de la lésion et des caractères particuliers propres au site lésionnel.

1. SYNDROME PYRAMIDAL: CARACTÈRES GÉNÉRAUX

Paralysie spastique
Exagération des ROT
Signe de Babinski

1.1. Paralysie

Au sens strict, la *paralysie* est une perte complète de la force musculaire alors que la *parésie* n'est qu'une diminution de la force. Dans le langage courant, cette distinction n'est pas toujours respectée. La paralysie est souvent qualifiée de partielle ou incomplète ou prédominante à tel ou tel segment du corps.

La *paralysie pyramidale* est d'une nature différente de celle qui est secondaire à une atteinte des motoneurones inférieurs, bien qu'ici encore cette distinction ne soit pas respectée dans le langage courant. Dans une lésion des moto-neurones inférieurs, la paralysie est véritablement une perte de la force musculaire, quel que soit la nature du mouvement effectué: réflexe, associé ou volontaire. Dans la paralysie par atteinte des motoneurones supérieurs, il s'agit en fait d'une perte ou d'une diminution de la vigueur et de la précision des mouvements volontaires, coexistant avec une force intacte dans les mouvements réflexes et dans les postures anormales, comme le démontre l'hémiplégie spastique.

L'intensité de la paralysie, ou parésie, varie d'une faiblesse légère, appréciable seulement par la comparaison du membre déficitaire avec le membre homologue indemne, à une paralysie sévère et massive. Le déficit moteur le plus discret est une réduction de la vitesse et de la précision des mouvements fins des mains et des pieds, une difficulté sinon une impossibilité de mobiliser un doigt isolément et une fatigabilité accrue. La lésion responsable se limite alors au système pyramidal proprement dit, sans déborder sur les autres voies motrices descendantes.

Une parésie légère peut s'objectiver par la positivité de la *manoeuvre de Barré*: chute lente et saccadée du membre supérieur parésié lorsque les bras sont étendus parallèles au sol; chute similaire du membre inférieur parésié lorsque le patient, en décubitus ventral, fléchit les deux jambes à la verticale. Lorsqu'encore incomplète, la parésie prédomine aux parties distales des membres, les mains et les pieds. Au membre supérieur, les muscles extenseurs sont les plus touchés et au membre inférieur, les muscles fléchisseurs.

L'hémiplégie du syndrome des motoneurones supérieurs s'accompagne de dissociation automatico-volontaire et de syncinésies. Dans la **dissociation automatico-volontaire**, un mouvement (par exemple la flexion dorsale du gros orteil), impossible à exécuter volontairement, s'effectue de façon réflexe lors de la stimulation de la plante du pied. Les **syncinésies** sont des mouvements involontaires dans un membre parésié, dus à la contraction d'un groupe musculaire inapproprié lors d'un mouvement volontaire, par exemple une flexion volontaire du bras qui s'accompagne d'une pronation involontaire.

1.2. Hypertonie spastique

L'hypertonie spastique, ou *spasticité* du syndrome pyramidal, est due à une atteinte qui déborde le système pyramidal et touche les autres faisceaux moteurs du système parapyramidal. Au cours de la mobilisation passive du membre parésié, la résistance musculaire est nulle au début du mouvement passif, puis augmente progressivement au fur et à mesure de l'étirement du muscle jusqu'à un certain maximum où toute résistance cesse. Ce « phénomène du canif » n'est pas toujours présent. Les caractères de la résistance musculaire au cours de la manipulation passive des membres parésiés distinguent l'hypertonie spastique des autres formes d'hypertonie qui sont la rigidité, la dystonie et la résistance oppositionnelle (voir p. 48).

L'intensité de la spasticité n'est pas la même dans tous les muscles. À l'inverse de la parésie, elle est maximale dans les fléchisseurs des membres supérieurs et dans les extenseurs des membres inférieurs. Lorsqu'elle est intense et persistante, elle détermine, de concert avec la distribution de la parésie, la posture hémiplégique qui se caractérise, au membre supérieur, par une flexion du bras avec adduction de l'épaule, flexion du coude, flexion et pronation du poignet, flexion des doigts et, au membre inférieur, par une extension et adduction de la jambe associées à une flexion plantaire de la cheville. La démarche se fait en fauchant, c'est–à–dire avec déplacement circulaire de la jambe pour dégager la pointe du pied qui frôle le sol.

1.3. Exagération des réflexes ostéo–tendineux (ROT)

La vivacité des ROT varie d'un individu normal à l'autre et chez un même sujet en fonction de l'état de la tension musculaire. Ils peuvent être atténués au point de n'apparaître qu'au cours d'une manœuvre de renforcement comme serrer le poing ou la mâchoire au moment de la percussion tendineuse. Des ROT très vifs, même polycinétiques (quelques secousses musculaires successives provoquées par un étirement brusque et soutenu d'un muscle) et diffusés (contraction d'un muscle éloigné du tendon percuté, comme le *signe de Hoffman* où les cinq doigts fléchissent suite à une secousse imprimée au majeur) peuvent être présents chez un individu normal. Dans ces cas, seule une asymétrie de la réponse entre deux membres homologues est significative. Une réponse encore plus vive est le clonus, c'est–à–dire une succession prolongée de contractions sous l'effet d'une stimulation soutenue. Il est qualifié d'épuisable ou d'inépuisable selon qu'il cesse après une certaine durée ou qu'il persiste durant toute la durée de l'étirement musculaire. Le clonus épuisable est suspect d'anomalie alors que le clonus inépuisable est un signe authentique d'atteinte des motoneurones supérieurs.

1.4. Signe de Babinski et abolition des réflexes cutanés

Le réflexe cutané plantaire en extension, ou signe de Babinski, est patho–gnomonique d'une atteinte pyramidale proprement dite et peut en être un des signes les plus précoces. Les réflexes cutanés abdominaux et crémastériens (élévation du testicule provoquée par le grattage de la face interne de la cuisse) sont abolis mais ils ne sont que rarement recherchés en clinique courante.

2. SYNDROME PYRAMIDAL UNILATÉRAL: CARACTÈRES PROPRES AU SITE DE LA LÉSION

2.1. Déficits moteurs des nerfs crâniens

Les seuls noyaux moteurs crâniens qui reçoivent une innervation pyramidale exclusivement ou à forte prédominance controlatérale sont la portion inférieure des noyaux du facial (VII), la portion inférieure du noyau du nerf spinal (XI),

qui innerve le muscle trapèze, et le noyau du grand hypoglosse (XII).
L'innervation pyramidale est bilatérale pour le noyau du V, la portion
supérieure du noyau du VII, le noyau ambigu (X) et la portion du noyau du
XI qui innerve le muscle sterno–cléido–mastoïdien. Les voies cortico-
nucléaires des noyaux oculo–moteurs (III, IV et VI) sont distinctes du faisceau
cortico–bulbaire. En conséquence, l'hémiplégie spastique due à une lésion
pyramidale au–dessus du noyau du VII (la jonction bulbo–protubérantielle)
s'accompagne d'une paralysie controlatérale de l'hémiface inférieure, du trapèze
et souvent de l'hémilangue qui dévie vers le côté paralysé. Les muscles de la
mastication (Ve nerf crânien), de la déglutition et de la phonation (IXe et Xe
nerfs crâniens), les sternocléidos–mastoïdiens (XIe nerf crânien) et, chez
certains individus, les muscles de la langue (XIIe nerf crânien) ne sont affectés
que suite à des lésions pyramidales bilatérales.

La paralysie faciale « centrale » (c'est–à–dire due à l'atteinte des motoneurones supérieurs du faisceau cortico–bulbaire) n'affecte que la partie
inférieure de l'hémiface controlatérale à la lésion et se distingue de la
paralysie faciale « périphérique » (c'est–à–dire due à l'atteinte des motoneurones inférieurs) qui implique l'ensemble de l'hémiface du côté de la lésion.

Faisceau pyramidal

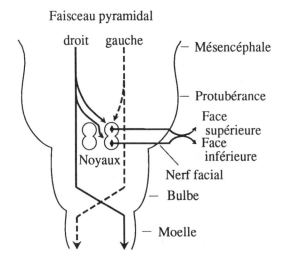

Fig. 2-7. *Innervation pyramidale du VII.*

Cette différence est due au mode d'innervation pyramidale du noyau du facial. Le noyau du facial comporte deux portions: une supérieure et une inférieure (Fig. 2-7). La portion supérieure est innervée par les faisceaux pyramidaux (cortico-bulbaires) tant controlatéral qu'ipsilatéral alors que la portion inférieure n'est innervée que par le faisceau controlatéral. En conséquence dans une lésion pyramidale unilatérale, seule la portion inférieure du noyau devient non fonctionnelle et la paralysie est cantonnée à l'hémiface inférieure controlatérale. Au contraire, lors d'une lésion périphérique (noyau ou nerf facial), la paralysie faciale affecte tous les muscles de l'hémiface ipsilatérale.

2.2. Topographie de l'hémiplégie

– **Lésion corticale.** L'hémiplégie due à une lésion pyramidale corticale unilatérale est controlatérale à la lésion et en raison de l'étendue de la représentation corticale des mouvements, à *prédominance brachio-faciale* ou *brachiale* ou *crurale* (membre inférieur). L'hémiplégie due à une lésion corticale plus étendue peut s'accompagner d'un ou de plusieurs autres déficits neurologiques propres aux diverses régions corticales affectées.

– **Lésion de la capsule interne.** Une lésion unilatérale du système pyramidal dans la capsule interne cause une hémiplégie controlatérale qui inclut la face. Lorsque la totalité du faisceau pyramidal est lésée, l'hémiplégie est *proportionnelle*, c'est-à-dire d'intensité égale à la face et aux membres supérieur et inférieur. Toutefois, quelles que concentrées que soient les fibres pyramidales dans la capsule interne, la lésion peut être suffisamment circonscrite pour n'affecter qu'une partie du faisceau. Vu la somatotopie dans le faisceau, l'hémiplégie est alors non proportionnelle et prédomine dans un segment ou l'autre de l'hémicorps.

– **Lésion du tronc cérébral.** Une lésion pyramidale unilatérale dans le tronc cérébral au-dessus du niveau du noyau du facial (jonction bulbo-protubérantielle) cause une hémiplégie controlatérale incluant l'hémiface. Dans une lésion de la protubérance, la paralysie prédomine souvent au membre supérieur. L'hémiface est épargnée lorsque la lésion pyramidale est située au-dessous du noyau du facial.

La localisation au tronc cérébral d'une lésion pyramidale est habituellement inférée par la présence de déficits additionnels dus à l'extension de la lésion à des structures circonscrites au tronc cérébral (telles les voies d'association entre les trois noyaux oculaires moteurs) et parfois à un seul segment du tronc cérébral (bulbe, protubérance, mésencéphale) ou même à une partie d'un de ces segments, tels les noyaux des nerfs crâniens. Ainsi, l'atteinte simultanée du noyau facial et du faisceau pyramidal cause un *syndrome alterne moteur* caractérisé par une paralysie faciale de type périphérique du côté de la lésion et une hémiplégie controlatérale (voir p. 225).

    – Lésion de la moelle. Une lésion pyramidale unilatérale au niveau médullaire cause une paralysie spastique ipsilatérale qui épargne l'hémiface. Une lésion qui affecte la totalité du faisceau au–dessus du segment médullaire C_5 cause une paralysie du membre supérieur et du membre inférieur, alors que seul le membre inférieur est paralysé dans une lésion pyramidale entre les segments T_1 et L_5.

3. SYNDROME PYRAMIDAL BILATÉRAL

    – Encéphale (hémisphères cérébraux et tronc cérébral). Une lésion bilatérale dans le cortex, la substance blanche du centre ovale, la capsule interne ou dans le tronc cérébral peut causer, en plus de la symptomatologie pyramidale habituelle dans les quatre membres, des troubles sphinctériens sous forme de mictions impérieuses et un *syndrome pseudo–bulbaire* caractérisé par une parésie spastique des muscles innervés par les noyaux moteurs crâniens de la protubérance et du bulbe avec *dysarthrie, dysphagie, réduction de la mimique faciale* et fréquemment des *rires et des pleurs spasmodiques,* c'est-à–dire des manifestations de rires et de pleurs disproportionnés par rapport au stimulus qui les provoque et à l'intensité de l'émotion éprouvée.

Dans la scissure interhémisphérique, une même lésion peut affecter simultanément les deux aires de représentation des membres inférieurs et causer une paraplégie.

    – Moelle. Une lésion pyramidale bilatérale dans la moelle cause, non seulement une quadriplégie ou une paraplégie spastique, mais en plus des troubles sphinctériens: retard de la miction, envies impérieuses et fréquentes des mictions individuellement peu abondantes.

3. SYSTÈME EXTRAPYRAMIDAL

Le système extrapyramidal est, avec le système cérébelleux, un des deux systèmes de contrôle et de régulation de la motricité. Son anatomie détaillée est si complexe et si imprécise que seule une description très schématique et quelque peu arbitraire peut être utile pour un médecin non spécialisé en neurologie. Sa physiologie est encore mal comprise. Il joue un rôle important dans tous les aspects de la motricité: tonus musculaire, postures et mouvements.

Notions fondamentales

1. ANATOMIE

Le système extrapyramidal est formé par les noyaux gris centraux et leurs connexions afférentes et efférentes entre eux, avec le thalamus et avec le cortex cérébral moteur.

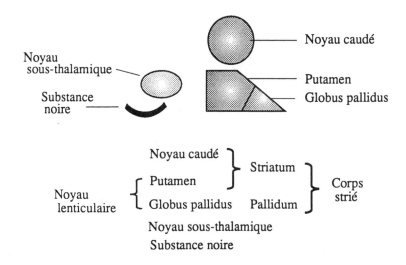

Fig. 2-8. *Noyaux gris centraux.*

1.1. Les noyaux gris centraux

Les noyaux gris centraux (Fig. 2–8) comprennent *le noyau caudé, le putamen, le pallidum* (globus pallidus), *le noyau sous–thalamique* (corps de Luys) et *la substance noire* (locus niger). Le regroupement de certains de ces noyaux par deux ou trois forment trois structures:

    – le couple noyau caudé–putamen constitue le *striatum*, appelé aussi néo–striatum;

    – le putamen accolé au pallidum forme le *noyau lenticulaire*;

    – la combinaison striatum (noyau caudé et putamen) et pallidum se nomme *corps strié*. Considéré en tant qu'unité fonctionnelle, le corps strié possède un pôle d'afférence, le striatum, et un pôle d'efférence, le pallidum, reliés l'un à l'autre par des connexions gabaergiques bidirectionnelles dont la majorité vont du striatum au pallidum (Fig. 2–9).

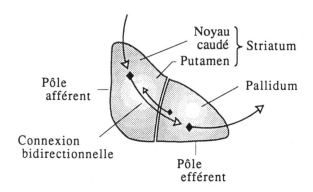

Fig. 2-9. *Corps strié.*

2. Voies afférentes et efférentes: organisation schématique

L'ensemble des noyaux gris centraux et de leurs connexions constitue une boucle rétroactive principale branchée en parallèle sur le cortex cérébral:

écorce cérébrale -> striatum -> pallidum -> thalamus (noyau ventro-latéral) -> cortex cérébral moteur (Fig. 2-10).

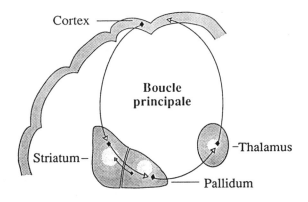

Fig. 2-10. *Boucle principale.*

Sur la boucle principale viennent se greffer trois boucles rétroactives secondaires qui relient le corps strié (striatum et pallidum) avec d'autres noyaux sous-corticaux et régularisent leur activité (Fig. 2-11):

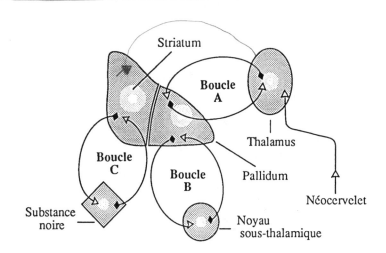

Fig. 2-11. *Boucles secondaires.*

– une boucle entre le pallidum et le thalamus (noyaux intralaminaires et centre médian) (Boucle A);

– une boucle entre le pallidum et le noyau sous–thalamique (Boucle B);

– une boucle entre le striatum et la substance noire (Boucle C). Les neurones nigro–striés de cette boucle sont dopaminergiques.

À ces trois boucles s'ajoutent les afférences du néocervelet controlatéral qui parviennent au thalamus (noyau ventro–latéral) par le faisceau cérébello-thalamique en cheminant dans les pédoncules cérébelleux supérieurs.

La convergence de la boucle principale, des trois boucles secondaires et des afférences néo–cérébelleuses (Fig. 2–12) sur le cortex cérébral moteur en fait le lieu de rencontre et d'intégration entre, d'une part, les systèmes extrapyramidal et cérébelleux et, d'autre part, les cellules d'origine des motoneurones supérieurs qui sont eux–mêmes les grandes voies descendantes de communication entre le cortex moteur et les motoneurones inférieurs.

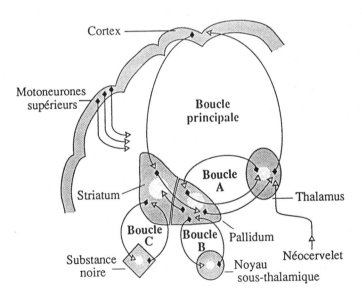

Fig. 2-12. *Système extra-pyramidal: schéma d'organisation.*

2. RÔLE DU SYSTÈME EXTRAPYRAMIDAL

Les noyaux gris centraux pris dans leur ensemble constituent le centre sous-cortical d'intégration et de contrôle du tonus musculaire, des postures et des mouvements, tout en demeurant continuellement soumis au contrôle du cortex moteur. Réciproquement, c'est sur le cortex moteur que s'exerce l'activité des noyaux gris centraux.

Un mouvement survient toujours sur un fond postural de départ, entretenu par l'activité intégrée de toutes les composantes du système moteur et particulièrement du cortex moteur et du système extrapyramidal. Chaque mouvement implique tout à la fois une activité musculaire phasique locale ou régionale et une activité musculaire tonique posturale des segments corporels mobilisés, accompagnées d'une inhibition des muscles antagonistes.

Le cortex moteur, dont l'activité est modulée par les noyaux gris centraux et le système cérébelleux, a un double rôle:

1) une activation (et une inhibition correspondante) des neurones appropriés des grandes voies de la motricité volontaire, c'est-à-dire des motoneurones supérieurs;

2) une activation (et une inhibition correspondante) des réseaux particuliers et sélectifs des noyaux gris centraux nécessaires pour réaliser la composante posturale régionale accompagnant l'exécution d'un mouvement.

Sémiologie

La sémiologie extrapyramidale est celle qui résulte des lésions des noyaux gris centraux. Elle est d'une grande variété et peut être subdivisée en deux catégories de syndromes: un syndrome de rigidité-akinésie: le syndrome parkinsonien et un groupe de syndromes hyperkinétiques.

1. SYNDROME DE RIGIDITÉ-AKINÉSIE: SYNDROME PARKINSONIEN

Il se caractérise par la triade akinésie, rigidité et tremblement (voir p. 323).

> *Akinésie*
> *Rigidité*
> *Tremblement de repos*

1.1. L'akinésie (ou bradykinésie) consiste en une lenteur d'initiation des mouvements et une réduction de toutes les formes d'activités motrices: mouvements volontaires, mouvements associés, mouvements d'ajustement postural, mouvements d'expression gestuelle et émotionnelle. Le malade tend en conséquence vers l'immobilité.

1.2 La rigidité est une hypertonie perçue sous forme d'une résistance de même intensité tout au cours de la flexion et de l'extension passives d'un membre. On appelle phénomène de la *roue dentée* lorsqu'il y a alternance rythmée de phases de résistance et de phases de relâchement musculaire au cours de l'étirement du muscle.

La rigidité est à distinguer de la spasticité où la résistance musculaire augmente progressivement avec l'étirement du muscle; de la dystonie où la résistance a un caractère progressif et élastique; et de la *résistance oppositionnelle*. Cette dernière consiste en une résistance involontaire et variable qu'offre le malade à toute manipulation passive d'un membre et particulièrement aux manipulations brusques.

La rigidité prédomine sur les muscles fléchisseurs. Au fur et à mesure de l'accroissement de cette rididité, le patient tend vers une posture persistante en quadruple flexion, c'est–à–dire vers une flexion du tronc associée à une flexion des quatre membres.

1.3. Le tremblement est une oscillation régulière autour d'un axe. Dans le syndrome parkinsonien, le tremblement est dit de repos, c'est–à–dire qu'il est présent lorsque le malade est éveillé et maintient passivement une posture. Il disparaît ou est atténué lors du maintien actif d'une posture et au cours des mouvements. Son rythme est régulier et lent, de quatre à six cycles/seconde. Le tremblement affecte surtout les membres mais peut se retrouver à la langue et à la mâchoire, rarement à la tête. La localisation et les conditions d'apparition du tremblement parkinsonien permettent de le différencier du *tremblement postural* qui apparaît au cours du maintien actif d'une posture et du *tremblement intentionnel* au cours des mouvements volontaires, qui est le propre du syndrome cérébelleux (voir p. 58).

2. SYNDROMES HYPERKINÉTIQUES

Athétose
Chorée
Hémiballisme
Dystonie
Tics
Myoclonies
Tremblements

Les syndromes hyperkinétiques sont dominés par la présence de postures et de mouvements anormaux. Les quatre syndromes les plus typiques sont l'athétose, la chorée, l'hémiballisme et la dystonie (voir p. 328 à 334).

2.1. L'athétose. Le mouvement athétosique est un mouvement involontaire plutôt lent, sinueux ou reptiforme qui résulte de l'association simultanée de plusieurs mouvements alternatifs plus élémentaires: flexion et extension des doigts et du poignet, pronation et supination du poignet, parfois flexion et extension du coude, adduction et abduction des épaules. Ces mouvements peuvent être considérés comme des mouvements successifs de préhension et de retrait, mais de qualité dégradée, c'est-à-dire des mouvements où chaque élément en jeu est plus grossier, plus hypertonique, plus persistant et plus diffus que normalement. Les mouvements athétosiques prédominent aux segments distaux, c'est-à-dire aux mains et aux pieds. Au visage, ils se manifestent par des grimaces impliquant les muscles de la face, des lèvres et de la mâchoire, accompagnées de mouvements incontrôlables de la langue. Ils peuvent survenir spontanément et/ou au cours d'une activité volontaire (dyskinésie).

2.2. La chorée. Le mot vient du grec: choreia = danse, qui évoque la démarche dansante de ces malades. Les **mouvements choréiques**, habituelle- ment plus brusques que les mouvements athétosiques, sont anarchiques, asynchrones, sans cesse changeant d'une articulation à l'autre et d'une direction à l'autre dans une même articulation. Ainsi, une extension du pouce peut s'accompagner d'une flexion du petit doigt et d'une élévation de l'épaule, immédiatement suivie de grimaces diverses puis de l'adduction d'une épaule et de pronation ou supination d'un poignet. Ils prédominent aux segments distaux des extrémités, mais le visage et le cou en sont aussi fréquemment le siège.

2.3. L'hémiballisme consiste en des mouvements involontaires, incessants, vigoureux et très amples qui prédominent à la racine d'un membre et affectent habituellement un seul membre supérieur. Certains considèrent l'hémiballisme comme une chorée majeure.

2.4. La dystonie est une forme d'hypertonie musculaire due à des spasmes qui entraînent des postures et des mouvements anormaux. Les *postures dystoniques* dans les membres peuvent être visualisées comme un arrêt soudain au moment d'une phase de flexion, d'extension, de pronation ou de supination au cours d'un mouvement athétosique, avec maintien du membre dans une posture anormale soutenue. Sur cette posture anormale de base, se greffent des mouvements anormaux plus ou moins rapides qui ne sont que des fragments de mouvements athétosiques. La transition entre mouvement dystonique et posture dystonique est insensible. Ainsi chez le patient qui ne présente que des mouvements dystoniques (*des dyskinésies*) sans postures anormales persistantes, une courte phase d'arrêt peut survenir à l'occasion de l'acmé du spasme musculaire et maintenir momentanément le membre dans une posture anormale, faisant ainsi le pont entre un mouvement et une posture dystonique. Le phénomène dystonique au visage s'apparente à des grimaces. La dystonie qui affecte le tronc résulte en une torsion ou une extension de l'axe corporel.

Au cours de la mobilisation passive d'un membre, l'hypertonie dystonique soutenue se caractérise par une résistance musculaire élastique qui s'accroît au fur et à mesure de l'étirement musculaire, suivie d'un rebondissement brusque du membre à sa position initiale lorsqu'il est relâché au cours de la manoeuvre.

La dystonie peut affecter l'ensemble du corps ou se limiter à une région comme dans le *torticolis spasmodique* ou la *crampe de l'écrivain* (voir p. 334).

3. AUTRES MOUVEMENTS ANORMAUX

3.1. Les tics sont des mouvements involontaires, en quelque sorte compulsifs, stéréotypés, brusques, répétitifs et sans but. Ils affectent surtout le visage mais n'importe quel autre segment corporel peut être impliqué. Ils peuvent être imités et inhibés à volonté mais, dans ce dernier cas, au prix d'une tension interne qui va en s'intensifiant et devient à la longue insupportable. Les tics peuvent être uniques ou multiples. Dans ce dernier cas, la variabilité dans leur séquence d'apparition est telle que chez certains malades la distinction entre des tics multiples et un syndrome choréique peut être difficile.

Les tics surviennent le plus souvent chez des sujets encore jeunes, sans autre déficit neurologique et ne durent tout au plus que quelques années. Il existe toutefois une maladie des tics ou *maladie de Gilles de la Tourette*, caractérisée par des tics multiples et progressifs, accompagnés d'un comportement anormal.

3.2. Les myoclonies se caractérisent par des contractions musculaires brèves, involontaires et relativement stéréotypées. Contrairement aux tics, elles ne peuvent être inhibées volontairement. Elles peuvent être localisées ou diffuses, bilatérales et synchrones ou diffuses et asynchrones, rythmiques ou arythmiques, spontanées ou provoquées. Leur physiopathologie est très variable. Certaines sont des manifestations de nature épileptique, d'autres surviennent dans le cadre d'encéphalopathie métabolique et un certain nombre dans les maladies dégénératives du système nerveux central. Elles peuvent être subdivisées en trois groupes:

3.2.1. Les myoclonies localisées à un seul membre sont habituellement le propre de l'épilepsie partielle motrice (voir p. 176).

3.2.2. Les myoclonies bilatérales et synchrones sont le plus fréquemment rencontrées dans l'épilepsie généralisée, qu'elle soit idiopathique ou secondairement généralisée (voir p. 179 et 181).

3.2.3. Les myoclonies diffuses et asynchrones se voient habituellement au cours des encéphalopathies toxi-métaboliques (voir p. 147).

3.3. Les tremblements sont des oscillations d'une partie d'un membre autour d'un axe. Ils peuvent être subdivisés en trois catégories:

3.3.1. Le tremblement de repos est typique du syndrome parkinsonien.

3.3.2. Le tremblement postural dans sa forme pure, n'est présent que lors du maintien volontaire d'une posture, comme par exemple lors de l'extension des bras parallèles au sol, et disparaît ou s'atténue au repos ainsi qu'au cours des mouvements volontaires. Le tremblement postural n'est probablement qu'une exagération du tremblement physiologique présent chez tous les individus mais trop discret pour être détecté sans une instrumentation appropriée. Le tremblement associé à la frayeur, le tremblement sénile, le tremblement accompagnant certaines maladies systémiques comme l'hyper-thyroïdie sont autant d'exemples de tremblements posturaux. Le tremblement postural idiopathique survient chez certains individus indemnes de tout autre déficit neurologique et se nomme *tremblement familial* lorsque plusieurs membres de la même famille en sont affectés.

Une forme particulière de tremblement présent durant le maintien d'une posture est l'*astérixis* rencontrée au cours de certaines encéphalopathies toxi–métaboli-ques. Elle consiste en des mouvements irréguliers de battements des mains, mis en évidence par l'extension des bras parallèlement au sol, accompagnée d'hypertension des poignets et des doigts. Le phénomène résulte d'une dissolution soudaine du tonus musculaire des poignets, entraînant une chute passive des mains, immédiatement suivie d'une reprise active de la posture initiale.

3.3.3. Le tremblement intentionnel n'apparaît qu'au cours des mouve-ments. Il est typique du syndrome cérébelleux latéral.

4. SYSTÈME CÉRÉBELLEUX

Le système cérébelleux est, avec le système extrapyramidal, un des deux systèmes de contrôle et de régulation de l'activité motrice. Il est le principal système de coordination des mouvements et, de concert avec le système vestibulaire, du maintien de l'équilibre.

Notions de base

1. ANATOMIE

Le système cérébelleux comprend le cervelet et un ensemble de connexions afférentes et efférentes avec le tronc cérébral, qui constituent les pédoncules cérébelleux inférieurs, moyens et supérieurs.

Le cervelet (Fig. 2-13) est formé du vermis, situé sur la ligne médiane, du lobe flocculo-nodulaire, allongé de part et d'autre de la ligne médiane sur la face ventrale du cervelet et de deux hémisphères cérébelleux latéraux qui se prolongent caudalement pour former les amygdales cérébelleuses immédiatement au-dessus du trou occipital. Chaque subdivision a des particularités

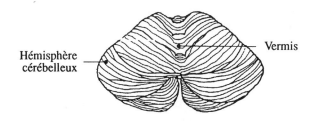

Hémisphère cérébelleux — Vermis

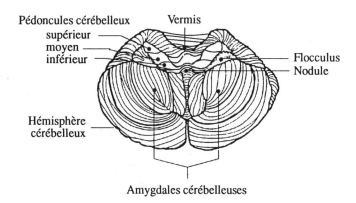

Pédoncules cérébelleux
supérieur
moyen
inférieur

Vermis

Flocculus
Nodule

Hémisphère cérébelleux

Amygdales cérébelleuses

Fig. 2-13. *Cervelet.*

phylogénétiques et fonctionnelles ainsi que des connexions préférentielles afférentes et efférentes avec les diverses structures du système nerveux central.

1.1. Le lobe flocculo–nodulaire ou vestibulocervelet ou archéocervelet est la structure phylogénétiquement la plus ancienne. Il est étroitement associé au système vestibulaire. Son rôle principal a trait au maintien de l'équilibre.

1.2. Le vermis et la portion paravermienne antéro–supérieure des hémisphères ou spinocervelet ou paléocervelet est phylogénétiquement intermédiaire entre l'archéocervelet et le néocervelet. Ses afférences et ses efférences sont avec la moelle. Il est principalement impliqué dans la synergie des muscles pour la marche et la station debout.

1.3. Les hémisphères cérébelleux ou pontocervelet ou néocervelet sont la structure phylogénétique la plus récente. Le rôle capital est le contrôle des mouvements volontaires des membres ipsilatéraux.

2. FONCTIONS

L'exécution d'un mouvement requiert la participation de nombreux muscles : muscles agonistes, synergistes, antagonistes et stabilisateurs ou fixateurs. Le rôle principal du cervelet est de coordonner le moment et l'intensité de l'activation et de l'inhibition appropriée de chacun des muscles impliqués dans la réalisation d'un quelconque mouvement, depuis le début jusqu'à son terme. De plus, de concert avec le système vestibulaire, il participe à la régulation musculaire nécessaire au maintien statique et dynamique de l'équilibre. Enfin, il a une action tonique et facilitatrice sur le tonus musculaire des muscles de l'axe corporel.

3. ORGANISATION SCHÉMATIQUE DU NÉOCERVELET

Le dispositif des connexions afférentes et efférentes entre les hémisphères cérébelleux (le néocervelet) et le cortex moteur cérébral controlatéral est analogue à celui qui associe les noyaux gris centraux et le cortex cérébral. Le néocervelet forme une boucle rétroactive branchée en parallèle sur le cortex cérébral (Fig. 2–14). À partir du cortex du néocervelet, la voie efférente atteint un premier relais dans les noyaux dentelés du cervelet. De là, la voie monte vers le thalamus en constituant le faisceau cérébello-thalamique qui chemine dans les pédoncules cérébelleux supérieurs ipsilatéraux, puis croise la ligne médiane en formant la décussation de Wernicke et rejoint le thalamus controlatéral. Après synapse dans le noyau ventro-latéral, les fibres gagnent le cortex moteur, pôle cérébral de la boucle. La voie de retour descend

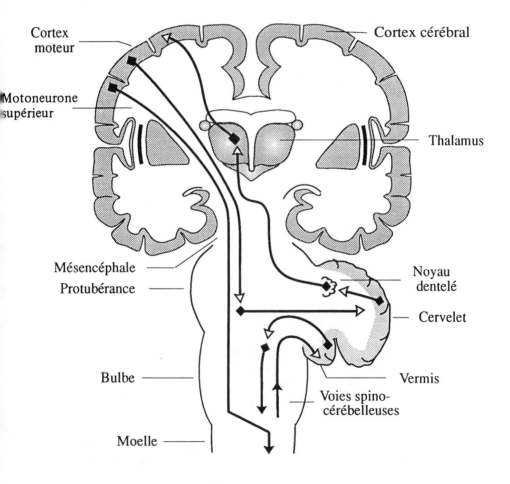

Fig. 2-14. *Boucle néocérébelleuse.*

jusqu'aux noyaux de la protubérance du même côté puis, après synapse, croise la ligne médiane, franchit les pédoncules cérébelleux moyens et rejoint le site de départ dans le cortex cérébelleux. Cette boucle a trait principalement à la coordination des mouvements volontaires des membres.

Sémiologie

Il y a lieu de distinguer deux syndromes cérébelleux: un syndrome médian ou vermien et un syndrome latéral ou hémisphérique.

1. SYNDROME MÉDIAN (VERMIEN)

Déséquilibre à la station debout
Démarche ébrieuse
Dysarthrie
Nystagmus

Ce syndrome est dû à l'atteinte du vermis et des régions paravermiennes et du lobe flocculo–nodulaire ou de leurs voies efférentes et afférentes. Il se caractérise par un déséquilibre à la station debout, une démarche ébrieuse, une dysarthrie et parfois un nystagmus.

1.1. Déséquilibre à la station debout. Dans la position de garde à vous, le malade présente des oscillations du tronc qui demeurent inchangées lors de l'occlusion des yeux. Lorsque l'atteinte est très marquée, même le maintien de la position assise, sans appui, peut être difficile sinon impossible.

DIAGNOSTIC DIFFÉRENTIEL. Le déséquilibre à la station debout survient aussi dans les lésions du système lemniscal. Les oscillations ne surviennent alors qu'à la fermeture des yeux, lorsque le malade ne peut compenser par la vue la perte du sens postural qui le renseigne normalement sur la position du tronc par rapport aux jambes. Ces oscillations ne survenant que dans les conditions de fermeture des yeux, alors qu'elles sont absentes les yeux ouverts, constituent le *signe de Romberg*.

1.2. La démarche ébrieuse avec écartement des jambes. L'ataxie à la marche (l'ataxie tronculaire) est une des caractéristiques du syndrome cérébelleux médian. Dans les atteintes légères, l'ataxie peut n'apparaître qu'au moment où le patient exécute un demi-tour ou encore au cours de la démarche *funambulesque (en tandem).* Une ataxie plus intense est analogue à la démarche d'un individu en état d'ébriété.

DIAGNOSTIC DIFFÉRENTIEL. Une ataxie à la marche peut être due à une lésion de systèmes autres que le système cérébelleux.

– *Le syndrome vestibulaire.* L'ataxie ne survient qu'au moment où le malade éprouve des vertiges. Lorsque l'atteinte vestibulaire est périphérique et unilatérale, la perte d'équilibre est latéralisée vers le côté de la lésion.

– *Le syndrome sensitif lemniscal.* Les atteintes du système sensitif lemniscal peuvent survenir à tous les niveaux, à partir des nerfs périphériques jusqu'au cortex cérébral. L'ataxie survient alors essentiellement lorsqu'un patient est privé d'informations visuelles comme par exemple lorsqu'il ferme les yeux ou qu'il déambule durant la nuit.

– *Le syndrome parkinsonien.* Dans ce syndrome, il s'agit plutôt d'un équilibre précaire en position debout que d'une véritable ataxie.

– *Le syndrome spastique bilatéral des membres inférieurs* consiste aussi en un équilibre précaire plutôt qu'en une véritable ataxie.

1.3. Dysarthrie. La dysarthrie cérébelleuse est due à l'incoordination des muscles qui participent à l'élocution et à la phonation. Elle se caractérise par une parole scandée, parfois explosive et un déficit d'articulation précise des syllabes. La dysarthrie cérébelleuse se distingue des dysarthries rencontrées dans des maladies où le diagnostic ne pose pas de difficultés majeures: paralysie flasque des myopathies, de la myasthénie grave, de la forme bulbaire de la sclérose latérale amyotrophique; syndrome pseudo-bulbaire, syndrome parkinsonien, choréo-athétosique et dystonique, etc.

1.4. Nystagmus occasionnel.

2. SYNDROME LATÉRAL (HÉMISPHÉRIQUE)

> *Tremblement intentionnel*
> *Adiadocodinésie*
> *Hypotonie*

Le syndrome latéral est dû à l'atteinte d'un hémisphère cérébelleux ou de ses voies efférentes et afférentes. Il se caractérise par un tremblement intentionnel, de l'adiadococinésie et une hypotonie. Le syndrome est ipsilatéral à la lésion sauf dans une lésion du pédoncule supérieur au-dessus de la décussation de Wernicke.

2.1. Le tremblement intentionnel est un tremblement qui n'apparaît qu'au cours d'un mouvement alors qu'il est absent au repos et lors du maintien actif d'une posture. Les épreuves classiques pour rechercher ce déficit sont l'épreuve doigt-nez pour le membre supérieur et l'épreuve talon-genou pour le membre inférieur.

Le tremblement intentionnel est à distinguer du tremblement de repos (voir p. 48) et du tremblement postural (voir p. 52).

2.2. L'adiadococinésie est une incapacité d'exécuter rapidement des mouvements alternatifs, déficit bien mis en évidence par l'épreuve des marionnettes et du tapotement du pied sur le sol.

2.3. L'hypotonie est caractérisée par une résistance musculaire diminuée au cours de la manipulation passive des membres.

3. SYNDROME CÉRÉBELLEUX PAR LÉSION EXTRA-CÉRÉBELLEUSE

Vu les nombreuses connexions afférentes et efférentes du cervelet avec la moelle et le tronc cérébral, une lésion extra-cérébelleuse peut causer un syndrome cérébelleux de type médian ou latéral. Un tel syndrome cérébelleux n'est pas décelable cliniquement dans les atteintes limitées à la moelle. Par contre, il n'est pas exceptionnel dans les lésions du tronc cérébral. Toutefois dans ce dernier cas, la corrélation précise entre les voies cérébelleuses du tronc cérébral et le type de syndrome cérébelleux (médian ou latéral) découlant de leurs lésions est mal connue, sauf pour les lésions des pédoncules cérébelleux supérieurs et peut–être des pédoncules cérébelleux inférieurs qui causent un syndrome de type latéral.

Dans le tronc cérébral, les structures centrales du système vestibulaire sont étroitement liées au noyau de relais des voies cérébelleuses, d'où la fréquence d'une symptomatologie vestibulo–cérébelleuse suite à une lésion à ce niveau. Dans l'ensemble, le diagnostic de localisation est basé sur la présence additionnelle de déficits spécifiques à une atteinte du tronc cérébral tels que:

- nystagmus autre que le nystagmus horizontal–rotatoire,

- perte de l'action conjuguée et synchrone des yeux,

- ophtalmoplégie internucléaire (type particulier du déficit précédent),

- paralysie du regard vers le côté de la lésion,

- atteinte du noyau d'un nerf crânien,

- syndrome alterne: déficit d'un nerf crânien d'un côté, accompagné du déficit d'un long faisceau de l'autre côté du corps,

- déficit cérébelleux d'un hémicorps, accompagné d'un déficit sensitif ou pyramidal de l'autre hémicorps.

3

SÉMIOLOGIE DE LA SENSIBILITÉ

Les sensibilités somesthésiques se subdivisent en trois catégories de modalités:

1. Les sensibilités élémentaires qui sont le tact brut, la douleur, le chaud et le froid;

2. Les sensibilités discriminatives, c'est–à–dire les sensibilités tactiles discriminatives, le sens postural et le sens vibratoire (la pallesthésie);

3. Les sensibilités élaborées, telles la stéréognosie (capacité de reconnaître un objet par simple palpation ou contact sans recours à la vue), la graphesthésie (capacité de reconnaître sans l'aide de la vue une lettre ou un chiffre tracé sur la main), la discrimination entre deux points adjacents de stimulation simultanée.

Des structures anatomiques distinctes sous–tendent chacune de ces catégories sensitives: la voie extra–lemniscale pour les sensibilités élémentaires, appelées en conséquence sensibilités extra–lemniscales, la voie lemniscale pour les sensibilités discriminatives, dites sensibilités lemniscales. Les informations transmises par les deux systèmes convergent vers le cortex pariétal où leur traitement résulte en une nouvelle catégorie de sensibilité: les sensibilités élaborées.

NERFS PÉRIPHÉRIQUES   DERMATOMES

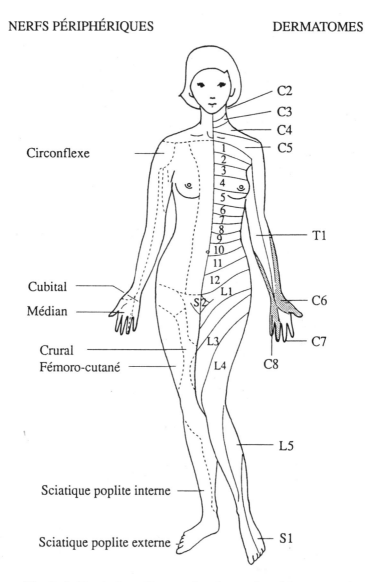

Fig. 3–1. *Territoires d'innervation des racines (dermatomes)
et des nerfs périphériques.* Vue de face.
(D'après Curtis et coll., W.B. Saunders Co., 1972)

ANATOMIE

Le système sensitif est formé de structures périphériques, les récepteurs et les fibres afférentes, et de voies centrales qui transmettent les informations aux divers étages du système nerveux central.

Les récepteurs somesthésiques sont disséminés dans les téguments: la peau, les muscles et les articulations. Ils consistent en une spécialisation des terminaisons nerveuses qui transforment l'énergie mécanique, thermique ou chimique des stimuli en potentiels d'action dans les fibres sensitives.

Les neurones sensitifs périphériques sont des cellules bipolaires dont les corps cellulaires sont dans les ganglions spinaux et les prolongements distaux dans les troncs nerveux périphériques. Le calibre des fibres sensitives périphériques est petit, moyen ou grand. Les fibres des sensibilités élémentaires ou extra–lemniscales sont de petit calibre, à conduction lente, et celles des sensibilités discriminatives ou lemniscales, de calibre moyen, à conduction rapide. Un nerf périphérique et une racine dorsale contiennent toutes les fibres nécessaires à l'ensemble des modalités sensitives d'un territoire périphérique donné.

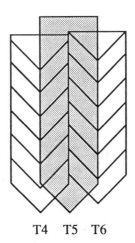

T4   T5   T6

Fig. 3-2. *Chevauchement des dermatomes.*

Un *dermatome* est le territoire cutané innervé par une racine dorsale (qui délimite un segment médullaire) (Fig. 3–1). Les dermatomes contigus chevauchent les uns sur les autres, de telle sorte que chaque dermatome est innervé en totalité par une racine et en partie par la racine sus–jacente et la racine sous–jacente (Fig. 3–2). À leur entrée dans la moelle, les fibres de chaque racine se regroupent en fonction de la modalité sensitive lemniscale ou extra–lemniscale dont elles sont les voies afférentes et donnent naissance aux longs faisceaux ascendants propres à chacune des deux catégorie (Fig. 3–3).

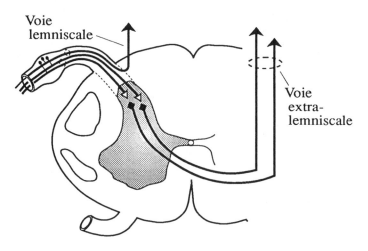

Voie lemniscale

Voie extra-lemniscale

Fig. 3–3. *Jonction radiculo–médullaire.*

– **La voie lemniscale (Fig. 3–4).** Dès leur entrée dans la moelle, les fibres de moyen calibre où cheminent les sensibilités discriminatives se dirigent dorsalement vers le cordon dorsal ipsilatéral. Les fibres provenant du membre inférieur constituent le *faisceau grêle* près de la ligne médiane et, latéralement, les fibres du membre supérieur forment le *faisceau cunéiforme*. Les deux faisceaux gagnent les noyaux grêle et cunéiforme à la partie caudale du bulbe. Après une synapse, le 2e neurone de la voie lemniscale croise la ligne médiane du bulbe et forme le lemniscus médian controlatéral qui se prolonge jusqu'au thalamus (noyau ventro–postéro–latéral). Le troisième chaînon débute à la synapse thalamique et se projette sur l'aire somatotopique appropriée du gyrus postcentral et du cortex pariétal adjacent.

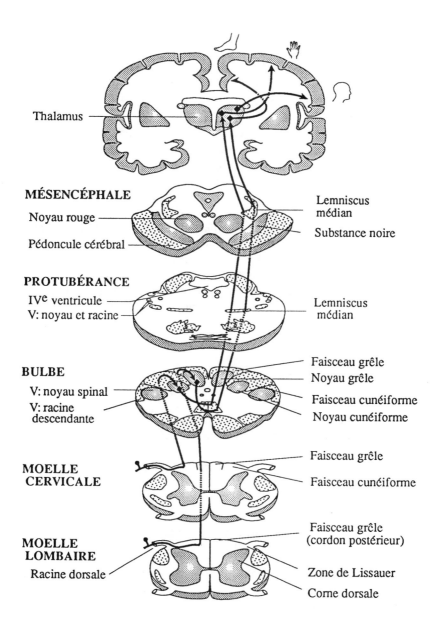

Fig. 3–4. *Voie lemniscale.*

– La voie extralemniscale (Fig. 3–5). À leur entrée dans la moelle, les fibres de petit calibre où cheminent les sensibilités élémentaires, bifurquent en une branche à direction caudale et une branche à direction rostrale, la seule qui soit significative au point de vue clinique. Ces dernières branches montent de un à trois segments médullaires (en moyenne deux segments) dans le *faisceau dorso–latéral (zone de Lissauer)* du même côté, puis se courbent à angle droit et pénètrent dans la corne dorsale ipsilatérale (Fig. 3–6). Après synapse, les deuxièmes neurones croisent la ligne médiane dans la commissure blanche antérieure en avant du canal épendymaire et forment le *faisceau spino–thalamique* latéral de l'hémimoelle controlatérale. Les fibres du membre inférieur occupent la portion latérale du faisceau et celles du membre supérieur, la portion médiane. Au niveau du tronc cérébral, un contingent de fibres (le *faisceau paléo–spino–thalamique*) rejoint la formation réticulaire ascendante puis, par une voie polysynaptique, gagne le thalamus (noyau intra–laminaire), l'hypothalamus et diverses régions corticales. L'autre contingent des fibres spino–thalamiques (le *faisceau néo–spino–thalamique*) poursuit un trajet ascendant jusqu'au thalamus (noyau ventro–postéro–latéral) d'où, après synapse, il gagne la région somatotopique appropriée du gyrus post–central et du cortex pariétal adjacent.

SÉMIOLOGIE

La sémiologie des atteintes sensitives comporte des caractères communs à tous les sites d'atteinte et des caractères propres à la localisation de la lésion.

1. SIGNES ET SYMPTÔMES COMMUNS À TOUTES LES ATTEINTES SENSITIVES

Les douleurs, les paresthésies et l'anesthésie (ou hypoesthésie) constituent la triade clinique d'une atteinte sensitive.

Douleur
Paresthésie
Anesthésie

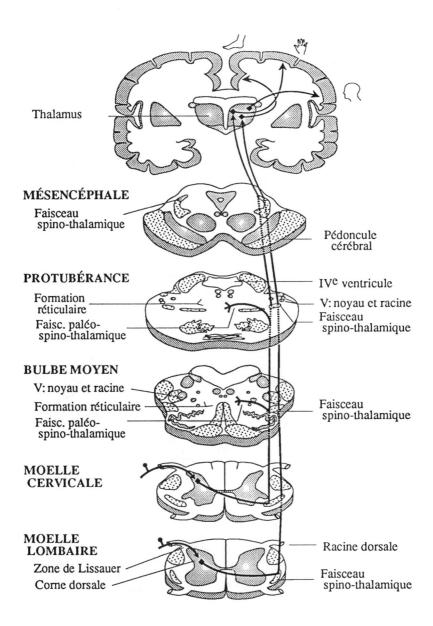

Fig. 3–5. *Voie extra–lemniscale.*

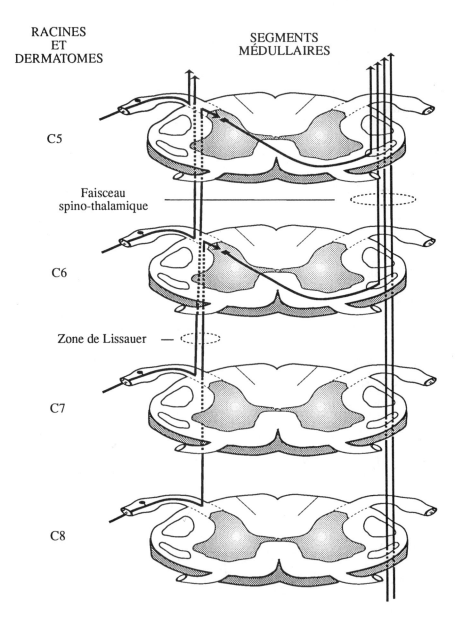

RACINES
ET
DERMATOMES

SEGMENTS
MÉDULLAIRES

C5

Faisceau
spino-thalamique

C6

Zone de Lissauer

C7

C8

Fig. 3–6. *Fibres extra–lemniscales à l'entrée dans la moelle.*

1.1. Les douleurs peuvent être persistantes ou intermittentes, parfois disproportionnées par rapport à l'intensité ou à la nature des stimuli qui les provoquent (*hyperalgésie, causalgie*). La *douleur référée* est une douleur déclenchée habituellement dans un viscère et perçue à une région cutanée. Telle est la douleur angineuse ressentie le long du bord interne du membre supérieur gauche.

1.2. Les paresthésies correspondent à toutes les *sensations somesthésiques anormales* tels fourmillements, picotements, engourdissements, etc.

1.3. L'anesthésie ou l'hypoesthésie, c'est-à-dire la *perte ou la diminution des sensibilités,* peut porter sur les trois catégories de sensations (élémentaires, discriminatives, élaborées) ou se limiter à une ou deux modalités.

2. SIGNES ET SYMPTÔMES PROPRES À LA LOCALISATION DE LA LÉSION

La topographie du trouble sensitif et sa nature, c'est-à-dire les modalités sensitives affectées, sont les deux éléments qui permettent de déterminer le site lésionnel.

2.1. Nerfs et racines

> *Douleur, paresthésie, anesthésie*
> *Topographie du déficit*

2.1.1. La mononeuropathie ou névrite est une *atteinte d'un tronc nerveux isolé.* La topographie du déficit est spécifique pour chaque nerf (Fig. 3-1) et constitue un indice capital pour l'identification du nerf lésé. Toutes les modalités sensitives sont habituellement affectées. La douleur peut être *persistante ou intermittente, spontanée ou provoquée.* Une lésion partielle des nerfs médians et sciatiques peut être source de *causalgie,* c'est-à-dire d'une douleur intense, très pénible, mal définie, comportant souvent un caractère de brûlure et une répercussion viscéro–émotionnelle. La causalgie est spontanée ou provoquée et exacerbée par n'importe quel stimulus non spécifique tels un attouchement léger, un bruit inopiné, une émotion.

2.1.2. La polyneuropathie ou polynévrite correspond à une *atteinte symétrique des nerfs périphériques*. La topographie du trouble est bilatérale, symétrique, à prédominance distale dans les membres, « en gants et en chaussettes ». Selon que la lésion affecte la totalité des fibres ou seulement les fibres de petit ou de moyen calibre, l'anesthésie est globale ou sélective pour les modalités élémentaires ou discriminatives. Lorsque plusieurs nerfs sont atteints mais de façon asymétrique, le syndrome se nomme **multinévrite ou mononévrite multiple**. La topographie du déficit dépend des territoires d'innervation de chacun des nerfs lésés.

2.1.3. La radiculopathie est une *atteinte d'une racine*. Les radiculopathies les plus fréquentes sont les **monoradiculopathies** dues à une hernie discale. La douleur dans le dermatome correspondant est au premier plan (Fig. 3–1). Elle est typiquement provoquée ou exacerbée par toute manoeuvre entraînant un étirement de la racine souffrante : effort, toux, *épreuves de Lasègue* (flexion passive sur le bassin du membre inférieur maintenu en extension) *et de Kernig* (flexion passive de la cuisse sur le bassin, suivie d'extension du genou). **La polyradiculopathie** est une affection de plusieurs racines. Une des formes bien connues est la polyradiculonévrite décrite par Guillain et Barré. La symptomatologie sensitivo–motrice de ce syndrome est à forte prédominance motrice. La parésie des membres est diffuse, bilatérale et symétrique. Une polyradiculopathie qui affecte les racines S_2, S_3, S_4 et S_5 au niveau ou au–dessous du cône médullaire cause le *syndrome de la queue de cheval*, caractérisé par une anesthésie du périnée et des troubles sphinctériens et génitaux. Ces signes peuvent s'accompagner de déficits sensitivo–moteurs des membres inférieurs si la lésion remonte jusqu'aux racines L_1, L_2, L_3, L_4 et L_5.

CHEVAUCHEMENT DES DERMATOMES

En raison du chevauchement des dermatomes adjacents (fig. 3–2), la présence d'un déficit clinique secondaire aux lésions d'une racine, de même que des cornes dorsales, de la région centro–médullaire et de la zone de Lissauer, requiert une atteinte d'au moins trois racines ou segments médullaires contigus.

2.2. Moelle

La sémiologie varie selon les structures médullaires touchées.

2.2.1. Corne dorsale

> *Anesthésie thermo–algésique*
> *Abolition des ROT*

Les fibres périphériques afférentes de petit calibre se terminent dans les cornes dorsales où elles font synapse avec les deuxièmes neurones de la voie spino–thalamique. Les afférences périphériques de gros calibre, qui sous–tendent les réflexes myotatiques, franchissent la zone de Lissauer et les cornes dorsales avant de s'articuler avec les motoneurones alpha de la corne ventrale. Une lésion des cornes dorsales résulte en une anesthésie thermo–algésique ipsilatérale et segmentaire limitée à un ou quelques dermatomes et en une abolition des ROT correspondant au segment médullaire lésé (Tableaux 17–1 et 17–2, p. 258 et 259).

2.2.2. Région centromédullaire

> *Anesthésie thermo–algésique*
> *Déficit bilatéral, segmentaire, suspendu*

Au–delà de la synapse dans les cornes dorsales, les fibres de la voie extra–lemniscale croisent la ligne médiane dans la commissure blanche antérieure en avant du canal médullaire. Une lésion centromédullaire interrompt la

décussation et cause un syndrome syringomyélique: *anesthésie dissociée*, c'est-
à-dire sélective pour les sensibilités douloureuses et thermiques avec intégrité
des sensibilités discriminatives. Le déficit est bilatéral et circonscrit au
dermatome correspondant de la deuxième racine sous-jacente au segment
médullaire lésé. Il est *suspendu* entre les territoires sus-jacent et sous-jacent
qui sont normaux.

2.2.3. Zone de Lissauer (faisceau dorso-latéral)

> *Anesthésie globale, ipsilatérale*
> *et segmentaire*

Toutes les fibres des racines dorsales pénètrent dans la zone de Lissauer à
leur entrée dans un segment médullaire et les branches rostrales de la
bifurcation des fibres de petit calibre y poursuivent un trajet ipsilatéral jusqu'au
deuxième segment médullaire sous-jacent. Une lésion y cause une perte ipsilatérale
et segmentaire (dermatome) de toutes les modalités sensitives et une abolition
des réflexes ostéo-tendineux (par interruption de la branche afférente).

2.2.4. Faisceaux grêle et cunéiforme (cordons dorsaux)

> *Paresthésies*
> *Anesthésie tactile discriminative,*
> *posturale et vibratoire*
> *Déficit de l'hémicorps ipsilatéral sous-jacent à la lésion*

Les cordons dorsaux sont formés des fibres sensitives de moyen calibre issues
des racines dorsales après leur entrée dans la zone de Lissauer de la moelle.

Les fibres provenant des segments médullaires lombo–sacrés et thoraciques inférieurs constituent les faisceaux grêles près la de ligne médiane. Plus latéralement, celles qui proviennent des segments thoraciques supérieurs et cervicaux forment les faisceaux cunéiformes. Leurs lésions causent des paresthésies souvent prononcées, une hypoesthésie ou une anesthésie sélective pour les sensibilités tactile discriminative, posturale et vibratoire. Le déficit affecte une partie ou l'ensemble de l'hémicorps ipsilatéral sous–jacent à la lésion, selon qu'un seul des deux faisceaux grêle et cunéiforme, ou que les deux faisceaux sont lésés.

2.2.5. Faisceaux spino–thalamiques (cordons latéraux)

> *Anesthésie thermo–algésique*
> *Déficit de l'hémicorps controlatéral*
> *sous–jacent à la lésion*

Formé par le regroupement des fibres extra–lemniscales distribuées somatotopiquement, les faisceaux spino–thalamiques sont situés dans les cordons latéraux de la moelle. La lésion unilatérale de ces fibres cause une anesthésie sélective pour les seuls sensibilités douloureuse et thermique de tout ou d'une partie de l'hémicorps controlatéral sous–jacent à la lésion.

2.3. Tronc cérébral

> *Anesthésie globale ou dissociée*
> *Déficit de l'hémicorps controlatéral*
> *incluant la face*
> *Syndrome alterne sensitif*

Dans le tronc cérébral, le trajet du faisceau spino–thalamique demeure distinct de celui du lemniscus médian. Les deux faisceaux sont rejoints par les voies afférentes de l'hémiface controlatérale. Les afférences nociceptives et thermiques de l'hémiface gagnent le noyau spinal du Ve nerf crânien alors que les afférences tactiles discriminatives se terminent dans le noyau principal du trijumeau (voir p. 95). Après synapse dans ces noyaux de relais, les fibres croisent la ligne médiane et rejoignent le faisceau spino–thalamique ou le lemniscus médial controlatéral selon la nature des afférences. Les lésions unilatérales du tronc cérébral peuvent donc causer des anesthésies globales ou dissociées (uniquement pour les sensibilités thermoalgésiques ou pour les sensibilités discriminatives) de l'hémicorps controlatéral incluant la face.

Une lésion unilatérale qui atteint simultanément les longs faisceaux sensitifs et les noyaux de relai du trijumeau résulte en un *syndrome sensitif alterne*: anesthésie de l'hémicorps controlatéral (lésion des longs faisceaux) associés à une anesthésie de l'hémiface ipsilatérale (lésion des noyaux du V).

2.4. Thalamus

Anesthésie globale
Déficit de l'hémicorps controlatéral
Douleur thalamique

Le lemniscus médian et le faisceau néo–spino–thalamique rejoignent les deux mêmes noyaux contigus dans le thalamus, le noyau ventro–postéro–latéral (VPL) pour les afférences du tronc et des membres et le noyau ventro-postéro–médian (VPM) pour les sensibilités de la face. L'anesthésie consécutive à une lésion thalamique est globale. Elle affecte la totalité de l'hémicorps controlatéral ou se limite à l'hémiface ou au tronc et aux membres selon que les deux noyaux thalamiques correspondants ont été atteints ou uniquement un seul des deux. L'anesthésie s'accompagne souvent d'hyperpathie dite *douleur*

thalamique, c'est–à–dire une douleur intense et prolongée qui survient sponta–
nément ou à la suite de n'importe quel stimulus: « Toutes les sensations sont
perçues dans la douleur. »

2.5. Cortex pariétal

> *Anesthésie pour les sensibilités*
> *discriminatives et élaborées*
> *Extinction sensitive*
> *Déficit de l'hémicorps controlatéral*

Le trouble sensitif d'une lésion du lobe pariétal est controlatéral à la lésion
et prédomine sur les sensibilités élaborées et les sensibilités discriminatives.
Il peut consister en une *extinction sensitive*: la perception qu'a le malade d'une
stimulation isolée de l'hémicorps controlatéral à la lésion est abolie lors d'une
stimulation bilatérale simultanée. Les sensibilités élémentaires ne sont que
légèrement diminuées. Le déficit sensitif peut s'accompagner d'un ou de
plusieurs autres déficits neurologiques propres aux diverses régions corticales
selon l'extension de la lésion aux territoires avoisinants.

4

SÉMIOLOGIE DES NERFS CRÂNIENS

Les nerfs crâniens sont l'équivalent des nerfs spinaux du point de vue des fonctions de motilité somatique et de sensibilité générale. Leur territoire d'innervation périphérique sensitivo–motrice et leur sémiologie sont ipsilatéraux, sauf pour le nerf pathétique (IV) qui croise la ligne médiane avant d'émerger du névraxe et rejoindre l'oeil en translatéral.

À l'exception des voies de l'oculo–motricité, les voies centrales qui s'articulent avec les noyaux des nerfs crâniens rejoignent les longs faisceaux qui relient la moelle et les hémisphères cérébraux: le système pyramidal, le lemniscus médian et le faisceau spino–thalamique. La sémiologie consécutive aux lésions de ces longs faisceaux est considérée dans les sections appropriées de la Sémiologie de la motricité (voir p. 21) et de la Sémiologie de la sensibilité (voir p. 61).

Par contre, les nerfs crâniens diffèrent des nerfs spinaux à trois points de vue:

1 – La première particularité tient à la présence des sens spécialisés et de leurs voies sensorielles de la périphérie aux divers étages du système nerveux central.

2 – Les nerfs crâniens ne sont pas tous homogènes. Certains sont mixtes, d'autres purement moteurs ou purement sensitifs. Les fibres sensitives peuvent être celles de la sensibilité générale ou celles des modalités sensorielles des sens spécialisés.

3 – La dernière particularité est liée à la présence des voies centrales de l'oculo-motricité qui ne se confondent pas avec les motoneurones supérieurs.

Les noyaux des nerfs crâniens, à l'exception du nerf olfactif (I) et du nerf optique (II), sont dans le tronc cérébral. Entre leur noyau et leur point d'émergence hors du névraxe (Fig. 4–1), les fibres périphériques ont un parcours intraparenchymateux où elles sont recouvertes de myéline.

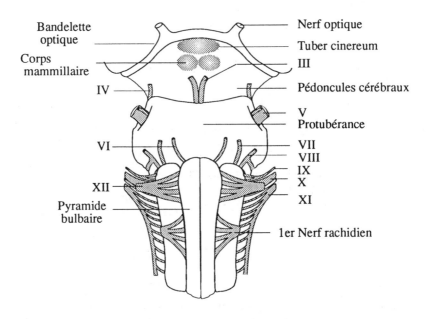

Fig. 4–1. *Émergence des nerfs crâniens.*

NERF OLFACTIF (I)

Anatomie

Les récepteurs et les corps cellulaires des neurones olfactifs sont situés dans la muqueuse nasale. Leurs prolongements proximaux traversent la lame criblée de l'ethmoïde et rejoignent les cellules du bulbe olfactif. Après synapse, les fibres du deuxième neurone constituent la bandelette olfactive qui repose sur la lame criblée puis les stries olfactives qui gagnent l'uncus du lobe temporal et la région septale.

Sémiologie

> *Anosmie*
> *Parosmie*

L'atteinte du nerf olfactif se manifeste par de l'*anosmie* et des *parosmies.* L'anosmie est une perte de l'odorat qui peut être unilatérale ou bilatérale. Le sens de l'odorat est intimement lié aux perceptions gustatives. Fréquemment, une anosmie est interprétée par un malade comme une perte de goût. La parosmie est une perception olfactive dénaturée et désagréable. Elle survient de façon paroxystique dans les crises d'épilepsie partielle qui impliquent l'uncus du lobe temporal (voir p. 178).

Les lésions responsables affectent:

– **les fosses nasales:** lésions infectieuses ou tumorales;
– **le bulbe olfactif et la bandelette olfactive:** traumatismes crâniens accompagnés ou non de fracture de la lame criblée de l'ethmoïde, méningite, envahissement néoplasique, méningiome de la gouttière olfactive et remaniement osseux de la maladie de Paget, gliome du nerf olfactif, tumeur frontale à la base du cerveau et adénome hypophysaire;

gliome du nerf olfactif, tumeur frontale à la base du cerveau et adénome hypophysaire;

– **l'uncus du lobe temporal:** épilepsie partielle avec crises de parosmies paroxystiques.

NERF OPTIQUE (II)
ET VOIES VISUELLES

Anatomie et organisation fonctionnelle

Le champ visuel est cette portion du monde extérieur perçue par les yeux au cours d'une fixation. Pour les fins cliniques, le champ visuel de chaque oeil est subdivisé en quatre quadrants: deux quadrants temporaux supérieur et inférieur et deux quadrants nasaux, supérieur et inférieur. Les quadrants nasaux d'un oeil chevauchent sur ceux de l'autre oeil.

La projection du champ visuel sur les rétines est inversée (Fig. 4–2): les quadrants temporaux se projettent sur les hémirétines du côté nasal, les quadrants nasaux sur les hémirétines temporales, les quadrants supérieurs et inférieurs respectivement sur les hémirétines inférieures et supérieures. Cette disposition topographique rétinienne est maintenue tout le long du trajet des voies visuelles jusqu'aux lèvres de la scissure calcarine inclusivement.

– **Les récepteurs visuels** sont les cônes et les bâtonnets de la rétine. Leur excitation par les stimuli visuels est relayée dans la rétine aux neurones bipolaires, puis aux neurones ganglionnaires dont les axones convergent vers la papille.

– **La papille,** visible à l'ophtalmoscopie, est formée par la convergence des axones de toutes les cellules ganglionnaires d'une rétine.

– **Le nerf optique** prolonge la papille. Il franchit la cavité orbitaire par le trou optique et rejoint le chiasma optique.

– **Le chiasma optique** est formé par la décussation partielle des fibres des nerfs optiques. Les fibres en provenance de la rétine nasale croisent la ligne médiane et gagnent la bandelette optique controlatérale où elles se joignent aux fibres non croisées de la rétine temporale de l'autre oeil, alors que les fibres de la rétine temporale poursuivent leur trajet dans la bandelette optique ipsilatérale (Fig. 4–2).

– **La bandelette optique** contourne le pédoncule cérébral du mésencéphale et se termine dans le corps genouillé latéral. Chaque bandelette contient toutes les fibres provenant des deux hémirétines qui répondent au champ visuel controlatéral.

– **Le corps genouillé latéral** est un noyau thalamique où sont situés les corps cellulaires qui font relais avec les fibres visuelles de la bandelette optique. Les afférences du réflexe photo–moteur y poursuivent leur trajet sans synapse vers le noyau d'Edinger–Westphall dans la région tectale du mésencéphale.

– **Les radiations optiques** sont formées par les axones des cellules du corps genouillé latéral et se projettent au cortex occipital. Les fibres associées aux quadrants supérieurs des rétines cheminent dans la substance blanche du lobe pariétal et celles qui correspondent aux quadrants inférieurs, sous le cortex du lobe temporal.

– **Le cortex visuel** du lobe occipital occupe les deux lèvres de la scissure calcarine sur la face interne du lobe. La lèvre supérieure reçoit les radiations optiques du lobe pariétal, la lèvre inférieure celles du lobe temporal. Les fibres correspondant à la périphérie de la rétine se terminent dans le fond de la scissure et les fibres associées à la macula, dans le segment postérieur attenant au pôle occipital.

Sémiologie

> *Cécité*
> *Amputation des champs visuels*
> *Hallucinations et illusions visuelles*
> *Abolition des réflexes photomoteurs*
> *Atrophie optique*
> *Œdème de la papille*

Une atteinte des voies optiques se manifeste par une *baisse plus ou moins marquée de l'acuité visuelle* et une *amputation des champs visuels* qui varie selon la localisation de la lésion. Les *hallucinations* et les *illusions visuelles* se rencontrent dans certaines épilepsies partielles, au cours de quelques troubles toxi-métaboliques et dans la migraine classique. Enfin, le *réflexe photo-moteur*, tant direct que consensuel, est affecté au cours des lésions des voies visuelles entre la rétine et le corps genouillé latéral inclusivement.

Amputations du champ visuel

Les amputations du champ visuel peuvent être absolues ou relatives selon qu'il y a une perte complète ou seulement une diminution plus ou moins marquée de l'acuité visuelle. Les zones amputées varient selon la localisation de la lésion responsable (Fig. 4-2).

1. **Les amputations unilatérales** affectent le champ visuel d'un seul oeil et sont le fait de lésions des structures antérieures au chiasma: la rétine et le nerf optique. Le **scotome** est un îlot circonscrit de cécité dans un champ visuel.

2. **Les hémianopsies** sont des amputations de la moitié du champ visuel des deux yeux.

2.1. **L'hémianopsie homonyme latérale** affecte la même moitié latérale (gauche ou droite) du champ visuel des deux yeux, donc du champ temporal d'un oeil et du champ nasal de l'autre. Une **épargne maculaire** implique que la vision est conservée dans la zone de projection de la macula à l'intérieur du champ hémianopsique. La lésion responsable est controlatérale par rapport à l'hémianopsie et rétrochiasmatique, c'est-à-dire située quelque part entre la bandelette optique et la scissure calcarine: bandelette optique, corps genouillé latéral, radiations optiques, lèvres de la scissure calcarine. La présence d'une épargne maculaire localise la lésion dans le lobe occipital.

2.2. **L'hémianopsie hétéronyme** est bitemporale ou binasale selon qu'elle intéresse la portion temporale ou nasale du champ visuel des deux yeux. La lésion responsable est localisée au chiasma optique. Exceptionnellement, une lésion latérale et très circonscrite du chiasma peut causer une hémianopsie temporale ou nasale d'un seul oeil.

LÉSIONS DES
VOIES OPTIQUES

DÉFICITS DES
CHAMPS VISUELS

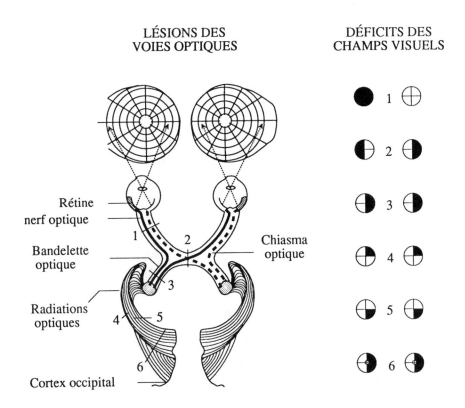

Fig. 4–2. *Champs visuels et voies optiques.*

3. La quadranopsie est une amputation d'un quadrant du champ visuel des deux yeux. Selon le quadrant amputé, la quadranopsie est supérieure ou inférieure, homonyme latérale gauche ou droite, bitemporale ou binasale. La **quadranopsie homonyme latérale** (gauche ou droite) est due à une lésion des radiations optiques controlatérales où la dispersion relative des fibres rend possible une atteinte partielle du faisceau. La **quadranopsie bitemporale** ou **binasale** résulte d'une lésion du chiasma optique.

1. LÉSION RÉTINIENNE

La baisse ou la perte de l'acuité visuelle est plus ou moins marquée, plus ou moins étendue, et ipsilatérale à la lésion. Elle est particulièrement importante lorsque la région maculaire est atteinte. Certaines affections sont unilatérales, tels l'ischémie de l'artère centrale de la rétine, la thrombose veineuse rétinienne et le décollement de la rétine. *L'amaurose fugace* est une cécité mono–oculaire passagère, évocatrice d'une embolie provenant d'une plaque athéromateuse de la carotide interne ipsilatérale. Certaines affections touchent systématiquement les deux rétines : la dégénérescence maculaire et la rétinite pigmentaire, les rétinopathies toxiques par l'alcool méthylique ou éthylique, la quinine et la chloroquinine, les rétinopathies hypertensives et diabétiques. Enfin, la rétine peut être le siège de tumeurs, tel le rétinoblastome.

2. LÉSION DU NERF OPTIQUE

La cécité absolue ou *relative* est la règle. Elle s'étend à l'ensemble du champ visuel de l'oeil atteint ou se limite à un scotome.

2.1. La névrite optique ou papillite est une lésion inflammatoire non infectieuse du nerf optique, au niveau de la papille. Elle se caractérise par une *baisse soudaine et marquée de l'acuité visuelle*, habituellement dans un oeil mais parfois dans les deux. Elle s'accompagne d'un oedème intense de la papille, auquel fait suite une atrophie optique manifestée à l'ophtalmoscopie par une blancheur nacrée de la papille. L'association de cécité et d'oedème de la papille distingue la papillite du « papilloedème » dû à l'hypertension in-tracrânienne. Ce dernier survient sans diminution de l'acuité visuelle.

2.2. La névrite rétrobulbaire est une réaction inflammatoire de même nature que celle de la névrite optique mais située plus distalement par rapport à la papille. Seules les fibres en provenance de la macula sont atteintes. L'examen du champ visuel met en évidence un *scotome central*. La cécité ne s'accompa-gne pas d'oedème de la papille, mais après un temps de latence apparaît une atrophie optique de la portion temporale de la papille.

2.3. Autres lésions. Chez les gens plus âgés, le nerf optique peut être le siège d'une **ischémie artérioscléreuse** dont les conséquences sont comparables à celles de la névrite optique. L'ischémie par *artérite à cellules géantes* est la complication redoutable de l'artérite temporale. D'autres lésions moins fréquentes sont le gliome du nerf optique chez l'enfant, les compressions par un méningiome du voisinage, le glaucome, une tumeur parasellaire ou un anévrisme, et les névrites optiques toxiques. La maladie de Leber est une maladie héréditaire responsable d'une cécité soudaine affectant d'abord un oeil puis, quelques semaines ou quelques mois plus tard, l'autre oeil.

3. LÉSION DU CHIASMA OPTIQUE

La sémiologie typique d'une atteinte chiasmatique est une *hémianopsie bi-temporale* à laquelle peut s'ajouter une amputation unilatérale d'un champ visuel s'il y a extension de la lésion vers le nerf optique. À l'opposé, seule la partie latérale du chiasma peut être atteinte par une lésion telle qu'un anévrisme de la carotide interne. La conséquence en est une hémianopsie limitée au champ nasal d'un oeil. L'hémianopsie binasale est rare.

Les lésions habituellement en cause sont les néoformations hypophysaires, les adénomes, les craniopharyngiomes, les méningiomes sellaires et les anévrismes. Le chiasma peut être le point de départ d'un gliome ou le siège d'une plaque de démyélinisation dans la sclérose en plaques.

4. LÉSIONS RÉTROCHIASMATIQUES

Les lésions de la bandelette optique, du corps genouillé latéral, des radiations optiques et du cortex occipital sont responsables d'*hémianopsie homonyme latérale* controlatérale, sans baisse de l'acuité visuelle. Au niveau des radiations optiques, la lésion peut affecter isolément le contingent pariétal ou le contingent temporal et causer une *quadranopsie homonyme latérale* inférieure ou supérieure selon le cas. La présence d'une épargne maculaire situe la lésion dans le cortex occipital et une épilepsie partielle est possible (voir p. 178).

Les lésions les plus courantes sont les lésions vasculaires et tumorales des hémisphères cérébraux.

NERFS OCULO-MOTEURS (III, IV, VI)
ET MOTILITÉ OCULAIRE

Anatomie et organisation fonctionnelle

Les structures anatomiques qui sous-tendent la motilité oculaire sont réparties en trois niveaux fonctionnels: un niveau périphérique, les muscles et les nerfs crâniens oculo-moteurs; un niveau internucléaire, qui assure l'action conjuguée des deux globes oculaires dans toutes les directions du regard, et un niveau supranucléaire pour le contrôle des mouvements oculaires volontaires et automatiques.

1. NIVEAU PÉRIPHÉRIQUE

1.1. Muscles oculaires

La position et les déplacements des globes oculaires résultent de l'action de six muscles : les muscles droit externe, droit interne, droit supérieur et droit inférieur, le muscle grand oblique et le muscle petit oblique. Deux autres muscles leurs sont intimement associés : le muscle releveur de la paupière innervé par le III et le système sympathique, et l'orbiculaire des paupières innervé par le nerf facial (VII).

Les muscles de la motilité intrinsèque de l'oeil sont le constricteur de la pupille et le muscle ciliaire, tous deux innervés conjointement par le sympathique (pupillodilatateur) et le parasympathique (pupilloconstricteur).

La figure 4–3 résume l'action de chacun des muscles oculo–moteurs extrinsèques. Le muscle droit interne déplace l'oeil en adduction vers la ligne médiane et le muscle droit externe le déplace en abduction. Le muscle droit supérieur a une action d'élévation, d'abduction et d'extorsion (rotation externe)

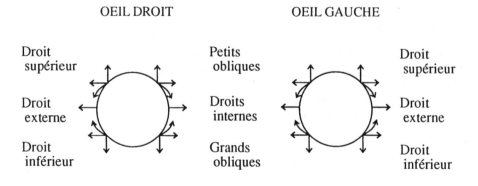

Fig. 4–3. *Action des muscles oculo–moteurs.*

alors que le muscle droit inférieur exerce une action d'abaissement, d'abduction et d'intorsion (rotation interne). Le muscle petit oblique élève l'oeil en adduction avec mouvement d'extorsion. Le muscle grand oblique abaisse l'oeil en adduction avec intorsion.

1.2. Nerfs oculo-moteurs

1.2.1. Nerf moteur oculaire commun (III)

Le noyau du III est situé dans le mésencéphale. Le noyau d'Edinger-Westphall est localisé sur la ligne médiane, entre les deux noyaux des nerfs moteurs oculaires communs et est constitué par les corps cellulaires des fibres parasympathiques qui cheminent dans le III jusqu'à la pupille. Les fibres du noyau du III poursuivent un trajet intraparenchymateux vers la face ventrale du mésencéphale et émergent dans la fossette interpédonculaire. Le nerf se dirige vers la paroi externe du sinus caverneux qu'il franchit pour rejoindre la cavité orbitaire par la fente sphénoïdale. Les branches terminales se dirigent alors vers les muscles droit supérieur, droit inférieur, droit interne, petit oblique et releveur de la paupière supérieure. Les fibres du contingent parasympathique se terminent dans le ganglion ciliaire où un deuxième relais, accompagné des fibres sympathiques qui proviennent du ganglion cervical supérieur, gagne les muscles ciliaires et constricteur de la pupille. Les fibres sympathiques contribuent aussi à l'innervation du releveur de la paupière supérieure.

1.2.2. Nerf pathétique (IV)

Le noyau du IV est situé dans le mésencéphale juste au-dessous du noyau du III. Le segment intraparenchymateux croise la ligne médiane avant d'émerger de la face dorsale du mésencéphale. Le nerf contourne le pédoncule cérébral, franchit la paroi externe du sinus caverneux puis la fente sphénoïdale et rejoint le muscle grand oblique.

1.2.3. Nerf moteur oculaire externe (VI)

Le noyau du VI est situé à la partie inférieure de la protubérance. Le segment intraparenchymateux du nerf se dirige vers la portion ventrale de la protubérance d'où il émerge dans le sillon bulbo-protubérantiel. De là, il poursuit son trajet en passant au-dessus de la pointe du rocher, puis traverse le sinus caverneux. Il pénètre dans l'orbite par la fente sphénoïdale et se termine dans le muscle droit externe.

2. NIVEAUX INTERNUCLÉAIRE ET SUPRANUCLÉAIRE

2.1. Tronc cérébral

Le déplacement conjugué des deux globes oculaires dans tous les mouvements du regard, souvent associé à des mouvements du cou, est assuré par trois centres d'intégration des afférences et des efférences supranucléaires et par une voie d'association entre les trois nerfs oculo–moteurs et les neurones innervant les muscles cervicaux. Les trois centres d'intégration sont situés dans le tronc cérébral : un centre de convergence oculaire, le noyau de Perlia dans le mésencéphale, un centre des mouvements latéraux dans la formation réticulée paramédiane de la protubérance qui chevauche sur le noyau du VI (PPRF : Prepontine reticular formation) et un centre des mouvements verticaux dans le mésencéphale. À partir de ces centres les influx nerveux rejoignent les noyaux oculo–moteurs par des fibres qui cheminent dans le faisceau longitudinal médian. Tous les mouvements du regard, qu'ils soient volontaires, automatiques ou réflexes, impliquent un relais dans un des trois centres. Dans le cas des mouvements réflexes, tels les réflexes oculo–céphalique et oculo–vestibulaire, l'ensemble des structures afférentes et efférentes est confiné au tronc cérébral (Fig. 4–4).

2.2. Hémisphères cérébraux

Les mouvements du regard sont de deux catégories : les mouvements rapides ou saccades et les mouvements lents ou de poursuite. Cette distinction est bien illustrée par le chasseur à l'affût. Lorsqu'un canard apparaît en périphérie de son champ visuel, il aligne les yeux sur la cible par un mouvement rapide (saccade) du regard, puis en suit la trajectoire par un mouvement lent de poursuite oculaire.

    2.2.1. Les mouvements rapides ou saccades du regard sont des mouvements volontaires contrôlés par le cortex frontal controlatéral. Les voies efférentes descendent vers le tronc cérébral et, après décussation dans le mésencéphale, rejoignent le centre pontique des mouvements latéraux (PPRF).

    2.2.2. Les mouvements lents ou de poursuite sont des mouvements réflexes (réflexe cortical de fixation). Les voies d'origine sont dans le cortex pariéto–occipital. Le trajet des voies efférentes vers les centres de mouvements du regard dans le tronc cérébral est encore mal connu.

2.2.3. Les voies supranucléaires au noyau de Perlia pour la **convergence oculaire** sont inconnues.

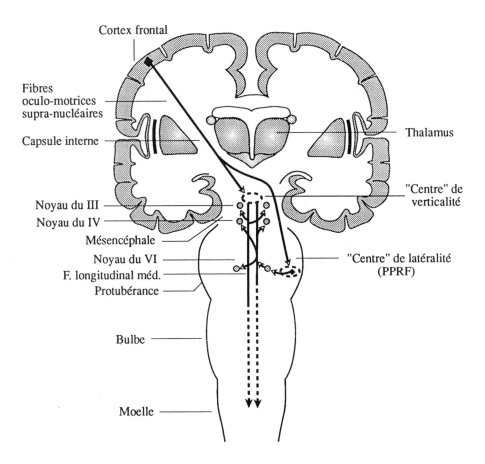

Fig. 4-4. *Voies oculo-motrices centrales.*

Sémiologie et
formes anatomocliniques

> *Ptosis partiel*
> *Mydriase*
> *Myosis*
> *Diplopie*
> *Strabisme*
> *Paralysie des muscles oculo–moteurs*
> *Paralysie du regard*
> *Mouvements oculaires dysconjugués*
> *Mouvements involontaires (nystagmus et autres)*
> *Abolition des réflexes photomoteur et*
> *   d'accommodation–convergence*
> *Abolition des réflexes oculo–céphalique et*
> *   oculo–vestibulaire*

L'atteinte des voies de la motilité oculaire peut entraîner, selon le site de la lésion, *de la diplopie et du strabisme, un ptosis, une paralysie des muscles oculo–moteurs, une perte de mouvement du regard, des mouvements dysconjugués des globes oculaires, du nystagmus et des mouvements involontaires.*

La lésion des voies végétatives perturbe les *réflexes photomoteur et d'accommodation–convergence* et peut causer une mydriase, un myosis et un ptosis partiel.

1. LÉSION DES MUSCLES OCULO–MOTEURS

Une atteinte des muscles oculo–moteurs est cause de *strabisme,* c'est-à-dire d'une déviation de l'oeil dans le sens opposé à l'action physiologique du muscle et, subjectivement, d'une *diplopie* où la fausse image est déplacée dans la direction de l'action normale du muscle paralysé (Fig. 4–5 et 4–6), de paralysie des muscles oculo–moteurs individuels.

Les étiologies sont variables et comprennent entre autres: la myasthénie grave, la dystrophie musculaire oculo–pharyngée, la dystrophie myotonique, l'hyperthyroïdie.

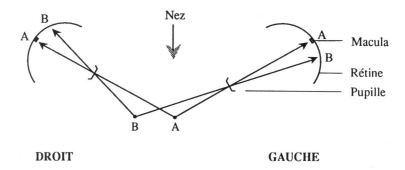

DROIT   GAUCHE

Fig. 4–5. *Vision binoculaire normale.* Normalement le point A, au centre du champ visuel, se projette sur la macula des deux yeux et il est perçu par le sujet au centre de son champ visuel. Le point B se projette sur la partie gauche des rétines et est perçu dans le champ visuel à droite du point A.

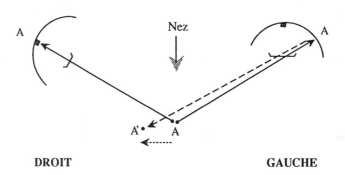

DROIT   GAUCHE

Fig. 4–6. *Diplopie.* Une paralysie du muscle droit interne de l'oeil gauche (dont l'action normale est de tourner l'oeil gauche vers la droite, c'est-à-dire vers le nez du sujet) empêche l'adduction de cet oeil. Le point A se projette normalement sur la macula de l'oeil droit et il est perçu au centre du champ visuel. Au contraire, dans l'oeil gauche, le même point A se projette sur la partie gauche de la rétine, donnant ainsi à ce malade une image du point A qui paraît situé à droite de l'image vue par l'oeil droit (fausse image A'). La fausse image A' est donc déplacée dans le sens d'action normale du muscle paralysé.

2. LÉSION DES NERFS OCULO-MOTEURS

La paralysie due à une atteinte d'un nerf oculo–moteur ou de son noyau est aussi responsable de paralysie des muscles oculo–moteurs avec *strabisme* et *diplopie* dont la direction varie selon les muscles innervés par le nerf affecté.

2.1. Une lésion du III (nerf moteur oculaire commun) résulte en un *strabisme externe* (en abduction) de l'oeil, maximum lorsque le sujet regarde du côté opposé à celui de l'oeil paralysé, *une paralysie de l'élévation et de l'abaissement en abduction du globe oculaire, une ptose de la paupière supérieure* et *une mydriase aréflexique* due à l'atteinte des fibres parasympathiques (à l'opposé du *syndrome de Claude Bernard–Horner*) (voir p. 267).

2.2. Une lésion du nerf pathétique (IV) cause *une paralysie de l'abaissement en adduction* du globe oculaire qui s'accompagne *d'une diplopie* maximale dans le regard vers le bas et vers le côté sain. Le malade compense cette paralysie par une inclinaison et une légère rotation de la tête vers le côté sain. L'atteinte isolée du IV est inhabituelle, mais peut survenir dans la sclérose en plaques.

2.3. Une lésion du nerf moteur oculaire externe (VI) entraîne un *strabisme interne de l'oeil avec paralysie de l'abduction et diplopie horizontale* maximale lorsque le patient regarde du côté de l'oeil paralysé. Lorsque le noyau du VI est atteint, il y a simultanément paralysie des mouvements latéraux du regard vers le même côté, due à la lésion simultanée du centre de latéralité de la formation réticulée paramédiane (PPRF).

Étiologie

Certains processus pathologiques affectent sélectivement un des trois nerfs oculo–moteurs alors que d'autres processus peuvent toucher indifféremment les trois nerfs.

– Le III est lésé par un anévrisme de l'artère communiquante postérieure et par la hernie de l'uncus du lobe temporal au cours de l'évolution de l'hypertension intracrânienne.

– Le VI est le plus souvent touché dans les affections de la base du crâne: méningite, fracture et tumeur. L'hypertension intracrânienne peut déplacer suffisamment le cerveau pour léser par étirement un ou les deux nerfs moteurs oculaires externes.

– Une lésion de la pointe du rocher (infection ou tumeur) est susceptible d'affecter simultanément le VI et le V sensitif, produisant ainsi une paralysie du VI accompagnée de douleurs faciales ipsilatérales (syndrome de Gradenigo).

Les étiologies qui peuvent être en cause dans les paralysies d'un quelconque des trois nerfs crâniens sont les accidents vasculaires et les tumeurs du tronc cérébral et de la base du crâne, le diabète, l'hypertension artérielle, l'encéphalopathie de Wernicke, la sclérose en plaques, les traumatismes crâniens, les lésions du sinus caverneux et la migraine ophtalmoplégique.

3. LÉSION DU TRONC CÉRÉBRAL

3.1. Paralysie des nerfs oculo-moteurs

La sémiologie des noyaux oculo-moteurs et du segment intraparenchymateux des nerfs est superposable à celle des troncs nerveux périphériques.

Les réflexes oculo-céphalique et oculo-vestibulaire peuvent être affectés par une lésion de la branche afférente ou efférente de ces réflexes dans le tronc cérébral.

3.2. Paralysie du regard et nystagmus

Une lésion mésencéphalique qui atteint le centre des mouvements verticaux du regard et de la convergence cause *une paralysie de l'élévation du regard* et plus rarement de son abaissement, accompagnée habituellement d'*une paralysie de la convergence oculaire (syndrome de Parinaud)*.

Une lésion de la formation réticulée paramédiane de la protubérance entraîne *une paralysie du regard ipsilatéral* tant dans les mouvements volontaires que dans les mouvements réflexes, tels le réflexe oculo-céphalique et le réflexe oculo-vestibulaire. Au repos, le regard est dévié du côté opposé à la lésion:

« le malade regarde son hémiplégie ». La même paralysie du regard résulte de l'atteinte des voies motrices supranucléaires en provenance du cortex. La paralysie est alors controlatérale lorsque la lésion se situe au–dessus de la décussation mésencéphalique, mais ipsilatérale dans les lésions au–dessous de la décussation.

Plusieurs variétés de nystagmus résultent de l'atteinte des voies oculo–motrices du tronc cérébral et se distinguent du nystagmus à ressort horizontal–rotatoire secondaire à une atteinte labyrinthique: le nystagmus vertical, le nystagmus uniquement horizontal ou rotatoire, le nystagmus à bascule, le nystagmus rétractorius, le nystagmus de convergence.

3.3. Ophtalmoplégie internucléaire

Une lésion du faisceau longitudinal médian, où cheminent les fibres d'association internucléaire entre les noyaux oculo–moteurs, est responsable d'une *ophtalmoplégie internucléaire* caractérisée par un mouvement dysconjugué des globes oculaires dans le regard latéral. Il y a parésie de l'adduction de l'oeil du côté de la lésion alors que l'autre oeil effectue une abduction complète à laquelle se surajoute un nystagmus mono–oculaire. Au point de vue clinique, cette anomalie est mise en évidence par la déviation du regard vers le côté controlatéral à la lésion.

4. LÉSION DU CORTEX CÉRÉBRAL

Le maintien d'un point de fixation du regard est dû à l'activité tonique constante et bilatérale des zones corticales oculo–motrices des lobes frontaux et occipitaux. Une lésion destructrice unilatérale de l'aire 8 dans le cortex prémoteur ou de ses voies efférentes sous–corticales, rompt cet équilibre tonique et cause une *déviation controlatérale du regard*: « le malade regarde sa lésion ». Par contre, une décharge épileptique provoque une déviation du regard du côté opposé à la lésion.

En résumé, la déviation conjuguée des yeux est controlatérale à la lésion dans les lésions protubérantielles et les lésions corticales épileptiques mais ipsilatérale dans les lésions destructrices de l'aire frontale oculo–motrice.

NERF TRIJUMEAU (V)

Anatomie

1. CONTINGENT SENSITIF

Les corps cellulaires des fibres sensitives du V sont situés dans le ganglion de Gasser. Les **prolongements proximaux** des cellules pénètrent dans la protubérance au niveau de la racine des pédoncules cérébelleux moyens et se dirigent vers un des trois noyaux sensitifs du V. *Les afférences thermiques et douloureuses* rejoignent le **noyau spinal** du trijumeau qui s'étend sur toute la hauteur du bulbe et déborde dans la moelle. Après synapse, les fibres croisent la ligne médiane et rejoignent le faisceau spino–thalamique controlatéral. *Les afférences de la sensibilté tactile discriminative* de la face gagnent le **noyau principal** du V dans la protubérance. Après synapse, la voie croise la ligne médiane et rejoint le lemniscus médian controlatéral. Un dernier contingent *d'afférences proprioceptives* des muscles masticateurs rejoint le noyau mésencéphalique mais cette fonction ne se prête pas à une évaluation clinique. Les **prolongements périphériques** distaux du ganglion de Gasser se répartissent en trois nerfs qui ont chacun un territoire d'innervation qui lui est propre:

– **Le nerf ophtalmique** chemine dans la paroi externe du sinus caverneux au–delà duquel il traverse la fente sphénoïdale et pénètre dans l'orbite. Il innerve la partie supérieure de l'hémiface ipsilatérale: le front, la partie antérieure du scalp, la paupière supérieure et la cornée.

– **Le nerf maxillaire supérieur** quitte le crâne par le trou grand rond et se distribue à la joue et aux régions adjacentes: la paupière inférieure, une partie du nez et de la région temporale, la lèvre supérieure, la gencive et les dents du maxillaire supérieur ainsi que la muqueuse de la partie supérieure de la bouche, du nez et d'une partie du rhinopharynx.

– **Le nerf maxillaire inférieur** quitte le crâne par le trou oval au–dessous de la cavité orbitaire et assure l'innervation de la mâchoire inférieure et des territoires environnants: partie inférieure de la joue, le menton, la lèvre inférieure, la muqueuse jugale, la gencive et les dents du maxillaire inférieur.

2. CONTINGENT MOTEUR

Le noyau moteur du V est situé à la partie moyenne de la protubérance. Les fibres émergent de la protubérance en contact avec le contingent sensitif et s'unissent au nerf maxillaire inférieur. Elles rejoignent les muscles masticateurs: le masséter, le muscle temporal et les muscles ptérygoïdiens.

Sémiologie

> *Sensitive*
> *Douleur*
> *Paresthésie*
> *Anesthésie*
>
> *Motrice*
> *Paralysie et atrophie des muscles masticateurs*
> *Trismus*
> *Abolition du réflexe cornéen*

1. SÉMIOLOGIE SENSITIVE

L'atteinte de la portion sensitive du nerf trijumeau cause *des paresthésies, une anesthésie et des douleurs*. La topographie du déficit est toujours ipsilatérale et peut s'étendre à toute l'hémiface ou à une portion restreinte du visage selon que les trois branches terminales ou seules une ou deux branches sont atteintes. Les fibres afférentes du réflexe cornéen cheminent dans la branche ophtalmique. Lorsque le nerf ophtalmique est atteint, le réflexe cornéen est aboli uniquement lors de la stimulation de la cornée anesthésiée.

La névralgie du trijumeau ou tic douloureux est caractérisé par des douleurs en éclair, fulgurantes, groupées en salves d'une durée de quelques secondes à une ou deux minutes. La douleur se limite habituellement à une seule branche du trijumeau, le plus souvent le nerf maxillaire supérieur. Une particularité de la douleur est d'être déclenchée par un attouchement même léger d'une zone très limitée, *la zone gachette*. Le tic douloureux est habituellement idiopathique et ne s'accompagne d'aucun déficit sensitif objectif. La présence d'un tel déficit doit faire soupçonner une lésion acquise.

2. SÉMIOLOGIE MOTRICE

La paralysie des muscles masticateurs peut être perçue à la palpation des muscles temporal et masséter au cours d'une fermeture vigoureuse de la mâchoire. L'atrophie de ces muscles ne devient perceptible que dans une paralysie ancienne. La paralysie des muscles ptérygoïdiens responsables de l'ouverture de la bouche entraîne une déviation de la mâchoire vers le côté paralysé produisant le signe de la *bouche oblique ovalaire*. Enfin, le *trismus* est une contraction intense et soutenue des masséters due à diverses étiologies dont le tétanos.

NERF FACIAL (VII)

Le nerf facial est le nerf moteur des muscles de la face et la voie des afférences gustatives des 2/3 antérieurs de la langue.

Anatomie

Le noyau moteur du facial, situé dans la protubérance inférieure, est formé d'une portion supérieure et d'une portion inférieure. Le segment intra-parenchymateux des fibres qui en sont issues se dirige dorsalement et contourne le noyau du VI, puis rejoint son lieu d'émergence dans le sillon bulbo–protubérantiel. Le tronc nerveux franchit l'angle ponto–cérébelleux en compagnie du nerf auditif, puis pénètre dans le conduit auditif interne du rocher, traverse l'os temporal et émerge par le trou stylo–mastoïdien. Les fibres se distribuent à tous les muscles de l'hémiface ipsilatérale, tant supérieure qu'inférieure. L'innervation du noyau du facial par le faisceau pyramidal a des particularités qui rendent compte des différences de la sémiologie motrice selon que la lésion est centrale ou périphérique. La portion supérieure du noyau du facial reçoit une innervation pyramidale bilatérale alors que la portion inférieure n'est innervée que par le faisceau pyramidal controlatéral (voir p. 40).

Les fibres sensitives d'un nerf facial sont des afférences gustatives en provenance des 2/3 antérieurs de la langue et qui cheminent dans la corde du tympan avant de rejoindre le nerf facial. Dans le système nerveux central, elles se terminent à la partie supérieure du noyau solitaire dans le bulbe.

Sémiologie

Motrice
>   *Paralysie faciale*
>   *Hyperacousie*

Sensorielle
>   *Agueusie des deux tiers antérieurs*
>   *de la langue*

Le principal signe d'une atteinte du nerf facial est *une paralysie de tous les muscles de l'hémiface ipsilatérale.* La fente palpébrale est agrandie, la commissure labiale abaissée et le pli naso–génien effacé. Le malade ne peut fermer l'oeil ni rétracter la commissure labiale paralysée. Les mouvements tant volontaires qu'associés et réflexes sont affectés. Le tympan, privé de l'action du muscle de l'étrier, vibre exagérément sous l'effet des bruits et cause une *hyperacousie.* La paralysie de tous les muscles faciaux ipsilatéraux est le propre d'une lésion périphérique du VII et contraste avec la paralysie controlatérale limitée aux muscles de la partie inférieure de la face due à une lésion unilatérale du faisceau pyramidal. La paralysie faciale périphérique peut s'accompagner d'une perte du goût (*agueusie*) sur les 2/3 antérieurs de l'hémilangue ipsilatérale.

La paralysie faciale périphérique la plus fréquente est la paralysie idiopathique, « a frigore », ou *paralysie de Bell,* due à un oedème et une ischémie du nerf dans le canal stylo–mastoïdien.

NERF COCHCLÉO-VESTIBULAIRE (VIII)
ET SYNDROMES VESTIBULAIRES

Le VIII est fait de deux nerfs: le nerf auditif et le nerf vestibulaire qui sont accolés l'un à l'autre dans leur trajet entre l'oreille interne et le tronc cérébral.

1. Nerf cochléaire

ANATOMIE

L'oreille externe et l'oreille moyenne transmettent les ondes sonores à la cochlée dans l'oreille interne. La cochlée est aussi sensible aux vibrations de la voûte crânienne. Les récepteurs auditifs, dont l'ensemble constitue l'organe de Corti, sont des corps cellulaires spécialisés dans le canal cochléaire. Les fibres issues des récepteurs forment le nerf cochléaire qui franchit l'angle ponto–cérébelleux de la fosse postérieure en compagnie du contingent vestibulaire du VIII et du nerf facial. Il pénètre dans le tronc cérébral à la jonction bulbo–protubérantielle et se distribue bilatéralement aux noyaux cochléaires. Après synapse, les voies centrales gagnent les corps genouillés internes du thalamus d'où, après relais, elles se projettent sur l'aire auditive primaire de la première circonvolution temporale. Ainsi, les stimuli sonores de chaque oreille sont transmis simultanément aux deux lobes temporaux.

SÉMIOLOGIE

> *Hypoacousie – surdité*
> *Acouphènes*

Les deux expressions cliniques de l'atteinte du VIII acoustique sont *l'hypo–acousie, ou la surdité, et les acouphènes*, souvent à type de bourdonnements d'oreille ou de sifflements.

Il existe deux sortes d'hypoacousie: l'hypoacousie de transmission et l'hypoacousie de perception. L'**hypoacousie de transmission** est secondaire à une
obstruction du conduit auditif externe ou à une lésion de l'oreille moyenne.
Alors que normalement la conduction aérienne est meilleure que la conduction
osseuse, dans l'hypoacousie de transmission cette supériorité est inversée en
faveur de la conduction osseuse et est mise en évidence par l'épreuve de
Rinne (voir p. 15). L'épreuve de Weber (voir p. 15) est latéralisée du côté
malade. L'**hypoacousie de perception** ou **neurosensorielle** est le propre d'une
atteinte de la cochlée et du nerf acoustique. La perception demeure meilleure

	Lésion cochléaire	Lésion rétro-cochléaire
Audiométrie tonale	perte neuro-sensorielle	Perte neuro-sensorielle
Discrimination de la parole	bonne	diminuée
Recrutement	oui	non
Discrimination d'inten-sité (Short increment sensitivity index: SISI)	normale	diminuée
Réflexe stapédien	normal	affecté
Adaptation (Tone decay)	non	oui
Exemples cliniques	Ménière	neurinome de l'acoustique

TABLEAU 4–1. AUDIOMÉTRIE

par conduction aérienne que par conduction osseuse. L'épreuve de Rinne est en conséquence normale et le signe Weber est latéralisé du côté sain.

Les épreuves d'audiométrie apportent de grandes précisions dans l'évaluation de l'hypoacousie neurosensorielle. Elles permettent d'évaluer le seuil de perception des stimuli sonores en fonction de leur longueur d'ondes, de détecter la présence de *recrutement*, c'est-à-dire l'augmentation anormale de la perception d'un son dont l'intensité est progressivement accrue, d'évaluer la finesse de discrimination de l'intensité de deux sons successifs (SISI: Short Increment Sensitivity Index) et l'adaptation de la perception à un son soutenu, et de rechercher le réflexe stapédien. Le tableau 4–1 résume la différence des résultats de ces tests selon qu'il s'agit d'une atteinte cochléaire, comme dans le syndrome de Ménière, ou d'une lésion du nerf auditif telle une tumeur de l'angle ponto–cérébelleux.

2. Nerf vestibulaire et syndrome vestibulaire

ANATOMIE

Les récepteurs vestibulaires sont situés dans le labyrinthe membraneux de l'oreille interne. Ils sont constitués par les crêtes ampullaires des canaux semi-circulaires, et les otolithes du saccule et de l'utricule. Le labyrinthe membraneux contient l'endolymphe dont les déplacements par inertie au cours des mouvements angulaires de la tête sont les stimuli spécifiques des récepteurs ampullaires. Les otolithes sacculaires et utriculaires sont sensibles à la gravité et en conséquence sont stimulés par la position de la tête dans l'espace. Les fibres issues des récepteurs labyrinthiques forment le nerf vestibulaire du VIII qui traverse l'angle ponto–cérébelleux de la fosse postérieure et gagne les noyaux vestibulaires bilatéraux dans le tronc cérébral, sauf pour un contingent de fibres, qui se rend directement au lobe flocculo–nodulaire du cervelet (Fig. 4–7, faisceau 1). Les noyaux vestibulaires donnent naissance à plusieurs projections: vers la moelle (faisceau 3), vers la formation réticulaire (faisceau 4), vers le faisceau longitudinal médian (faisceau 5), et vers le lobe temporal après relais dans le thalamus (faisceau 6).

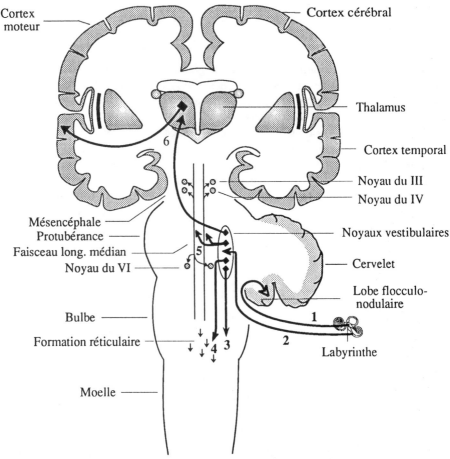

1- Afférences labyrinthiques au lobe flocculo nodulaire
2- Afférences labyrinthiques aux noyaux vestibulaires
3- Fibres vestibulo-spinales
4- Fibres vestibulo-réticulaires
5- Fibres vestibulo-faisceau longitudinal médian
6- Fibres vestibulo-thalamo-corticales

Fig. 4–7. *Voies vestibulaires.*

SÉMIOLOGIE

> *Vertige*
> *Nystagmus*
> *Déviation du tronc et des membres*

L'atteinte du système vestibulaire peut se situer au niveau périphérique (labyrinthe et nerf vestibulaire) ou au niveau des voies centrales qui s'échelonnent du tronc cérébral au cortex temporal. Alors que le syndrome vestibulaire est souvent imprécis dans les lésions centrales, il est au contraire caractéristique dans les atteintes périphériques unilatérales.

2.1. SYNDROME VESTIBULAIRE PÉRIPHERIQUE UNILATÉRAL

Il se caractérise par un vertige (sensation anormale de mouvement), un nystagmus (oscillations des yeux) et une déviation des membres et du tronc.

– **Le vertige labyrinthique** est une sensation de rotation, soit du corps par rapport à l'environnement, soit de l'environnement autour du corps. Les signes associés sont fonction de l'intensité du vertige: déséquilibre latéralisé vers le côté lésé, nausées et vomissements, pâleur, transpiration, asthénie et anxiété.

– **Le nystagmus labyrinthique** est à direction horizontal–rotatoire et *à ressort*, c'est-à-dire fait d'une déviation oculaire lente suivie d'une secousse rapide de correction. La phase rapide, indiquant par convention la direction du nystagmus, s'effectue vers le côté opposé à la lésion (c'est dire que la déviation lente est dirigée vers le côté lésé tout comme les déviations des membres et du tronc).

– **La déviation du tronc et des membres.** A la marche, le malade tend à dévier vers le côté lésé. De même à l'épreuve des bras tendus, au cours d'un mouvement d'élévation des bras suivi de retour à la position de départ, les membres se déplacent vers le côté atteint.

Le syndrome vestibulaire périphérique unilatéral est dit **harmonieux** vu la direction identique de toutes les déviations, celle des membres, du tronc et de la phase lente du nystagmus.

Entités pathologiques

– **Le syndrome de Ménière** est dû à un hydrops endolymphatique, c'est-à-dire une augmentation de pression dans le système endolymphatique, par un mécanisme encore inconnu. Il en résulte une lésion progressive de la cochlée et des récepteurs vestibulaires. Le syndrome se développe chez l'adulte d'âge moyen. Il débute insidieusement par une hypoacousie de perception et des acouphènes, habituellement d'un seul côté. Le déficit auditif va en s'accentuant. Après un délai variable, apparaissent des crises de vertige d'une durée de quelques minutes à quelques heures qui s'accompagnent d'une exacerbation de l'hypoacousie et des acouphènes. Le diagnostic est confirmé par l'audiométrie qui objective des déficits caractéristiques (voir Tableau 4–1).

– **La neuronite vestibulaire** est une affection peut-être virale qui affecte électivement le premier neurone vestibulaire, entre le labyrinthe et les noyaux vestibulaires. Elle survient chez les adultes de tout âge et se caractérise par un début brutal de vertige des plus intenses, accompagnée de déséquilibre, de nausées et de vomissements ainsi que d'anxiété. Les yeux sont agités d'un nystagmus présent en position primaire et accentué par la déviation du regard. Il n'y a pas de déficit auditif, tout au plus une sensation de plénitude dans l'oreille. L'épisode dure quelques jours. L'amélioration est progressive et la guérison complète.

Les épreuves d'audiométrie sont normales et les tests vestibulaires de laboratoire objectivent un hypoexcitabilité labyrinthique.

– **Le vertige bénin de position** est causé par une lésion des canaux semi-circulaires, souvent de cause inconnue, parfois secondaire à un traumatisme crânien, une labyrinthite purulente ou une stapédectomie. Il survient chez l'adulte et se caractérise par un vertige intense de quelques secondes, déclenché par une position déterminée de la tête. Ainsi, le patient peut souvent préciser que, lorsqu'il est couché, le vertige survient uniquement lorsqu'il se retourne de tel ou de tel côté, et cesse non moins soudainement lorsqu'il redresse la tête.

À l'examen, il est possible de provoquer une crise de vertige par la manoeuvre de Nylen-Barany (Fig. 4-8). Le positionnement de la tête du malade dans le plan critique provoque après un délai de quelques secondes un vertige intense et transitoire, accompagné d'un nystagmus unidirectionnel. Le phénomène s'atténue jusqu'à disparaître au cours de la répétition de la manoeuvre. Le vertige de position peut aussi être dû à une lésion centrale. Les résultats obtenus au cours de la manoeuvre de Nylen-Barany le distinguent du vertige bénin de position (voir Tableau 4-2).

– **La labyrinthite purulente** est secondaire à une mastoïdite, une otite moyenne ou une méningite. En plus des signes d'atteinte systémique et d'infection locale, le vertige s'accompagne d'une hypoacousie marquée.

– **La tumeur de l'angle ponto-cérébelleux** (voir p. 372) se caractérise avant tout par une hypoacousie de perception progressive et un certain nombre de particularités dans les épreuves d'audiométrie (voir Tableau 4-1). Le syndrome vertigineux est discret. Les signes d'attente du nerf facial et du tronc cérébral sont fonction du stade d'évolution de la tumeur. Le diagnostic se confirme par les examens appropriés de radiologie.

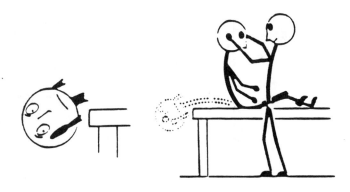

Fig. 4-8. *Manoeuvre de Nylen-Barany.*

2.2. SYNDROME VESTIBULAIRE CENTRAL

Il est dû à une atteinte des voies vestibulaires dans le système nerveux central. Le vertige est discret sauf dans les rares cas de crises vertigineuses épileptiques. Il y a présence de troubles de l'équilibre. Les caractères du nystagmus le distinguent du nystagmus par lésion périphérique: il est, entre autres, unidirectionnel horizontal ou rotatoire, ou encore vertical. Selon la localisation de la lésion, plusieurs autres signes neurologiques peuvent témoigner de l'atteinte d'une ou de plusieurs structures du tronc cérébral.

Signe	Atteinte périphérique	Atteinte centrale
Latence avant début du nystagmus	2–20 sec.	aucune
Durée du nystagmus	< 1 min.	> 1 min.
Fatigabilité	oui	non
Direction des nystagmus	une direction	variable
Intensité du vertige	sévère	moindre
Position critique de la tête	une seule	plus d'une
Exemple clinique	vertige de position bénin	S.E.P.

TABLEAU 4–2. DIAGNOSTIC DE LOCALISATION
DANS LE TEST DE NYLEN–BARANY.

NERF GLOSSO-PHARYNGIEN (IX)

Anatomie

Le noyau moteur d'origine est le noyau ambigu dans le bulbe. Le nerf émerge à la partie rostrale du sillon collatéral postérieur du bulbe au-dessus du pneumogastrique. Il quitte le crâne par le trou déchiré postérieur à la base du crâne accompagné du nerf pneumogastrique et du nerf spinal.

Les fibres sensitives du IX comprennent des afférences sensitives en provenance du conduit auditif externe, de l'amygdale, du voile du palais, du pharynx et de la partie postérieure de la langue. Ces fibres se terminent dans le noyau spinal et le noyau principal du trijumeau. Les afférences gustatives proviennent du tiers postérieur de la langue. Elles se terminent dans le noyau solitaire du bulbe. La composante motrice du glosso-phyryngien est négligeable.

Sémiologie

Anesthésie unilatérale du pharynx, du voile du palais, de l'amygdale

Abolition unilatérale du réflexe nauséeux

La sémiologie est avant tout sensitive. Elle consiste en une anesthésie ipsilatérale de l'amygdale, du voile du palais et du pharynx. Le *réflexe nauséeux* ne peut être déclenché par la stimulation de l'hémipharynx anesthésié. *L'agueusie* du tiers postérieur de la langue est difficile à mettre en évidence cliniquement. Tout comme le nerf trijumeau, le IX peut être le siège d'une *névralgie* caractérisée par des douleurs en éclair comparables à celles du tic douloureux mais ressenties au niveau du pharynx avec irradiation vers l'oreille. Les douleurs sont déclenchées par la déglutition.

La sémiologie motrice est négligeable et se confond avec celle du X.

NERF PNEUMOGASTRIQUE (X)

Anatomie

Le noyau moteur somatique du pneumogastrique est la portion caudale du noyau ambigu situé dans la partie caudale des fibres efférentes viscérales parasympathiques. Le X émerge du bulbe par le sillon collatéral postérieur au–dessous du IXe nerf crânien et sort du crâne par le trou déchiré postérieur. Les fibres somatiques rejoignent les muscles striés du voile du palais, du pharynx et les fibres parasympathiques, les viscères thoraciques et abdominaux.

Sémiologie

> *Paralysie d'un hémipharynx*
> *Paralysie d'un hémivoile du palais*
> *Trouble de la déglutition*
> *Paralysie unilatérale du larynx*
> *Abolition unilatérale de la réponse du*
> *   réflexe nauséeux*

La symptomatologie est principalement motrice.

– **La paralysie de l'hémipharynx** se manifeste par le *signe du rideau*: déviation de la paroi musculaire du pharynx vers le côté sain au cours de l'émission d'un son. La déglutition est perturbée. La réponse du réflexe nauséeux est limité au côté sain.

– **La paralysie d'un hémivoile du palais.** Le voile du palais est asymétrique, la luette déviée vers le côté sain et la déviation est accentuée au moment de l'émission d'un son. Au cours de la déglution, les liquides refluent vers le nez. La voix est sourde et nasonée.

– **La paralysie unilatérale du larynx** résulte en une voix bitonale.

NERF SPINAL (XI)

Anatomie

Le noyau moteur d'origine est dans la partie caudale du noyau ambigu et le noyau spinal du XI dans la moelle cervicale entre les segments C_1 et C_6. Les fibres issues de ces deux noyaux se rejoignent pour former le tronc du nerf spinal qui franchit le trou déchiré postérieur du crâne. Les branches terminales de la racine médullaire se terminent dans le muscle sterno–cléido–mastoïdien et dans la partie supérieure du trapèze.

Sémiologie

> *Paralysie du trapèze et du sterno–cléido–mastoïdien*

Le déficit est une paralysie ipsilatérale du trapèze avec impossibilité de relever l'épaule et une absence de contraction du sterno–cléido–mastoïdien au cours des tentatives de rotation de la tête du côté opposé.

NERF GRAND HYPOGLOSSE (XII)

Anatomie

Le noyau d'origine est dans le bulbe. Après un trajet intraparenchymateux, le nerf quitte le névraxe entre la pyramide et l'olive bulbaire. Il traverse le crâne par le canal condylien antérieur à la base du crâne et rejoint les muscles moteurs de l'hémilangue ipsilatérale: le génio–glosse, le génio–hyoïdien et le thyro–hyoïdien.

Sémiologie

Paralysie de l'hémilangue
Atrophie
Fasciculations–fibrillations

Le déficit est essentiellement une paralysie ipsilatérale de l'hémilangue, accompagnée de fasciculations et de fibrillations et plus tardivement d'atrophie. La pointe de la langue en protraction dévie vers le côté paralysé.

Une lésion pyramidale unilatérale peut causer une parésie de l'hémilangue controlatérale, habituellement transitoire, sans présence d'atrophie ni de fasciculation.

5

TROUBLES DE LA MÉMOIRE, APHASIE, APRAXIE, AGNOSIE

La mémoire, le langage, la capacité de reconnaître la nature de ce qui est perçu et d'exécuter volontairement des mouvements sont des fonctions mentales qui présentent une certaine autonomie tout en étant étroitement intégrées à l'ensemble de la vie psychique. Ces fonctions peuvent être affectées in-dividuellement par des lésions plus ou moins circonscrites du cerveau.

TROUBLES DE LA MÉMOIRE

Les troubles de la mémoire dus à une lésion cérébrale se subdivisent en *amnésie antérograde*, c'est-à-dire l'incapacité de mémoriser de nouvelles expériences après la survenue d'une lésion cérébrale et en *amnésie rétrograde* qui porte sur les expériences passées dont le malade avait le souvenir avant la lésion cérébrale. L'observation clinique permet de distinguer trois étapes dans les processus de mémorisation et de rétention des expériences vécues, bien que les connaissances sur les assises anatomo-physiologiques de ces étapes soient encore rudimentaires. *La mémoire immédiate* concerne les phénomènes qui demeurent présents à l'esprit aussi longtemps que l'attention n'est pas distraite. Sa nature et ses bases neurophysiologiques se confondent avec celles qui sous-tendent l'attention, et l'évaluation clinique (par exemple le compte à rebours) ne saurait faire la distinction entre mémoire immédiate et attention. *La mémoire à court terme* a trait à ce qui a été enregistré au cours de l'activité de la mémoire immédiate et qui demeure accessible à l'esprit pour une durée de trois à cinq minutes. Cette étape dépend du système limbique, particulièrement de la région hippocampique, des corps mamillaires et du noyau dorso-médial du thalamus. *La mémoire à long terme* englobe toutes les expériences de la vie passée qui, après avoir franchi les deux premières étapes, laissent des traces mnésiques persistantes dont le fondement neuro-physiologique est inconnu.

Les mécanismes de la mémoire à court terme peuvent être lésés de façon transitoire ou permanente. Dans ce dernier cas, après la phase aiguë de la maladie, ces patients redeviennent conscients de chaque instant successif mais les oublient au fur et à mesure qu'ils surviennent. Leur amnésie antérograde peut aussi s'accompagner d'une amnésie rétrograde partielle, les souvenirs les plus résistants étant habituellement les plus anciens.

Le genre d'observations cliniques qui a permis de distinguer entre la mémoire immédiate, la mémoire à court terme et la mémoire à long terme est bien illustré dans le cas d'un traumatisme crânio-cérébral chez un sujet dont l'évolution est favorable (Fig. 5-1). Au cours du premier ou des deux premiers jours, un tel sujet, après une période transitoire d'inconscience, demeure trop confus pour réussir des tâches aussi simples qu'un compte à rebours. La mémoire immédiate est nulle. Une semaine après l'accident, il peut avoir récupéré toutes ses fonctions mentales incluant la mémoire immédiate: il est bien orienté dans le temps, l'espace et quant aux personnes, et il peut compter à rebours. Toutefois, il est incapable de retenir toute nouvelle expérience. Il les oublie au fur et à mesure qu'elles surviennent (A-C: amnésie antérograde due à l'atteinte des mécanismes de la mémoire à court terme). Il est de plus incapable d'évoquer les souvenirs des années antérieures (B-D: amnésie rétrograde concernant la mémoire à long terme). Après deux ou trois mois additionnels d'amélioration, le malade retrouve sa capacité de mémoriser normalement de nouvelles expériences. Sa mémoire des années antérieures jusqu'aux minutes qui ont précédé l'accident est redevenue progressivement normale (B-D), témoignant ainsi que leurs traces mnésiques avaient été conservées mais que seul leur accès lui était interdit. Toutefois à cause de la paralysie transitoire post-traumatique des mécanismes de la mémoire à court terme, ce malade présente une amnésie complète et définitive de tout ce qui est survenu entre les quelques minutes qui ont précédé l'accident (A–B) et le moment où il a récupéré ses capacités de nouveaux apprentissages (B–C).

Fig. 5–1. *Amnésie post–traumatique.*

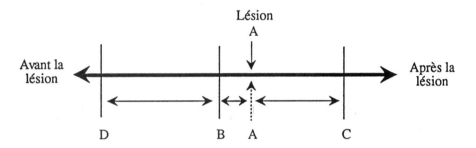

A: Instant de la lésion
A-B: Minutes ou secondes avant la lésion
A-C: Période d'amnésie antérograde
A-B + B-D: Période d'amnésie rétrograde
B-C: Période d'amnésie antérograde définitive (mémoire à court terme)
B-D: Période d'amnésie rétrograde transitoire (perte-transitoire d'accès à la mémoire à long terme)

APHASIE

Le langage est une fonction cérébrale caractérisée par la manipulation des symboles verbaux en vue de la communication, c'est-à-dire de l'expression et de la compréhension de ce qui est perçu, ressenti et pensé. Le *langage émotionnel* est l'expression verbale qui traduit ou accompagne immédiatement une émotion éprouvée alors que le langage propositionnel correspond à l'expression d'un concept. L'aphasie est *un déficit de la fonction du langage et plus particulièrement du langage propositionnel, secondaire à une lésion de la zone du langage.*

Zone du langage

Le schéma classique de la zone du langage reproduit à la figure 5–2 est une simplification qui s'avère insuffisante pour rendre compte de tous les phénomènes aphasiques observés. Il n'en demeure pas moins un point de repère précieux pour tout médecin non spécialiste en aphasiologie. Il en va de même pour la dominance cérébrale. La difficulté de cerner les nuances de la réalité est reflétée dans la divergence des résultats obtenus par les diverses études sur ce sujet. Pour toutes fins utiles, il suffit de retenir la simplification proposée par A. Damasio à l'effet que 93% des gens sont droitiers et que chez 99% des droitiers la zone du langage est latéralisée dans l'hémisphère gauche. La situation est moins tranchée chez les gauchers et les ambidextres. Chez 2/3 d'entre eux, l'hémisphère gauche est dominant pour le langage, bien que l'hémisphère droit puisse y contribuer d'une façon significative, alors que chez l'autre tiers, la représentation du langage est soit bilatérale ou soit limitée à l'hémisphère droit. Enfin, les enfants de moins de cinq ans constituent une catégorie à part. À la naissance, les deux hémisphères cérébraux ont les mêmes potentialités linguistiques. Le processus inné de latéralisation s'effectue au cours des cinq premières années. En conséquence, l'aphasie qui survient chez l'enfant est dans la plupart des cas d'un très bon pronostic de récupération et n'empêche pas l'éventuelle acquisition d'un langage normal.

Le schéma classique de la zone du langage comprend un pôle antérieur et un pôle postérieur, relié par un faisceau d'association, le faisceau arqué (Fig. 5–2). Le pôle antérieur comprend l'*aire de Broca* qui occupe la partie postérieure de la circonvolution frontale inférieure (F3), c'est-à-dire le pied (pars opercularis) et le cap (pars triangularis), étroitement associée aux régions corticales adjacentes. Le pôle postérieur comprend la demie ou le tiers postérieur de la première circonvolution temporale, ou *zone de Wernicke*, qui entoure la zone auditive primaire de Heschl et un prolongement vers le lobe pariétal qui inclut le gyrus angulaire et le gyrus supramarginal. La jonction entre les deux pôles est assurée par le contingent inférieur du faisceau longitudinal supérieur, dit *faisceau arqué*, qui contourne l'insula et longe l'operculum pariétal, c'est-à-dire la partie inférieure du lobe pariétal qui recouvre l'insula. À chaque extrémité, le faisceau arqué se déploie en éventail et les fibres rejoignent toutes les zones corticales constitutives des deux pôles. Vu l'extrême complexité des mécanismes mis en jeu dans le langage, l'importance des influences réciproques entre les deux pôles et les régions avoisinantes et l'insuffisance du schéma classique, il est plus facile de décrire les déficits causés par une lésion de l'un ou l'autre des pôles que de résumer les fonctions propres à chacun d'eux. Deux généralisations peuvent être retenues. Le pôle antérieur préside à l'expression, à la réalisation motrice du langage alors que les fonctions de décodage et d'encodage des symboles verbaux, c'est-à-dire comprendre les idées véhiculées par les mots et inversement donner aux idées une forme verbale, relèvent du pôle postérieur. Les autres aspects du langage, tels que les constructions grammaticales et syntaxiques et l'accès aux mots, résultent des inter-relations entre les deux pôles et les régions corticales avoisinantes.

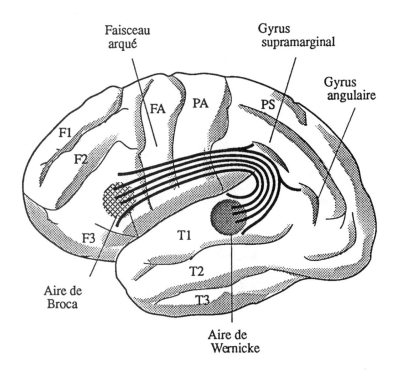

Fig. 5-2. *Zone du langage.*

Sémiologie

Les déficits aphasiques peuvent être regroupés en troubles de l'expression orale, troubles de la compréhension orale et troubles du langage écrit.

---

1. Troubles de l'expression orale

    1.1 Troubles arthriques
- *troubles phonétiques*
- *troubles de la « fluence »*
- *dysprosodie*
- *Trouble de la répétition*

    1.2 Troubles aphasiques de verbalisation
- *réduction du vocabulaire*
- *agrammatisme*
- *paraphasies phonémiques*
- *paraphasies verbales*

2. Troubles de la compréhension

3. Troubles du langage écrit: agraphie et alexie

---

1. TROUBLES DE L'EXPRESSION ORALE

Les troubles de l'expression orale chez l'aphasique sont de deux ordres: les troubles arthriques ou anarthrie et les troubles proprement aphasiques de verbalisation.

1.1. Troubles arthriques ou anarthrie

    1.1.1. Les troubles phonétiques sont des déficits d'élocution qui ne sont pas de nature aphasique proprement dite. Ils affectent la prononciation des *phonèmes* individuels, c'est-à-dire les sons qui constituent isolément ou en succession le véhicule sonore des mots dans le langage parlé. Les déformations phonétiques sont la résultante de trois déficits plus élémentaires affectant la musculature qui participe à la phonation: une parésie, une dystonie et une apraxie. Les troubles phonétiques sont complexes et variables d'un moment à l'autre et, sauf dans de rares exceptions, ils s'associent à des troubles aphasiques proprement dits dans le langage oral et écrit. Ils se distinguent ainsi de la dysarthrie où les troubles de l'élocution sont plus simples, plus constants et ne s'accompagnent pas de troubles aphasiques.

1.1.2. Les troubles de la «fluence». Dans les *aphasies «non fluentes»*, les troubles arthriques sont associés dans le discours à un débit verbal lent interrompu de pauses pour la recherche des mots.

1.1.3. La dysprosodie est une perturbation de la mélodie de la parole et survient habituellement dans les aphasies non fluentes.

1.1.4. Troubles de la répétition. Le déficit le plus marqué de l'expression orale d'un aphasique peut survenir au cours de la répétition et de la lecture à haute voix.

1.2. Troubles aphasiques de verbalisation

1.2.1. La réduction du vocabulaire. La diminution du nombre de mots disponibles est plus ou moins marquée et contribue à la lenteur du discours dans les aphasies non fluentes. Outre la suppression complète de l'expression orale, la forme extrême de la réduction est la *stéréotypie* où le seul vocabulaire disponible se limite à un mot, un son ou une formule verbale.

Le *manque de mots* correspond à un trouble d'évocation du mot approprié, particulièrement manifeste dans les épreuves de dénomination.

1.2.2. L'agrammatisme. Ce désordre est une forme de réduction du vocabulaire affectant les mots et les désinences de mots qui ont une valeur grammaticale: les prépositions, les pronoms, la conjugaison des verbes. Sa forme extrême est *le style télégraphique:* « *moi boire eau* ». L'agrammatisme se voit surtout dans le discours de l'aphasique non fluent.

1.2.3. Les paraphasies phonémiques. Elles résultent de perturbations dans l'agencement des phonèmes qui constituent un mot. Alors que les troubles phonétiques de l'anarthrie résultent de la déformation dans la prononciation des phonèmes pris individuellement, les troubles phonémiques sont un désordre de l'agencement des phonèmes consécutifs du mot, en l'absence de troubles d'élocution des phonèmes individuels. L'agencement défectueux des phonèmes peut être dû à des élisions, des ajouts, des inversions et des transpositions: luminière pour lumière, énocomique pour économique. Les transformations des séquences de phonèmes dans un mot peuvent être telles que le mot produit a l'apparence d'un néologisme.

1.2.4. Les paraphasies verbales. Ces paraphasies consistent en une substitution d'un mot pour un autre dont la forme (mais non le sens) se rapproche souvent du mot approprié, tel le mot douche au lieu de bouche. Une telle relation entre les mots peut être inexistante et la production verbale consister en *néologismes*. Chez un aphasique fluent, le cumul des néologismes, des paraphasies verbales et des paraphasies phonémiques peut résulter en un jargon (la *jargonaphasie*) dont le malade est anosognosique, c'est–à–dire non conscient de son déficit.

2. TROUBLES DE LA COMPRÉHENSION DU LANGAGE ORAL

L'intensité de ces troubles varie de l'incapacité de comprendre la signification de mots simples à la difficulté de bien saisir le sens d'un texte ou d'une consigne quelque peu complexe.

3. TROUBLES DE LANGAGE ÉCRIT

La lecture et l'écriture ne sont pas exempts de troubles aphasiques. *L'agraphie* (trouble de l'expression écrite) et *l'alexie* (trouble de la compréhension du langage écrit) sont, dans le domaine du langage écrit, l'équivalent des troubles de l'expression et de la compréhension du langage oral. Pour toutes fins utiles, chez un aphasique il y a toujours association de troubles du langage oral et du langage écrit. Les rares exceptions à cette règle sont décrites à la section sur les troubles aphasiques isolés.

Formes cliniques

1. APHASIE DE BROCA

L'aphasie de Broca survient dans les lésions du pôle antérieur de la zone du langage. Elle affecte essentiellement *le versant expressif* du langage, la compréhension demeurant intacte ou très discrètement affectée. Elle se caractérise par *des troubles arthriques, un débit verbal lent et laborieux (aphasie non fluente), une réduction du vocabulaire parfois limité à des stéréotypies, et de l'agrammatisme.* La répétition des petits mots grammaticaux est plus difficile que celle des mots plus longs. Des troubles équivalents se manifestent dans l'écriture (indépendamment de la maladresse d'un droitier avec hémiplégie droite s'il doit écrire de la main gauche).

2. APHASIE DE WERNICKE

L'aphasie de Wernicke résulte d'une lésion du pôle postérieur de la zone du langage. Elle consiste principalement en *un trouble de l'encodage et du décodage des symboles verbaux.* La prononciation des mots est intacte et le débit verbal, plus ou moins logorrhéique, est normal au point de vue rythme et mélodie. Les troubles aphasiques se manifestent dans tous les domaines du langage: langage parlé et écrit, langage adressé à l'aphasique ou utilisé par lui pour exprimer sa pensée. Le discours est caractérisé par la présence de *paraphasies phonémiques, de paraphasies verbales, de néologismes, et parfois de jargonaphasie* dont le malade n'a pas conscience. La répétition du langage parlé est perturbée.

3. APHASIE DE CONDUCTION

L'aphasie de conduction est secondaire à une lésion du faisceau arqué. Cette forme d'aphasie est caractérisée par *des troubles de la répétition* et *l'absence de troubles de compréhension.* Le langage spontané est de débit normal mais comporte des paraphasies phonémiques et verbales qui se retrouvent dans l'écriture.

APHASIE TRANSCORTICALE

4. TROUBLES APHASIQUES ISOLÉS

La plupart des formes cliniques d'aphasie décrites jusqu'ici se caractérisent par un ensemble de divers déficits du langage. Il existe des cas exceptionnels où le trouble aphasique se limite à un déficit isolé.

4.1. L'anarthrie pure est un trouble phonétique de prononciation qui a les mêmes caractéristiques que l'anarthrie de l'aphasie de Broca, mais en l'absence des autres troubles associés. La lésion responsable est limitée à la partie postérieure du pôle antérieur de la zone du langage.

4.2. L'agraphie pure se limite à un trouble du graphisme. Elle est, dans le langage écrit, l'équivalent de l'anarthrie pure dans le langage parlé. L'agraphie pure serait due à une lésion du pied de la deuxième concirconvolution frontale gauche.

4.3. La surdité verbale pure consiste en une perte sélective et isolée de la compréhension du langage oral. La lésion responsable est située à l'aire de Wernicke autour de la zone de Heschl.

4.4. La cécité verbale pure ou alexie sans agraphie est un trouble sélectif et isolé de la compréhension du langage écrit, due à une lésion du lobe occipital gauche, débordant sur le gyrus fusiforme.

APRAXIE

L'apraxie est un déficit caractérisé par *l'incapacité d'exécuter sur consigne des mouvements ou certains mouvements* qui par ailleurs sont bien effectués spontanément. Dans la sémiologie motrice, le déficit apraxique se situe au niveau de la conceptualisation et de l'exécution d'un programme de mouvements chez un individu dont les fonctions élémentaires motrices et sensitivo-sensorielles sont intactes.

Formes cliniques

1. APRAXIE IDÉATOIRE

L'apraxie idéatoire est une *incapacité d'exécuter l'ensemble des gestes nécessaires pour utiliser un objet de façon appropriée*, comme, par exemple, allumer une bougie avec une allumette. Le patient semble incapable de concevoir les relations entre lui-même, la bougie, l'allumette et les modifications successives de ces relations pour réaliser l'objectif visé. L'apraxie idéatoire est bilatérale et résulte d'une lésion corticale diffuse ou latéralisée au lobe pariétal gauche.

2. APRAXIE IDÉO-MOTRICE

Cette apraxie se caractérise par l'*incapacité d'exécuter sur consigne un geste qui ne nécessite pas l'utilisation d'un objet*. C'est ainsi qu'un tel malade ne pourra, suite à une consigne, faire le geste d'envoyer un baiser alors qu'il exécutera normalement ce même geste de façon automatique au départ d'un visiteur. Il semble qu'il soit incapable d'agencer l'un après l'autre la séquence des mouvements nécessaires à l'exécution de l'acte. L'apraxie idéo-motrice est habituellement bilatérale et causée par une lésion pariétale gauche.

3. APRAXIE MÉLOKINÉTIQUE

L'apraxie mélokinétique consiste en une *maladresse dans la performance d'un mouvement en réponse à une consigne* alors qu'automatiquement l'exécution est de meilleure qualité. L'apraxie mélokinétique affecte l'hémicorps controlatéral à une lésion frontale ou pariétale.

4. APRAXIE CONSTRUCTIVE

La caractéristique de cette apraxie est *l'incapacité de composer une forme en fonction des données visuo-spatiales*. Elle est manifeste dans les tentatives de dessins d'un cube en relief, ou d'une maison ou encore dans la construction d'une forme simple avec des allumettes. La lésion responsable se situe dans le lobe pariétal gauche ou droit.

5. APRAXIE DE L'HABILLAGE

Dans l'apraxie de l'habillage, le malade est *incapable de se vêtir, c'est-à-dire de manipuler de façon appropriée les vêtements en relation avec son propre corps.* Ce déficit a été décrit en relation avec des lésions pariétales droites.

6. APRAXIE BUCCO-FACIALE

Elle se manifeste par une incapacité d'exécuter correctement des mouvements de la face et de la bouche, tels claquer la langue ou mimer la colère. Elle est une constituante des troubles phonétiques dans l'aphasie de Broca (voir p. 119).

AGNOSIE

L'agnosie est *une incapacité de reconnaître la nature de ce qui est perçu* en dépit d'une perception normale des informations élémentaires sensitivo-sensorielles.

Formes cliniques

Les diverses formes cliniques d'agnosie sont définies en fonction du domaine des modalités sensitivo-sensorielles impliquées (par exemple l'agnosie visuelle) ou de la catégorie d'objet à reconnaître (par exemple l'agnosie de l'espace).

1. LES TROUBLES DE LA SOMATOGNOSIE

Toute personne a une « image de son corps », c'est-à-dire une représentation préconsciente de son propre corps en relation avec le monde environnant. Ce *schéma corporel* n'est pas un reflet exact de la morphologie externe. C'est ainsi que l'image mentale de la main s'impose avec beaucoup plus d'intensité et de précision que celle du dos. Le schéma corporel peut être perturbé par des suppressions et des additions.

1.1. L'asomatognosie et l'extinction sensitive. À la suite d'une lésion du lobe pariétal, habituellement du côté droit, un individu *peut devenir inconscient de l'existence de son hémicorps controlatéral.* Même lorsqu'il le voit ou le touche, il est incapable de le reconnaître en tant que partie de lui-même. Lorsque ce déficit est moins accentué, le malade peut ne manifester qu'une extinction sensitive: la perception qu'a le malade d'une stimulation isolée de l'hémicorps controlatéral à la lésion est abolie lors d'une stimulation bilatérale simultanée.

1.2. L'anosognosie. Un malade peut *ne pas reconnaître l'existence d'un déficit* pourtant aussi évident qu'une hémiplégie, une jargonaphasie ou même une cécité. Cette non-reconnaissance de l'hémiplégie est habituellement le fait d'une lésion pariétale droite et est associée au phénomène d'asomatognosie.

1.3. L'autotopoagnosie. Cette agnosie se définit par une *incapacité de désigner ou de nommer les différentes parties du corps* (le genou, le pied, le nez, etc.) sur soi-même, sur un autre ou sur un dessin. L'autotopoagnosie se voit surtout dans les lésions pariéto-temporales de l'hémisphère gauche.

1.4. L'agnosie digitale. Elle est en quelque sorte une forme réduite d'auto-topoagnosie. Ces malades sont *incapables de reconnaître les doigts de la main,* soit sur eux-mêmes, soit sur l'observateur ou sur un dessin. L'agnosie digitale associée à une agraphie sans alexie, une désorientation gauche-droite et une acalculie constitue *le syndrome de Gerstmann* qui résulte d'une lésion du lobe pariétal gauche.

1.5. Le membre fantôme. À la suite de l'amputation d'un membre, tous les malades conservent *l'impression de la présence du membre amputé.* À la longue, le membre fantôme disparaît progressivement du champ de la conscience avec une persistance plus marquée de la main et du pouce. Le membre fantôme est parfois perçu comme douloureux.

2. L'ASTÉRÉOGNOSIE

Ce déficit est caractérisé par *l'incapacité d'identifier un objet* par simple manipulation, sans l'aide de la vue, en l'absence d'un déficit sensitif ou moteur élémentaire.

3. L'AGNOSIE DE L'ESPACE

Un malade peut *perdre la conscience de l'espace environnant*. Il s'agit habituellement de l'hémi-espace gauche, suite à une lésion pariétale droite. Ainsi, lorsqu'un tel malade doit biffer sur une feuille la lettre « A » entremêlée au hasard avec de nombreuses autres lettres, il exécutera la tâche en biffant les « A » exclusivement dans la partie droite de la feuille. L'agnosie de l'espace peut rendre un malade incapable de s'orienter sur une carte géographique, même lorsqu'il s'agit d'une région familière (agnosie et *amnésie topographique*).

4. L'AGNOSIE VISUELLE

Il s'agit ici d'une *incapacité de reconnaître par la vue la nature des objets, des images et des couleurs*. Ainsi, un tel patient ne peut dénommer, ni désigner, ni copier, ni dessiner un objet. Lorsque cette incapacité se manifeste exclusivement pour les visages elle se nomme *prosopagnosie*. Enfin *l'alexie sans agraphie* ou *cécité verbale pure ou alexie sans agraphie* est une agnosie visuelle élective pour le langage écrit (voir p. 120).

5. L'AGNOSIE AUDITIVE

Cette agnosie peut être globale pour tous les sons. Le malade est alors incapable d'identifier une cloche, un robinet qui coule, etc. par le simple son produit par ces objets. L'agnosie auditive, qui se limite à la compréhension du langage oral, constitue une *surdité verbale pure* (voir p. 120).

6

TROUBLES DU SOMMEIL
ET DE LA VIGILANCE

L'éventail des états de conscience entre l'éveil et le sommeil profond résulte de l'activité de la formation réticulaire ascendante du tronc cérébral prolongée par des réseaux de l'hypothalamus et du thalamus, qui se projettent à l'ensemble du cortex. L'activité du cortex cérébral est constamment sous l'influence du système réticulaire ascendant, qui est lui-même sans cesse affecté par l'activité du cortex cérébral et par les afférences en provenance de tous les systèmes sensitivo–sensoriels (Fig. 6–1).

LE SOMMEIL NORMAL

Chez le sujet éveillé, les yeux fermés, l'EEG est caractérisé par une prédominance d'ondes sinusoïdales de 8 à 10 cycles/seconde (le rythme alpha) enregistrées sur les régions postérieures du cortex cérébral. À l'ouverture des yeux, le rythme alpha fait place à une activité désynchronisée, rapide et de bas voltage (Fig. 6–2).

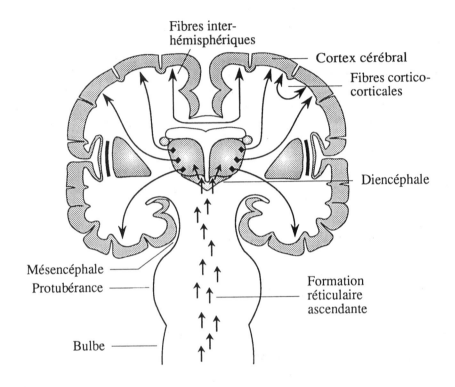

Sur la base de l'EEG, **le sommeil** est subdivisé en *sommeil à ondes lentes* et *sommeil à ondes rapides* ou *sommeil paradoxal*. Une nuit de sommeil normal consiste en une succession d'environ cinq cycles d'une durée de 90 minutes, chaque cycle étant constitué d'une phase d'ondes lentes de 70 minutes alternant avec une phase d'ondes rapides d'une vingtaine de minutes. La phase d'ondes lentes évolue en quatre stades caractérisés par des ondes progressivement plus lentes et un sommeil de plus en plus profond (Fig. 6–2). Durant le stade I, celui de la somnolence, le rythme se ralentit en une *activité thêta*, c'est-à-dire de quatre à sept cycles par seconde. Le stade II, celui du sommeil léger, se caractérise par la présence de pointes sporadiques au vertex et de fuseaux de sommeil qui se surajoutent à un rythme de fond thêta. Le sommeil un peu plus profond du stade III s'identifie par un rythme de fond encore plus lent, le *rythme delta*, ondes de fréquence inférieure à 3 Hertz, avec persistance des fuseaux de sommeil et de pointes au vertex. Durant le stade IV, l'EEG enregistre exclusivement des ondes lentes de 2 à 4 cycles par seconde. Durant la phase subséquente, le sommeil atteint la profondeur maximale. L'EEG se caractérise alors par des ondes rapides et de bas voltage comparables au tracé de l'éveil avec ouverture des yeux, d'où l'expression *sommeil paradoxal*. Une atonie musculaire, des mouvements oculaires rapides (MOR) et des rêves faits de situations précises sont les manifestations cliniques de cette phase. Au total, 70 à 80% de la durée du sommeil est faite de sommeil à ondes lentes et 20 à 30% de sommeil paradoxal à ondes rapides.

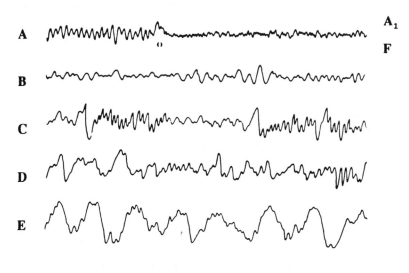

A: Tracé d'éveil, les yeux fermés.
A$_1$: Tracé d'éveil, les yeux ouverts.
B: Stade I − Somnolence.
C: Stade II − Sommeil léger.
D: Stade III − Sommeil profond à ondes lentes.
E: Stade IV − Sommeil très profond à ondes lentes.
F: Sommeil paradoxal.

Fig. 6−2. *Électroencéphalogramme.*

TROUBLES DU SOMMEIL ET DE LA VIGILANCE

Les troubles du sommeil et de la vigilance peuvent être regroupés en trois catégories: les insomnies, les hypersomnies et les parasomnies.

1. Les insomnies

L'insomnie correspond à un manque de sommeil dû à une difficulté de l'endormissement, à des éveils trop fréquents au cours de la nuit ou à un éveil matinal précoce. Les troubles diurnes de vigilance, de performance ou d'humeur qui résultent d'un sommeil insuffisant permettent de distinguer entre l'insomnie et le sommeil de courte durée qui est suffisant et normal chez certains individus.

Les insomnies sont subdivisées en cinq catégories en fonction de l'étiologie.

1.1. L'INSOMNIE PSYCHOPHYSIOLOGIQUE

Cette insomnie survient en l'absence de maladies psychiatriques ou de troubles organiques. Elle peut être transitoire ou chronique.

1.1.1 L'insomnie transitoire survient à l'occasion de situations stressantes, telles que les problèmes d'emploi et d'argent, les difficultés matrimoniales, les pertes, etc. Puisqu'elle est limitée dans le temps, elle justifie l'utilisation d'anxiolytiques et d'hypnoptiques légers, tels que les benzodiazépines.

1.1.2. L'insomnie chronique de type psychophysiologique survient indépendamment de situations anxiogènes ou fait suite à une telle situation mais persiste même après la résolution des problèmes. Les sujets qui en sont atteints ne souffrent pas d'une maladie psychiatrique bien caractérisée quoique leur équilibre psychologique ne puisse être considéré comme normal. Le traitement en est difficile. La psychothérapie et les méthodes de relaxation sont efficaces dans un certain nombre de cas. L'utilisation à long terme des anxiolytiques et des hypnoptiques est à éviter. Ils peuvent toutefois être utilisés occasionnellement pour aider le malade dans les périodes particulièremet aiguës.

1.2. INSOMNIE ASSOCIÉE À DES MALADIES PSYCHIATRIQUES

Les phobies, la névrose d'angoisse, les troubles de personnalité, les accès psychotiques et la dépression s'accompagnent très souvent d'insomnie. Le traitement est orienté avant tout vers la condition psychiatrique.

1.3. INSOMNIE ASSOCIÉE À L'UTILISATION DE MÉDICAMENTS OU D'ALCOOL

Il n'est pas rare que des insomniaques commencent à utiliser l'alcool et des médicaments pour améliorer leur condition. L'effet peut être bénéfique au début. Malheureusement après un certain temps, non seulement une dépendance se développe, mais encore l'insomnie revient et parfois avec une intensité plus accentuée.

1.4. INSOMNIE ASSOCIÉE AU SYNDROME DE JAMBES SANS REPOS

Le syndrome de jambes sans repos (« Restless legs ») est caractérisé par une sensation diffuse de fourmillements dans les jambes que le malade essaie de dissiper par des mouvements qui deviennent presque incessants. Des myoclonies répétées et rythmiques consistant en dorsiflexion du pied et flexion de la jambe surviennent au cours du sommeil.

Plusieurs médicaments sont efficaces dans cette condition: le clonazépan (Can. Rivotril; Fr. Clonopin), le baclofène (Can. et Fr.: Liorésal), la carbamazépine (Can. et Fr.: Tégrétol), les opiacés et la L-dopa. Le clonazépan est certainement le médicament le plus employé.

1.5. AUTRES MALADIES

Plusieurs maladies ou troubles physiques sont source d'insomnie, entre autres les syndromes douloureux musculo-squelettiques, la dyspnée nocturne, l'apnée nocturne et la pollakiurie.

2. Les hypersomnies

L'hypersomnie est une incapacité de maintenir un niveau normal de vigilance durant la journée en dépit d'un sommeil quotidien d'une durée et d'une qualité normales. La présence d'un sommeil d'une durée normale au cours de la nuit ou d'une période de 24 heures distingue l'hypersomniaque de la somnolence diurne due à un trouble de la durée ou de la qualité du sommeil. Les hypersomnies se subdivisent en narcolepsie, apnée du sommeil, hypersomnie périodique, hypersomnie idiopathique et hypersomnie secondaire et organique.

2.1. LA NARCOLEPSIE

Cette maladie se caractérise par des accès irrésistibles de sommeil durant la journée, une somnolence diurne, de la cataplexie, des paralysies du sommeil et des hallucinations hypnagogiques.

2.1.1. Accès de sommeil et somnolence diurne. Les accès de sommeil diurne sont caractérisés par un *besoin soudain, irrésistible et inexplicable de dormir* qui peut survenir dans n'importe quelle circonstance. Ces accès, dont la durée n'excède pas une quinzaine de minutes, sont souvent précédés d'un prodrome durant lequel le malade sent venir le sommeil. Après l'accès, le malade se sent momentanément reposé et a l'impression d'avoir dormi profondément.

Les accès se greffent sur une somnolence beaucoup plus persistante durant la journée, maximale en fin de matinée ou au début de l'après-midi et beaucoup moins marquée en fin de journée.

2.1.2. La cataplexie. Elle se caractérise par une *dissolution soudaine et souvent complète du tonus musculaire*, susceptible d'entraîner une chute, survenant à l'occasion d'une réaction affective soudaine comme un éclat de rire ou une surprise. L'atonie musculaire de la cataplexie est évocatrice de l'atonie musculaire au cours du sommeil paradoxal.

2.1.3. La paralysie du sommeil et les hallucinations hypnagogiques. Ces deux phénomènes surviennent au moment des périodes de transition entre l'éveil et le sommeil c'est-à-dire à l'endormissement et au réveil. La paralysie du sommeil est due à une *dissolution complète du tonus musculaire* au point où le malade est paralysé. Les hallucinations hypnagogiques sont en quelque sorte *des rêves éveillés*. Il est intéressant de noter chez le narcoleptique la dissociation entre plusieurs éléments accompagnant le sommeil normal paradoxal. Normalement la dissolution du tonus musculaire et les rêves surviennent durant le sommeil à ondes rapides tandis que chez le narcoleptique, ces deux phénomènes surviennent alors que le malade est éveillé ou tout au plus somnolent.

2.2. SYNDROME D'APNÉE AU COURS DU SOMMEIL

Le syndrome se caractérise par des *périodes d'apnée de plus de 10 secondes* qui surviennent au moins cinq fois durant une nuit de sommeil. L'apnée peut être due à une cessation soudaine des mouvements respiratoires, ou à une obstruction des voies respiratoires contre laquelle lutte le malade ou simultanément aux deux processus. La durée et la qualité du sommeil sont affectées par les périodes d'apnée et en conséquence le malade souffre d'hypersomnolence diurne. Dans certains cas, les crises d'apnée peuvent être graves au point de causer le décès du malade.

Le syndrome survient tout aussi bien chez l'adulte que chez l'enfant. Toutefois chez l'enfant il s'accompagne souvent de troubles d'apprentissage, de retard staturo-pondéral et psychomoteur, de puberté retardée et d'énurésie. Le traitement peut être pharmacologique, mécanique ou chirurgical et le malade devrait être évalué en milieu spécialisé.

2.3. L'HYPERSOMNIE PÉRIODIQUE OU MALADIE DE KLEINE-LÉVIN

Cette maladie rare est caractérisée par des périodes d'une durée de plusieurs jours durant lesquels le malade est *somnolent, anorexique, mégaphagique* et présente des troubles du comportement souvent sous forme d'*hypersexualité*.

2.4. L'HYPERSOMNIE IDIOPATHIQUE

Cette condition survient vers l'âge de seize à vingt ans. Le sommeil nocturne est normal quoiqu'en général plus long et plus profond. Le traitement médicamenteux est à base de Ritaline.

2.5. L'HYPERSOMNIE SECONDAIRE ET ORGANIQUE

Cette condition se caractérise aussi par une hypersomnolence diurne et un sommeil nocturne prolongé. Plusieurs maladies peuvent en être la cause: migraine, dépression, tumeur cérébrale, accident cérébro-vasculaire et traumatisme cérébral affectant la région méso-diencéphalique, encéphalopathie toxique et infectieuse et maladie endocrinienne et métabolique. Occasionnellement, la cause est une trop grande utilisation d'hypnotiques et de tranquilisants.

3. Les parasomnies

Les parasomnies sont des phénomènes paroxystiques apparaissant exclusivement au cours du sommeil ou aggravés par celui-ci. Le sommeil n'est pas perturbé au point d'entraîner une somnolence diurne. Certaines sont le propre du sommeil à ondes lentes, d'autres du sommeil à ondes rapides.

3.1. LES PARASOMNIES AU COURS DU SOMMEIL À ONDES LENTES

Le somnambulisme, les terreurs nocturnes et l'énurésie apparaissent presque exclusivement durant les premières heures qui suivent l'endormissement.

3.1.1. Le somnambulisme. Le somnambulisme est un comportement moteur automatique durant la nuit accompagné d'une confusion profonde. Il peut être dû à un mécanisme psychophysiologique mal déterminé ou à un processus épileptique. Le *somnambulisme hystérique* est plutôt un pseudo-somnambulisme. Enfin les *déambulations nocturnes* se rencontrent chez des personnes âgées atteintes d'un syndrome mental organique.

Chez l'enfant, le somnambulisme débute vers l'âge de cinq à six ans et se résout spontanément au cours de l'adolescence. Il peut être accompagné d'énurésie et d'un retard de maturation du système nerveux central sans trouble majeur de personnalité. Le somnambulisme de l'adulte débute vers l'âge de 15 à 16 ans.

Tableau clinique

Les crises surviennent au début de la nuit et peuvent durer de quelques minutes jusqu'à 30 minutes. L'aspect extérieur du malade est celui d'un individu éveillé capable de répondre à certaines questions ou d'obéir à certains ordres. Il ne parle habituellement que par monosyllabes. Le médicament indiqué est une benzodiazépine.

3.1.2. Les terreurs nocturnes.

Cette condition se voit surtout chez les enfants qui ont durant leur sommeil des terreurs paniquantes. Le petit malade pousse un cri, s'éveille et présente de la tachycardie, de la tachypnée, une sudation profuse et généralement une confusion. Ces terreurs sont souvent associées au somnambulisme.

3.1.3. Énurésie.

Cette manifestation survient chez les enfants de moins de cinq ans et s'améliore avec l'âge. Elle est souvent due à des troubles psychologiques ou à des facteurs situationnels. Un enfant énurétique peut développer subséquemment du somnambulisme.

3.2. LES PARASOMNIES DU SOMMEIL PARADOXAL

Elles consistent en des cauchemars, des érections nocturnes douloureuses et des migraines nocturnes. À l'occasion les antidépresseurs tricycliques sont efficaces.

3.3. LES AUTRES PARASOMNIES

Trois autres phénomènes paranormaux peuvent se voir tant au cours du sommeil à ondes lentes qu'au cours du sommeil paradoxal: *la somniloquie*, c'est-à-dire le fait de parler au cours du sommeil; *le bruxisme nocturne*, c'est-à-dire le grincement des dents et enfin *les rythmies nocturnes*, qualifiées en anglais de « body rocking » ou de « head banging ». Ces parasomnies sont le propre de l'enfant.

7

CONFUSION MENTALE AIGUË ET COMA

La conscience est une fonction cérébrale des plus complexes qui fait qu'un individu se rend compte de sa propre existence et de celle du monde qui l'environne. Cette expérience éminemment subjective s'extériorise par des comportements verbaux et moteurs qui se prêtent à une évaluation objective.

La conscience comporte deux volets : la vigilance et les fonctions mentales. Chacun est sous-tendu par une organisation anatomophysiologique qui lui est propre, bien qu'étroitement articulé l'un avec l'autre. L'aspect vigilance englobe l'éventail des états entre l'éveil et le sommeil profond. Cette fonction dépend de l'activité *de la formation réticulaire ascendante* du tronc cérébral et des systèmes du diencéphale (thalamus et hypothalamus) qui lui sont associés. Le système d'éveil-sommeil exerce une influence profonde et constante sur l'ensemble des hémisphères cérébraux (Fig. 6–1). Les fonctions mentales (sensation, perception, orientation, mémoire, attention, compréhension, jugement) ont des assises anatomiques *dans les hémisphères cérébraux et particulièrement dans le cortex*. Il existe une relative spécialisation des régions corticales en regard de certaines fonctions mentales. Toutefois, toutes ces régions « spécialisées » sont sous l'influence constante, non seulement du système diffus d'éveil–sommeil, mais encore des autres régions corticales ipsi et controlatérales avec lesquelles elles sont reliées par des voies d'association.

Une atteinte globale aiguë ou subaiguë de la conscience se traduit par une confusion mentale ou un coma. Alors que dans **la confusion mentale** *le malade conserve un certain degré d'activité psychique*, **dans le coma** *il y a disparition de tout indice d'une telle activité:* aucune parole, aucun comportement intentionnel spontané ou en réponse à une consigne. **La stupeur** est en quelque sorte *un état intermédiaire entre les deux.* Il s'agit d'un « sommeil » dont le malade ne peut être tiré que par des stimuli intenses et répétés et seulement pour la durée de la stimulation.

Selon le processus en cause, les atteintes globales de la conscience peuvent être *d'installation soudaine ou progressive.* Elles peuvent être transitoires ou plus ou moins prolongées. À l'occasion, une forme habituellement transitoire comme une inconscience due à une crise épileptique peut devenir prolongée au cours d'un état de mal épileptique.

Les processus pathologiques responsables de la confusion mentale et du coma sont les mêmes. Tout dépend de *la localisation, de l'extension et de l'intensité* du processus pathologique. Ainsi, dans le tronc cérébral, une lésion de petite taille, telle une hémorragie circonscrite qui interrompt le trajet de la formation réticulaire ascendante, est suffisante pour causer un coma soudain. Au contraire, au niveau hémisphérique, le degré d'atteinte de la conscience est fonction de l'étendue de la lésion. Une lésion localisée ne modifie pas la conscience. Une lésion (ou une dysfonction) étendue mais unilatérale et sans hypertension intracrânienne ne produit tout au plus qu'une confusion. Seules les lésions diffuses et bilatérales peuvent causer un état de stupeur et de coma.

Un coma persistant est toujours la conséquence d'un processus pathologique intense et grave. Par contre, pour ce qui est de la confusion, l'état de vulnérabilité du patient peut jouer un rôle considérable. Des troubles toxi-métaboliques légers, bien tolérés par un sujet vigoureux, peuvent suffir à causer de la confusion chez une personne âgée ou débilitée par un cancer ou une maladie chronique.

Les perturbations de la conscience dont il est question dans ce chapitre sont des atteintes globales de la conscience, à détermination organique. Cette perspective exclut les troubles de la conscience dus à l'atteinte isolée d'une fonction symbolique (telle une aphasie, une agnosie, etc.), les démences qui se caractérisent essentiellement par un déficit des fonctions intellectuelles et enfin les désordres primitivement affectifs tels que les psychoses. Toutefois, dans la pratique courante, ces dernières conditions doivent être prises en considération dans le diagnostic différentiel qui est parfois difficile même pour un observateur averti.

Les processus pathologiques les plus souvent responsables des atteintes aiguës et subaiguës de la conscience peuvent être regroupées en deux catégories:

1. Causes toxiques et métaboliques (Tableau 7-1);

2. Lésions structurales (Tableau 7-2).

TABLEAU 7-1. CAUSES TOXIQUES ET MÉTABOLIQUES

- Intoxication par poisons, stupéfiants et médicaments
- Sevrage d'alcool et de médicaments
- Anoxie anoxique et ischémique
- Intoxication au monoxyde de carbone
- Hypoglycémie
- Acidocétose diabétique
- Insuffisance respiratoire
- Insuffisance rénale
- Insuffisance hépatique
- Insuffisance endocrinienne (thyroïdienne, surénalienne, hypophysaire)
- Hyponatrémie et hypernatrémie
- Hypercalcémie
- Hypothermie et hyperthermie
- Épilepsie
- Avitaminose B et B_{12}

TABLEAU 7–2. LÉSIONS STRUCTURALES

1. *Lésions structurales diffuses*

   – infection: méningite et encéphalite
   – hémorragie sous–arachnoïdienne
   – traumatisme crânio–cérébral
   – encéphalopathie hypertensive

2. *Lésions structurales focales*

   2.1. LÉSIONS SUS–TENTORIELLES
        (HÉMISPHERIQUES)

        – hémorragie intracérébrale
        – hématome sous–dural
        – hématome épidural
        – empyème sous–dural
        – infarctus cérébral
        – thrombophlébite cérébrale
        – néoplasme
        – abcès
        – traumatisme crânio–cérébral

   2.2. LÉSIONS SOUS–TENTORIELLES

        – hémorragie
        – infarctus
        – néoplasme
        – abcès
        – traumatisme crânio–cérébral

Tableaux cliniques de base

L'examen d'un malade avec une atteinte globale de la conscience a pour but d'évaluer la profondeur de l'atteinte (confusion légère, modérée et profonde; coma léger, modéré, profond et dépassé) et d'en rechercher l'étiologie afin d'instaurer au plus tôt un traitement approprié qui puisse, si possible, prévenir une détérioration de l'état et l'installation de lésions secondaires irréversibles.

Le tableau clinique de la confusion mentale et du coma est présenté ici en deux étapes. La première étape est la description du tableau de base qui est celui des atteintes toxi-métaboliques. Le cerveau est affecté d'une façon diffuse et uniforme. La deuxième étape décrit les variations de ces tableaux de base. Elles sont dues à la présence de lésions plus ou moins localisées qui se surajoutent à l'atteinte diffuse responsable de la confusion ou du coma et en modifient certains aspects.

I. CONFUSION MENTALE AIGUË

La confusion mentale se manifeste par _une diminution simultanée et relativement uniforme_ des capacités d'orientation, de mémoire, d'attention, de concentration, d'abstraction et de pensée, souvent accompagnée de somnolence et parfois de troubles perceptuels et affectifs.

1. Évaluation

Bien qu'étroitement interdépendants, divers aspects de la conscience doivent être explorés systématiquement.

ASPECTS DE L'ÉTAT DE CONSCIENCE

Orientation
Mémoire
Attention et concentration
Abstraction
Fonctions perceptuelles
Vigilance
Fonctions affectives

1.1. Orientation

La *désorientation dans le temps* (Quel est le jour, la date, le mois, l'année?), *dans l'espace* (Où sommes-nous? Où habitez-vous? Quel est le trajet entre votre résidence et le lieu où nous sommes?) et *quant aux personnes* (Qui est celui qui vous accompagne? Qui suis-je?) est souvent le premier déficit objectif et non équivoque d'une confusion mentale. L'orientation dans le temps étant la plus fragile, une désorientation dans l'espace et quant aux personnes, sans désorientation dans le temps, est suggestive d'hystérie.

1.2. Mémoire

Le malade est interrogé sur ses occupations de la matinée (heure du lever, contenu du petit déjeuner, etc.) et des jours précédents. Dans la confusion mentale, le déficit mnésique est en quelque sorte comparable en intensité au déficit des autres fonctions cognitives. Un déficit mnésique d'une intensité disproportionnée est plus suggestif d'un processus démentiel ou d'un syndrome de Korsakoff.

1.3. Attention et concentration

L'incapacité d'un malade de fixer son attention peut se manifester par une quasi absence d'intérêt pour la présence du médecin ou pour les consignes de l'examen. Le regard oscille constamment entre l'examinateur et tout autre stimulus dans l'environnement. En l'absence de ces manifestations, un défaut plus léger d'attention peut s'objectiver par l'incapacité d'exécuter des tâches relativement simples comme le compte à rebours de 100 en soustrayant successivement 7 ou 3; ou calculer la monnaie qui doit être rendue lorsqu'un objet de 0,25 $ est payé avec un billet de 2,00 $.

1.4. Abstraction

De simples épreuves permettent d'évaluer cet aspect. Par exemple, le patient peut-il identifier une propriété commune à trois objets par ailleurs distincts tels qu'une automobile, un train, un avion? Peut-il expliquer le sens d'un proverbe, d'une métaphore, d'une comparaison?

1.5. Fonctions perceptuelles

Le patient confus, particulièrement s'il est agité, peut souffrir d'*illusions* et d'*hallucinations* plus souvent visuelles qu'auditives. La présence de ce type de symptôme est hautement suggestive d'une étiologie toxi–métabolique, par exemple le *delirium tremens*.

1.6. Vigilance

Un malade confus peut être trop somnolent pour se prêter à un examen des fonctions mentales. Toutefois, il n'est pas rare qu'un patient ayant tendance à s'assoupir lorsqu'il est laissé à lui–même, soit suffisamment stimulé par les consignes de l'examen pour se prêter à une évaluation.

1.7. Fonctions affectives

La confusion mentale aiguë peut s'accompagner d'apathie, d'anxiété, de peur et d'agitation. Chez un même malade, il peut y avoir alternance d'un état à l'autre.

2. Intensité de la confusion

L'intensité de la confusion mentale peut être approximativement gradée en légère, modérée ou profonde. Au–delà de ce dernier niveau, l'état est qualifié de stupeur dont les signes se confondent en quelque sorte avec ceux du coma léger.

2.1. Confusion légère

Ce degré de confusion n'est souvent pas évident à première vue et doit s'objectiver par le genre de tests décrits aux paragraphes précédents sur l'évaluation.

2.2. Confusion modérée

À ce stade, la confusion est évidente. La conversation du malade se limite à un échange verbal simple et banal. Il est incapable d'exécuter des consignes d'une certaine complexité, comme par exemple: « Prenez le stylo à votre gauche, tracez un cercle sur la feuille que voici puis déposez le stylo sur la table à droite. »

2.3. Confusion profonde

Dans cet état, les réponses aux questions sont rares et monosyllabiques. Le malade présente de la *carphologie*, c'est-à-dire une manipulation automatique de ses vêtements et des couvertures. Les signes de *persévération* dans le langage et dans les gestes sont fréquents. Ainsi, après avoir fermé les yeux sous commandement, il continuera à exécuter le même geste en réponse à des ordres différents. Ou encore, c'est une même réponse qu'il répètera à des questions différentes. Enfin, on peut noter une *incohérence d'utilisation*. Le malade est incapable de manipuler correctement une boîte d'allumettes, un crayon, etc.

II. COMA

Le coma est *un trouble profond de la vigilance accompagné d'une dégradation des fonctions mentales* au point où le patient ne présente plus aucun comportement témoignant d'une activité psychique (aucune parole, aucun comportement intentionnel spontané ou en réponse à une consigne).

1. Évaluation

L'évaluation d'un coma et de sa profondeur (léger, modéré, profond ou dépassé) est basée sur la réactivité à la douleur, l'état du tonus musculaire, des pupilles, de la motilité oculaire et des signes vitaux. Encore ici, *la description sera celle du tableau de base* tel que rencontré dans plusieurs comas toxi-métaboliques.

INDICES DU COMA

Réactivité à la douleur
Tonus musculaire
Pupilles
Motilité oculaire
Signes vitaux

1.1. Réactivité à la douleur

La réactivité à la douleur est un bon indice de la profondeur du coma. Le patient légèrement ou modérément comateux conserve plus ou moins de réactions primitives à la douleur: grimaces, mouvement de retrait. Une hémiplégie, témoignant habituellement d'une lésion structurale localisée, peut alors s'objectiver par une diminution ou une abolition *unilatérale* de ces réactions. Dans le coma profond, toute forme de réactivité somatique disparaît.

1.2. Tonus musculaire

Le tonus musculaire s'atténue progressivement jusqu'à sa dissolution complète dans le coma profond. L'asymétrie du tonus entre deux régions homologues est très évocatrice d'hémiplégie.

1.3. Pupilles

Les pupilles sont isocoriques jusqu'au stade terminal. Le réflexe photo—moteur est très résistant aux processus responsables du coma toxi—métabolique et ne disparaît que dans le coma profond.

1.4. Motilité oculaire

1.4.1. Motilité spontanée. Les yeux du malade comateux sont fermés. Les paupières, soulevées passivement puis relâchées, se referment en un lent mouvement dû à l'action tonique normale des muscles orbiculaires des yeux. Ce mouvement ne peut être simulé ni consciemment ni inconsciemment.

Selon l'intensité du coma, les yeux sont immobiles et centrés dans les orbites ou animés de *mouvements d'errance du regard*, c'est-à-dire d'oscillations lentes des yeux d'un côté à l'autre des orbites.

1.4.2. Réflexe cornéen. Le réflexe cornéen (le clignement des deux yeux suite à l'attouchement d'une cornée) persiste jusqu'au coma profond, bien que nécessitant une stimulation plus intense que normalement.

1.4.3. Réflexes oculo-céphalique et oculo-vestibulaire. Les voies anatomiques de ces deux réflexes sont à peu de chose près les mêmes et sont localisées dans le tronc cérébral. Le réflexe oculo-céphalique est provoqué par une brusque rotation passive de la tête qui entraîne une déviation conjuguée des yeux dans la direction opposée («les yeux de poupée»). Ce réflexe est normalement inhibé chez le sujet éveillé. Il est libéré dès le début d'un coma léger puis devient progressivement plus difficile à provoquer et enfin disparaît dans le coma profond où les globes oculaires sont immobiles et centrés dans les orbites.

Le réflexe oculo-vestibulaire est provoqué par l'irrigation d'une oreille, habituellement avec 10 à 15 ml d'eau glacée. La réponse du sujet normal est un nystagmus dont la phase lente est dirigée vers l'oreille irriguée et la phase rapide vers le côté opposé. Dans le coma, la phase rapide est abolie et la réponse consiste en une déviation oculaire soutenue vers le côté irrigué. Au cours de l'approfondissement du coma, le réflexe oculo-vestibulaire disparaît un peu plus tardivement que le réflexe oculo-céphalique.

1.5. Signes vitaux

Au fur et à mesure de la progression du coma, la respiration se transforme d'abord en respiration de Cheyne-Stokes, puis devient de plus en plus lente et superficielle jusqu'à l'arrêt respiratoire qui peut être précédé de respiration ataxique. Simultanément la tension artérielle défaille et l'arrêt cardiaque suit de peu l'arrêt respiratoire.

2. Profondeur du coma

L'examen d'un patient en coma permet d'en évaluer approximativement la profondeur: coma léger, moyen, profond ou dépassé.

2.1. Coma léger

Les yeux sont fermés. Les globes oculaires sont immobiles et bien centrés, ou animés de mouvements d'errance du regard. Les réflexes oculo–céphalique et oculo–vestibulaire photomoteur et cornéen ainsi que le tonus musculaire sont conservés de telle sorte qu'une hémiplégie peut être décelée par l'asymétrie du tonus des hémicorps. Parfois il y a présence d'agitation, souvent entretenue par une rétention vésicale. Les stimuli douloureux provoquent des réactions de défense : retrait du membre, ouverture des yeux et grimaces. Les signes vitaux sont normaux.

2.2. Coma modéré

Les stimuli douloureux ne provoquent pas d'ouverture des yeux qui sont immobiles ou animés de mouvements d'errance du regard. Le réflexe oculo–céphalique est plus difficile à obtenir et les réflexes photomoteur et cornéen toujours présents. Le tonus musculaire est diminué mais non aboli, et une hémiplégie peut encore être objectivée. La réaction aux stimuli douloureux est faible et l'agitation, lorsqu'elle est présente, est atténuée. Les signes vitaux demeurent normaux.

2.3. Coma profond

Les yeux sont immobiles. Quatre réflexes disparaissent successivement dans l'ordre suivant : le réflexe oculo–céphalique, puis le réflexe oculo–vestibulaire, et en dernier les réflexes cornéen et photomoteur. Le malade est immobile, sans réaction aux stimuli douloureux. Le tonus musculaire est aboli de telle sorte qu'une hémiplégie ne peut être objectivée. Les réflexes ostéo–tendineux sont absents. La respiration spontanée est lente, superficielle et parfois ataxique.

2.4. Coma dépassé

Ce stade est caractérisé par la défaillance des signes vitaux. La respiration doit être entretenue avec des moyens mécaniques, et la chute de la tension artérielle compensée par une médication appropriée. Selon l'étiologie et les lésions cérébrales en cause, ce stade peut être réversible ou témoigner d'une mort cérébrale (voir p. 156).

Modifications des tableaux
cliniques de base

Les tableaux cliniques de base *de la confusion mentale et du coma* peuvent être modifiés par la présence de quelques signes qui s'ajoutent aux tableaux de base ou en modifient certains aspects. Ils sont souvent suggestifs soit *d'un processus toxi–métabolique*, soit *d'une lésion structurale*.

I. ENCÉHALOPATHIES TOXI–MÉTABOLIQUES

Des signes neurologiques additionnels sont parfois associés au tableau clinique de base commun à toutes les encéphalopathies toxi–métaboliques. Certains de ces signes ne se rencontrent qu'au cours d'un processus toxi–métabolique alors que d'autres n'ont pas cette spécificité et sont, au contraire, plutôt évocateurs d'une lésion structurale, bien qu'à l'occasion, ils soient déterminés par un trouble dysmétabolique.

1. Sémiologie propre à certains processus
toxi–métaboliques

> *Confusion onirique*
> *Tremblements*
> *Myoclonies multifocales*
> *Astérixis*
> *Troubles oculaires*
> *Troubles autonomiques*

1.1. CONFUSION ONIRIQUE

Une confusion mentale qui s'installe en quelques heures ou quelques jours et qui s'accompagne d'hallucinations visuelles, auditives ou somesthésiques, d'agitation, de discours délirant et de conduites aberrantes est le propre d'une étiologie toxi–métabolique dans la mesure où un épisode maniaque aigu peut être éliminé par l'histoire antérieure du malade et l'histoire de la maladie.

1.2. TREMBLEMENTS

Les tremblements qui se surajoutent à la confusion mentale d'origine toxi-métabolique sont grossiers et irréguliers. Habituellement absents au repos, ils sont particulièrement manifestes aux doigts lorsque les membres supérieurs sont maintenus en extension. Lorsqu'ils sont intenses, ils peuvent s'irradier au visage, à la langue et aux membres inférieurs.

1.3. MYOCLONIES MULTIFOCALES

Les myoclonies multifocales qui accompagnent les états confusionnels consistent en des contractions musculaires soudaines, brèves, arythmiques, diffuses et asynchrones, souvent maximales au visage et à la musculature proximale. Leur présence témoigne d'un trouble métabolique sévère et profond. Les étiologies les plus fréquentes sont l'urémie et la narcose au CO_2. Un tableau clinique particulier de myoclonies multifocales est celui de l'encéphalopathie hypoxique survenant à la suite d'un arrêt cardiaque, d'une suffocation ou d'une défaillance respiratoire, d'une intoxication au CO, d'une anesthésie au NO_2. Dans ces cas, les myoclonies multifocales s'accompagnent de convulsions généralisées et se surajoutent à un état de confusion, de stupeur ou de coma.

1.4. ASTÉRIXIS

Il s'agit d'un mouvement de battements des mains lorsque le malade étend les bras en avant et maintient les poignets en dorsiflexion. L'alternance entre une dissolution soudaine, brève et arythmique du tonus musculaire et une reprise du tonus cause une chute des mains, immédiatement suivie d'un retour à la position initiale. La confusion qui accompagne l'astérixis est habituellement profonde.

1.5. TROUBLES OCULAIRES

1.5.1. Pupilles

Le fonctionnement des pupilles est très résistant aux perturbations toxi-métaboliques, de telle sorte que cette étiologie peut généralement être affirmée en présence d'un coma profond avec dépression respiratoire, abolition des réflexes oculo-vestibulaires, flaccidité musculaire ou rigidité de décérébration, mais associé à une isocorie et à une persistance du réflexe photomoteur.

Des *pupilles en mydriase* et aréflexiques à la lumière, accompagnant une confusion marquée, sont compatibles avec une intoxication à l'atropine et à la scopolamine, alors que des pupilles mydriatiques mais réagissant à la lumière évoquent une intoxication à l'amphétamine.

Un *myosis* serré avec conservation du réflexe photomoteur se voit dans les intoxications à l'héroïne et à la morphine.

1.5.2. Mouvements oculaires

Un *nystagmus* horizontal et/ou vertical accompagné d'ataxie et de dysarthrie évoque une intoxication médicamenteuse.

La confusion de l'*encéphalopathie de Wernicke* (déficience en thiamine) s'accompagne toujours d'un trouble, parfois discret, de la motricité oculaire (nystagmus, paralysie ou parésie des muscles extra-oculaires) auxquels peuvent s'associer une ataxie et une polynévrite.

1.5.3. Fond d'oeil

La congestion veineuse dans la narcose au CO_2 peut être suffisante pour causer un *oedème de la papille*, qui peut être confondu avec le papilloedème de l'hypertension intracrânienne.

1.6. TROUBLES VÉGÉTATIFS

1.6.1. Troubles respiratoires

La respiration de type Cheyne-Stokes, fréquente dans tous les comas, fait place à une hyperventilation dans les cas d'acidose.

1.6.2. Diaphorèse

Dans l'hypoglycémie, la diaphorèse apparaît habituellement dès le début de la confusion mentale.

2. Sémiologie non spécifique des processus toxi–métaboliques

> *Troubles moteurs généralisés*
> *– convulsions généralisées*
> *– rigidité de décortication et*
> *de décérébration*
>
> *Troubles moteurs localisés*

Les troubles moteurs généralisés et localisés associés à la confusion mentale et au coma sont de prime abord évocateurs d'une lésion structurale. Toutefois, ils peuvent être déterminés parfois par un processus toxi–métabolique.

2.1. TROUBLES MOTEURS GÉNÉRALISES

Ces signes peuvent survenir tant dans les encéphalopathies toxi–métaboliques que dans les lésions structurales.

2.1.1. Convulsions généralisées

Les crises tonico–cloniques sont cliniquement les mêmes qu'il s'agisse de crises épileptiques (voir p. 184) ou de convulsions toxi–métaboliques. Une cause qui doit toujours être considérée est le sevrage médicamenteux ou le sevrage d'alcool chez un alcoolique chronique. L'hypoglycémie, l'hypocalcémie et l'hyponatrémie sont trois autres possibilités facilement décelables par les examens de laboratoire appropriés.

2.1.2. Rigidité de décortication – Rigidité de décérébration

La *rigidité de décortication* est caractérisée par une extension du tronc, une flexion des membres supérieurs et une extension des membres inférieurs, alors que dans la *rigidité de décérébration*, il y a extension des quatre membres. Ces postures anormales peuvent être d'apparition spontanée ou en réponse à une stimulation douloureuse, tel le pincement d'un muscle pectoral.

2.2. TROUBLES MOTEURS LOCALISÉS

Quoique plus fréquentes dans les lésions structurales, une hémiplégie ou des convulsions localisées peuvent être dues à une encéphalopathie métabolique. Dans ce dernier cas, les déficits sont habituellement transitoires et leur localisation peut varier d'un moment ou d'un jour à l'autre.

3. Signes systémiques des encéphalopathies toxi-métaboliques

L'examen clinique neurologique et général dans les cas d'encéphalopathie métabolique est susceptible de révéler les indices qui orientent vers un diagnostic étiologique.

3.1. INSUFFISANCE HÉPATIQUE: jaunisse, hépatomégalie, fetor hépatique, taux sanguin d'ammoniac souvent élevé.

3.2. INSUFFISANCE RÉNALE: peau pigmentée, fetor, débit urinaire réduit et anomalies à l'analyse des urines, acidose métabolique, hémorragie et exsudats dans le fond d'oeil.

3.3. INSUFFISANCE THYROÏDIENNE: hypothermie, réflexes ostéo-tendineux pseudomyotoniques, parésie de la ceinture des membres, myoxoedème.

3.4. ENCÉPHALOPATHIE DIABÉTIQUE ACIDO-CÉTONIQUE: acidose métabolique, tachypnée, glycosurie, acétonurie.

3.5. ENCÉPHALOPATHIE HYPOGLYCÉMIQUE: possibilité de déficit neurologique localisé avec la survenue de la confusion et du coma précédés de diaphorèse; évolution en quelques minutes vers la stupeur et le coma; histoire habituelle de diabète insulino–dépendant traité par insuline.

3.6. ENCÉPHALOPATHIE HYPONATRÉMIQUE: souvent due à une sécrétion inappropriée d'hormone antidiurétique survenant entre autres lors de certains cancers. Le diagnostic est basé sur une hyponatrémie associée à une natriurie élevée et une clairance de l'eau libre négative.

II. LÉSIONS STRUCTURALES

Les lésions structurales susceptibles de causer une confusion mentale et un coma peuvent être regroupées en deux catégories: les lésions diffuses et les lésions focales.

1. Lésions structurales diffuses

Le tableau clinique de la confusion mentale et du coma causés par une lésion structurale diffuse est initialement celui des encéphalopathies toxi–métaboliques sauf dans deux situations: 1. lorsque des lésions focales se surajoutent à la lésion diffuse et 2. lorsque survient une hypertension intracrânienne compliquée de hernies cérébrales dans l'incisure de la tente du cervelet ou dans le trou occipital. Le tableau clinique devient alors celui des lésions focales expansives sus–tentorielles ou sous–tentorielles (voir infra).

Les lésions diffuses les plus courantes sont les méningites (voir p. 307) et les encéphalites (voir p. 379), les hémorragies sous–arachnoïdiennes (voir p. 359), les traumatismes crânio–cérébraux (voir p. 376) et l'encéphalopathie hypertensive (voir p. 358).

2. Lésions focales

La dimension critique d'une lésion cérébrale focale pouvant causer une atteinte de l'état de conscience varie selon que le site lésé est sus–tentoriel ou sous-tentoriel. Au niveau sus–tentoriel seules les lésions qui affectent l'ensemble d'un hémisphère résulte en une confusion mentale et le coma ne peut survenir que lorsque les deux hémisphères sont atteints. Au contraire, au niveau sous-tentoriel une lésion circonscrite peut être suffisante pour causer un coma profond si la formation réticulaire ascendante est lésée. Quelque soit la localisation initiale, une lésion expansive (space–occupying lesion) non traitée résulte inévitablement en un coma.

2.1. LÉSIONS EXPANSIVES SUS-TENTORIELLES

Les signes initiaux d'une lésion focale sus-tentorielle (hémiparésie, convulsion partielle, etc.), précèdent l'atteinte de la conscience et dépendent de la région cérébrale atteinte. La lésion est initialement asymptomatique lorsque située dans une région cliniquement silencieuse. Au fur et à mesure de la progression de la lésion et de l'inévitable oedème qui l'accompagne, la pression intracrânienne s'accroit et devient cause de céphalées et d'oedème de la papille, parfois de vomissements en jet et de convulsions. Au-delà d'un niveau critique d'*hypertension intracrânienne*, il y a déplacement du cerveau et modification de la circulation intracérébrale. La pression qui s'exerce de haut en bas déplace le diencéphale ou l'uncus du lobe temporal vers l'incisure du cervelet, prélude à la hernie de ces structures (Fig. 7-1). Le tableau clinique qui accompagne cette évolution est celui d'une détérioration rostro-caudale qui progresse en trois stades.

Le premier stade est celui de la hernie du diencéphale ou de l'uncus du lobe temporal, suivi du deuxième stade caractérisé par une dysfonction du tronc cérébral supérieur et enfin du troisième stade correspondant à l'atteinte du tronc cérébral inférieur.

2.1.1. Premier stade: hernie du diencéphale ou hernie de l'uncus.

– Hernie du diencéphale. La dysfonction diencéphalique, prélude à l'amorce de la **hernie du diencéphale** dans l'incisure du cervelet, se manifeste par l'installation *d'une confusion mentale*. Le patient, moins alerte, éprouve de la difficulté à se concentrer et présente des trous de mémoire pour les événements récents. Graduellement, l'état de conscience se détériore de plus en plus. *La respiration*, d'abord interrompue par des soupirs et des baillements, devient de type Cheyne-Stokes. *Les pupilles* se rétrécissent mais le réflexe photomoteur est conservé. *Les globes oculaires* sont immobiles ou animés de mouvements d'errance du regard et *le réflexe oculo-céphalique* est facile à provoquer. *Une hémiplégie* préexistante en tant que signe de début, s'accentue et l'autre hémicorps devient le siège d'une résistance oppositionnelle à la manipulation passive. *Le signe de Babinski* est présent bilatéralement et la stimulation douloureuse peut déclencher *une rigidité de décortication*.

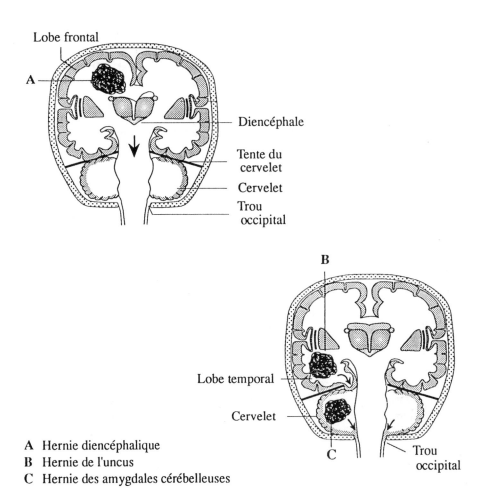

A Hernie diencéphalique
B Hernie de l'uncus
C Hernie des amygdales cérébelleuses

Fig. 7–1. *Hernies cérébrales.*

– **Hernie de l'uncus du lobe temporal**. Dans les lésions expansives du lobe temporal, c'est **l'uncus et le gyrus hippocampique** du lobe temporal qui font hernie dans l'incisure de la tente du cervelet, et compriment d'abord le troisième nerf crânien contre le rebord de la tente du cervelet puis le mésencéphale. Le premier signe est une *dilatation pupillaire ipsilatérale* *progressive* avec parésie du réflexe photomoteur, qui évolue vers une ophtalmoplégie en abduction, associée à une pupille dilatée et aréflexique à la lumière. À ce stade d'évolution, le mésencéphale est comprimé. La détérioration de l'état clinique se précipite. Le coma qui survient caractérise le deuxième stade de la détérioration rostro–caudale.

2.1.2. Deuxième stade: dysfonction mésencéphalo-pontique (tronc cérébral supérieur)

Si rien n'enraye la progression de l'hypertension intracrânienne, le refoulement vers le bas du mésencéphale s'accompagne d'un étirement et d'une rupture de petits vaisseaux sanguins qui l'irriguent, avec production d'hémorragies de Duret. Le patient est *comateux et tachypnéique*. Les *pupilles* deviennent irrégulières et modérément dilatées (trois à cinq mm). Le réflexe photomoteur disparaît. *Les deux globes oculaires* s'immobilisent. Les réflexes oculo-céphalique et oculo–vestibulaire sont de plus en plus difficiles à obtenir et les mouvements des globes oculaires sont dysconjugués au cours de la déviation des yeux. Il y a un *signe de Babinski bilatéral* et la stimulation douloureuse provoque *une rigidité de décérébration* qui survient parfois spontanément.

2.1.3. Troisième stade: dysfonction bulbaire (tronc cérébral inférieur)

Durant le dernier stade de la détérioration rostro–caudale, la tachypnée se ralentit et *la respiration* devient superficielle. *Les pupilles* se maintiennent dans une position intermédiaire, sans réponse à la lumière. *Le réflexe oculo-vestibulaire* est aboli et le malade est flasque. À la phase terminale, *la respiration* ralentit et peut devenir ataxique (irrégulière). *La tension artérielle chute. Une dilatation pupillaire* fait habituellement suite à l'arrêt respiratoire.

2.2. LÉSIONS EXPANSIVES SOUS-TENTORIELLES

Les lésions focales expansives du tronc cérébral et du cervelet causent souvent des déficits spécifiques de cette localisation (voir p. 225): inégalité pupillaire, perte unilatérale ou bilatérale du réflexe photomoteur, asymétrie des réflexes oculo–céphalique et oculo–vestibulaire, nystagmus de type « central », perte de l'action conjuguée et synchrone des yeux, paralysie du regard, paralysie d'un nerf crânien avec ou sans syndrome alterne, syndrome cérébelleux. La conscience n'est atteinte que lorsque la lésion et l'oedème qui l'accompagnent affectent la formation réticulaire ascendante. Dans certains cas, il y a absence de signes de localisation et la première manifestation est un syndrome d'hypertension intracrânienne qui précède la détérioration de l'état de conscience.

La pression exercée par l'augmentation du volume dans la fosse postérieure (oedème cérébral et masse tumorale surajoutée aux structures nerveuses) tend à provoquer deux types de hernie: la hernie des **amygdales cérébelleuses** dans le trou occipital et la hernie du **diencéphale** vers le haut dans l'incisure de la tente du cervelet. Dans ces circonstances, le coma devient rapidement profond et s'accompagne de défaillance d'abord respiratoire puis cardiaque.

Pseudo-comas

Le coma est à distinguer des pseudo-comas rencontrés dans certains états psychiatriques (catatonie, hystérie) et dans quatre conditions organiques moins fréquentes: le locked-in syndrome, le mutisme akinétique, l'état végétatif persistant et la mort cérébrale.

1. LOCKED-IN SYNDROME

Le locked-in syndrome ou syndrome de déafférentation est un *état de paralysie des quatre membres et des nerfs crâniens inférieurs* (paralysie de la face, de la mâchoire, de la langue, de l'élocution, de la déglutition, des mouvements oculaires horizontaux) *mais avec maintien d'une conscience probablement intacte*. Les seuls mouvements volontaires qui témoignent de la conscience du patient sont limités à des clignements de paupières et à des mouvements verticaux des yeux qui peuvent être utilisés comme moyens de communication entre le patient et l'entourage. *Le rythme éveil-sommeil est conservé*. La lésion est habituellement située dans la protubérance où elle interrompt les voies motrices sans affecter la formation réticulaire ascendante.

2. MUTISME AKINÉTIQUE

Le mutisme akinétique est un *état d'immobilité (et non de paralysie) et d'incapacité de communication verbale chez un malade qui conserve un cycle éveil-sommeil*. A certains moments, l'ouverture des yeux et des mouvements de poursuite oculaire peuvent donner l'impression que le malade s'intéresse à son entourage bien qu'en fait il n'y ait aucune évidence d'une véritable activité mentale significative. L'état mental se rapproche plus de la définition de la démence que du coma. La lésion responsable semble être une atteinte bilatérale des lobes frontaux.

3. ÉTAT VÉGÉTATIF PERSISTANT

Cet état qui fait suite à un coma profond, habituellement dû à un traumatisme crânien accompagné d'arrêt cardio–respiratoire, consiste en une absence de toute fonction mentale cognitive chez un malade dont le rythme éveil-sommeil et les signes vitaux sont normaux. La survie est possible durant plusieurs années si le patient reçoit les soins infirmiers voulus.

4. MORT CÉRÉBRALE

La mort cérébrale est un état caractérisé par la perte permanente de toutes les fonctions cérébrales quelles soient corticales, sous–corticales et du tronc cérébral.

Les critères de base du diagnostic de mort cérébrale sont les suivants:

4.1. Nature et durée du coma

   – Lésion structurale ou perturbation métabolique systémique irréversible identifiée.

   – Absence d'intoxication médicamenteuse ou d'hypothermie.

   – Période d'observation de six à douze heures.

4.2. Absence de fonctions cérébrales

   – Aucune réponse réflexe ou comportementale au niveau du visage à la suite de stimuli nociceptifs.

   – Électro–encéphalogramme isoélectrique durant trente minutes.

4.3. Absence de fonctions du tronc cérébral

- Pupilles fixes.

- Absence de réaction oculo-vestibulaire en réponse à l'irrigation de l'oreille avec 50 ml d'eau glacée.

- Absence des réflexes oculo-céphaliques, nauséeux, de toux et de déglutition.

- Absence de respiration spontanée durant dix minutes, en dépit d'une pCO_2 artérielle supérieure à 60, à la suite d'une oxygénation optimale (100% d'O_2 sous pression).

- Une circulation systémique normale et la présence des réflexes spinaux ne sont pas à l'encontre d'un diagnostic de mort cérébrale.

- Les réflexes spinaux peuvent être présents.

Résumé

Les tableaux cliniques de base de la confusion mentale et du coma sont ceux des encéphalopathies toxi-métaboliques et permettent d'évaluer l'intensité ou la profondeur de l'atteinte de l'état de conscience. Les tableaux de base peuvent être modifiés soit par la présence de signes additionnels plus ou moins évocateurs d'encéphalopathies toxi-métaboliques soit, dans les cas de lésions structurales, par une modification de la sémiologie de base due à l'atteinte de voies anatomiques spécifiques.

En règle générale, la persistance des réflexes photomoteurs et la présence de pupilles isocoriques, en dépit d'un coma profond ou d'une confusion accompagnée de tremblements, de myoclonies multifocales, d'astérixis, de convulsions généralisées en l'absence d'épilepsie, orientent vers un diagnostic étiologique de trouble toxi-métabolique. Au contraire, des déficits moteurs localisés et persistants, une déviation du regard, une asymétrie des pupilles et des réflexes oculo-moteurs ainsi que des réflexes oculo-céphalique et oculo-vestibulaire, des mouvements oculaires (spontanés ou réflexes) dysconjugués et un syndrome méningé ou d'hypertension intracrânienne plaident en faveur d'une lésion structurale.

Conduite à tenir

1. CONDUITE IMMÉDIATE

1.1. Dans tous les cas

1.1.1. Vérifier la perméabilité des voies aériennes, l'oxygénation, la tension artérielle et le rythme cardiaque, et prodécer aux corrections appropriées s'il y a lieu.

1.1.2. Installer une aiguille intraveineuse, maintenue perméable par un sérum, en vue des prélèvements sanguins et de la médication intraveineuse indiquée.

1.1.3. Prélever un échantillon de sang pour dosage des gaz artériels, de la glycémie, des électrolytes et du calcium. Immédiatement après, s'il y a le moindre doute, injecter 50 ml de sérum glucosé à 50% ou, selon le cas, 50 à 100 mg de thiamine.

1.2. Selon le cas

1.2.1. Contrôler les convulsions généralisées.

1.2.2. Corriger les déséquilibres acide–base et osmolaire.

1.2.3. Traiter l'infection.

1.2.4. Traiter l'hyperthermie au–delà de 40° C ou l'hypothermie en deçà de 34° C.

1.2.5. Utiliser l'antidote spécifique.

1.2.6. Contrôler l'agitation.

1.2.7. Protéger les cornées.

2. CONDUITE SUBSÉQUENTE

Procéder aux examens complémentaires jugés appropriés et entreprendre le plus tôt possible le traitement étiologique ou palliatif de la condition.

8

DÉTÉRIORATION INTELLECTUELLE ET SYNDROME DÉMENTIEL

La **détérioration intellectuelle** est un syndrome caractérisé par *un déficit global des facultés cognitives* (orientation, mémoire, attention, abstraction et pensée), *sans atteinte du rythme éveil-sommeil, dû à une affection organique et étendue des hémisphères cérébraux.* Les trois éléments de cette définition font la distinction entre le syndrome de détérioration mentale et d'autres conditions qui s'accompagnent d'une diminution de la performance intellectuelle, entre autres: la confusion mentale aiguë, certaines affections psychotiques, les oublis bénins de la sénescence et l'aphasie de Wernicke. *Le syndrome démentiel* est un syndrome de détérioration intellectuelle dont l'intensité est suffisante pour nuire à l'insertion sociale et à la vie professionnelle du patient.

Entre la détérioration intellectuelle authentique mais bénigne et la démence, il n'existe aucune différence qualitative, seulement une différence quantitative, sans ligne de démarcation précise. Deux faits sont à retenir. Le simple vieillissement physiologique, non compliqué de processus pathologique additionnel, peut être responsable d'une légère détérioration intellectuelle dont le pronostic est relativement bénin. Par contre, les premières manifestations d'une maladie dégénérative responsable à plus long terme d'un syndrome démentiel, peuvent être celles d'une légère détérioration intellectuelle. De telle sorte qu'un diagnostic de syndrome de détérioration intellectuelle n'implique jamais un pronostic. Ce dernier ne peut être basé que sur l'étiologie si elle peut être identifiée ou sur l'évolution de la maladie à plus ou moins long terme.

DIAGNOSTIC

Le diagnostic de syndrome de détérioration intellectuelle et de démence comporte deux temps: 1. l'identification du syndrome et 2. la recherche de l'étiologie.

1. DIAGNOSTIC DU SYNDROME DÉMENTIEL

Le diagnostic de détérioration intellectuelle et de démence repose sur la présence d'un déficit global des fonctions cognitives, déficit qui peut être plus ou moins occulté par l'importance des troubles affectifs et comportementaux. Le diagnostic est plus ou moins difficile selon que le syndrome est d'intensité légère et alors souvent incomplet ou qu'il est plus intense et complet.

1.1. Syndrome discret ou incomplet. Les manifestations de la détérioration intellectuelle peuvent être subtiles. Il peut s'agir d'un simple ralentissement intellectuel. Dans d'autres cas, c'est le malade ou ses proches qui observent qu'il n'est plus ce qu'il était: oubli de faits récents, difficulté de bien comprendre et de bien saisir une situation ou d'exécuter des tâches habituelles. À ce stade, le déficit intellectuel peut parfois être objectivé par des épreuves de fonctions cognitives portant sur l'orientation, la mémoire, l'attention et l'abstraction (voir p. 10) et par une évaluation sommaire du langage expressif et réceptif, des capacités visuo-constructives et de l'orientation gauche-droite: le malade est-il capable de trouver les mots pour nommer les objets familiers et pour exprimer sa pensée? comprend-il les questions posées et les consignes données? peut-il dessiner un cube ou le cadran d'une horloge? De toutes ces épreuves, c'est encore celles qui ont trait à la mémoire des faits récents et aux capacités visuo-constructives qui sont les plus utiles. Deux protocoles standardisés, facilement accessibles et faciles d'emploi, peuvent être utilisés: 1) Champagne, G. « L'évaluation des fonctions cognitives », *Le* *médecin du Québec*, 1990, *25*, 3, 28–34. 2) Gil, R., Toullat, G., Pluchon, C. *et al.* « Une méthode d'évaluation rapide des fonctions cognitives (MERFC) », *Sem. Hop. de Paris*, 1986, *62*, 27, 2127–2133.

1.2. Syndrome complet. Toutes les fonctions intellectuelles sont manifestement atteintes. Le malade oublie les événements de la journée, les rendez–vous, les conversations, le but de ses courses. Il perd la capacité de comprendre ce qui lui est dit, de s'orienter d'un endroit à l'autre dans la ville. Son discours s'appauvrit et témoigne d'une pensée qui s'étiole. À ces troubles cognitifs, caractéristiques du syndrome démentiel, s'ajoutent souvent des *réactions affectives inappropriées*:   labilité affective, explosion émotionnelle, parfois dépression, anxiété ou apathie persistantes, avec répercussion sur le comportement social.

L'état démentiel extrême correspond à une perte complète de toutes les fonctions mentales. Le malade est confiné au lit, incapable de subvenir à ses besoins les plus élémentaires, dans un état souvent qualifié de végétatif.

1.3. Diagnostic différentiel. Les erreurs de diagnostic sont fréquentes. Certaines publications font état de séries où le diagnostic erroné de démence a été posé dans 30 à 50% des cas. Quatre conditions entre autres sont à distinguer du syndrome démentiel.

    1.3.1. La confusion mentale aiguë. Quelle que soit son intensité, elle se caractérise par une atteinte *relativement uniforme* de toutes les fonctions cognitives et par la présence *de troubles de la vigilance*. Au contraire, dans de la détérioration mentale, surtout si encore légère, certaines fonctions cognitives, telles la mémoire pour les faits récents ou l'orientation dans le temps, *peuvent être affectées de façon prédominante* et *les troubles de la vigilance sont absents* quelque soit la profondeur de la démence. En clinique, un état confusionnel peut se surajouter au syndrome démentiel. Il est alors souvent impossible de distinguer entre ce qui relève spécifiquement de la confusion mentale et ce qui relève de la démence.

    1.3.2. La pseudo–démence, rencontrée surtout chez les gens âgés, est due à un état dépressif qui se manifeste au premier plan par une détérioration marquée de la performance intellectuelle, qui masque le tableau clinique de la dépression. La pseudo–démence est réversible par la médication antidépressive appropriée. D'autre part, elle doit être distinguée des états dépressifs qui surviennent au cours de l'évolution d'une démence authentique.

1.3.3. Les oublis bénins de la sénescence, tel l'oubli de noms propres ou d'événements récents sans importance qui n'ont pas attiré l'attention, sont relativement fréquents au-delà de l'âge moyen. Cette condition est peu incapacitante et non évolutive. Le sujet qui s'en plaint a besoin d'être rassuré sur la banalité du déficit de la condition.

1.3.4. Une aphasie de Wernicke peut donner superficiellement une impression de détérioration intellectuelle. Un examen attentif permet de constater que le déficit est isolé et confiné au domaine du langage (voir p. 119).

2. DIAGNOSTIC ÉTIOLOGIQUE

Lorsque le diagnostic de syndrome de détérioration intellectuelle où de démence est bien établi, il est capital d'en rechercher l'étiologie. Tous les processus pathologiques étendus qui affectent primitivement ou secondairement les hémisphères cérébraux peuvent en être la cause. Les étiologies les plus importantes à déceler sont celles qui sont susceptibles d'être traitées ou améliorées et nommément:

- l'intoxication médicamenteuse souvent iatrogène;

- l'hydrocéphalie normotensive;

- la paralysie générale;

- le myxoedème;

- les lésions expansives intracrâniennes (néoplasies, hématomes sous-duraux, abcès);

- la dégénérescence hépato-lenticulaire (maladie de Wilson);

- les déficiences en thiamine, niacine, pyridoxine, vitamine B_{12} et folates;

Les démences irréversibles sont les plus nombreuses. Les causes en sont multiples bien que de fréquence inégale. Des études anatomo-pathologiques antérieures ont fait état des pourcentages suivants:

- maladie d'Alzheimer (démence sénile et présénile): 55 à 60%;
- démence artériopathique: 15%;
- divers: 10 à 15%.

Ce dernier groupe comprend de nombreuses étiologies dont la fréquence individuelle est variable: démence post-traumatique et post-anoxique, démence de l'alcoolisme chronique, encéphalopathies dégénératives peu communes, etc... Depuis quelques années, deux étiologies de plus en plus fréquentes s'ajoutent à cette énumération: le sida (voir p. 393) et la narcomanie.

Examen clinique

Le diagnostic étiologique est basé sur l'histoire de la maladie, l'histoire familiale, le passé médical du malade, l'examen neurologique et systémique et les examens paracliniques (laboratoire, imagerie, EEG et parfois ponction lombaire). La présence d'une histoire familiale de démence doit être retenue comme un facteur de risque d'une maladie dégénérative. L'histoire médicale du malade peut être important: épisodes dépressifs, alcoolisme, prise de médicaments et de stupéfiants, malnutrition, exposition aux toxines, maladies systémiques graves, comportement sexuel. Le mode de début et d'évolution du syndrome démentiel varie selon l'étiologie. L'installation a-t-elle été brutale ou insidieuse et progressive? La progression s'est-elle effectuée en quelques jours, semaines ou mois? La détérioration évolue-t-elle progressivement ou par à-coups successifs?

L'examen neurologique a pour but de rechercher les déficits neurologiques qui sont le propre de certaines maladies dégénératives (par exemple la chorée de Huntington) ou évocateurs d'une étiologie spécifique (hydrocéphalie normotensive, lésion expansive localisée, méningite, sida, etc.). L'examen général peut orienter vers une maladie systémique comme le myxoedème, l'alcoolisme chronique, etc.

Examens complémentaires

Tous les cas de démence doivent être soumis de façon routinière à un certain nombre d'examens paracliniques: formule sanguine complète et sédimentation, glycémie, test de fonctions hépatiques, rénales et thyroïdiennes, dosage de vitamine B_{12} et d'acide folique, tests sérologiques pour la syphilis et le sida.

Le dosage des médicaments, des métaux, des toxines n'est prescrit que s'il y a des indications à cet effet.

Au point de vue imagerie, la scannographie s'impose toujours pour éliminer une tumeur intracrânienne occulte, un hématome sous-dural, une hydrocéphalie communicante, des infarctus cérébraux. L'objectivation d'atrophie cérébrale ne contribue habituellement pas au diagnostic. Elle peut être présente chez des sujets âgés sans déficit intellectuel et être absente durant le stade initial d'une démence.

L'encéphalographie isotopique, qui permet de visualiser la rétention et l'accumulation de LCR dans les ventricules, n'est indiquée que lorsqu'il y a suspicion d'hydrocéphalie normotensive (voir infra).

L'examen du liquide céphalo-rachidien (cellule, glycorachie, protéinorachie) peut révéler la présence d'une méningite chronique.

Enfin l'électro-encéphalogramme est un examen complémentaire facile à exécuter et qui à l'occasion s'avère instructif: foyer d'ondes lentes, ralentissement des fréquences, pointes-ondes pseudo-périodiques, ondes triphasiques et, exceptionnellement, un état de mal épileptique non convulsif.

FORMES ÉTIOPATHOGÉNIQUES

Maladie d'Alzheimer

La forme de démence la plus fréquente est la maladie d'Alzheimer qui englobe les *démences préséniles* (maladie d'Alzheimer proprement dite) et sénile (*démence sénile* de type Alzheimer). Elle se caractérise par une détérioration mentale lentement progressive, d'évolution inéluctable, affectant aussi bien les hommes que les femmes d'âge moyen ou avancé.

Le cerveau est le siège d'une atrophie corticale progressive et diffuse quoique prédominante dans les lobes frontaux, temporaux et pariétaux, avec dilatation du troisième ventricule et des ventricules latéraux. La lésion histologique caractéristique est constituée par une perte neuronale accompagnée de *plaques séniles* et de *dégénérescences neurofibrillaires*. Au niveau sous–cortical, la perte neuronale prédomine dans le *noyau basal de Meynert* qui fournit normalement 90% de l'innervation cholinergique du cortex.

Tableau clinique

Le début de la maladie est insidieux. Durant les douze à vingt premiers mois le déficit peut se limiter à une amnésie pour les faits récents ou à une certaine désorientation dans le temps et dans l'espace. Chez quelques malades, les premiers signes sont une aphasie, une apraxie, une agnosie ou un autre déficit cortical « focalisé », ou encore un changement d'humeur ou de person–nalité. *Après un ou deux ans d'évolution*, toutes les fonctions cognitives deviennent manifestement affectées et les déficits instrumentaux (aphasie, agnosie, apraxie) ne sont pas inhabituels. Simultanément se développent des troubles affectifs: anxiété, dépression ou apathie. *Trois ou quatre ans après le début de la maladie* apparaissent des troubles moteurs qui s'apparentent au syndrome parkinsonien: difficulté à amorcer la marche, démarche à petits pas, pieds traînants, hypertonie musculaire, flexion du tronc et des quatre membres. À ce stade, des délires paranoïdes peuvent s'ajouter au tableau clinique. *La phase terminale* survient après cinq à huit ans d'évolution. Le malade est alité, en démence profonde, incapable de subvenir à ses moindres besoins. La mort survient au cours d'une infection intercurrente.

Diagnostic

Le diagnostic est basé sur le tableau clinique, l'évolution et l'élimination des autres causes de démence. Les examens paracliniques sont normaux sauf pour une atrophie corticale non spécifique, démontrée à la scannographie, et un ralentissement des fréquences à l'électro–encéphalogramme. Il est rarement nécessaire de confirmer le diagnostic par une biopsie cérébrale. Vu l'absence de traitement, la confirmation du diagnostic par biopsie cérébrale est inutile.

Soins

Tous les efforts doivent être tentés pour entourer ces malades et leur famille de support matériel et psychologique et, dans la mesure du possible, pour les maintenir à domicile aussi longtemps que leur condition le permet.

Maladie de Pick

Bien que rare, cette entité est trop bien connue de nom pour qu'elle soit passée sous silence. La maladie de Pick est une autre forme de démence progressive, due à une dégénérescence corticale. L'atrophie prédomine sur les lobes frontaux et/ou temporaux. L'examen histologique révèle la présence de perte neuronale et de grosses cellules dites cellules de Pick. Le tableau clinique est sensiblement le même que celui de la maladie d'Alzheimer.

Démence artériopathique

Cette démence progressive résulte de l'effet cumulatif d'une succession d'infarctus cérébraux de dimension variable dans le cortex, les noyaux gris centraux et la substance blanche sous–corticale, dus à l'occlusion d'artères et d'artérioles cérébrales par embolie ou par artériosclérose. Il n'y a aucune évidence que la simple réduction du débit sanguin cérébral secondaire au rétrécissement des artères cervicales et cérébrales, en l'absence d'infarctus, puisse être une cause suffisante. Le diabète et l'hypertension artérielle sont autant de facteurs de risque.

Dans un fort pourcentage de cas et particulièrement chez les patients de 65 ans et plus, il y a coexistence de démence artériopathique et de stigmates histologiques de maladie de Alzheimer.

En plus de la détérioration mentale, le tableau clinique s'accompagne de déficits neurologiques divers: trouble de la marche et de la station debout, spasticité et rigidité, réflexes anormaux de préhension et de moue, etc. Un *syndrome pseudo–bulbaire* avec trouble de l'élocution et de la déglutition est fréquent, souvent accompagné de rires et de pleurs spasmodiques.

L'évolution caractéristique en paliers, correspondant aux accidents vasculaires successifs, n'est pas toujours évidente. En l'absence de ce mode de progression, le diagnostic est suggéré par l'importance des déficits moteurs plus ou moins focalisés et des réflexes anormaux qui accompagnent la démence. Les techniques d'imagerie radiologiques permettent d'objectiver la présence de multiples infarctus.

Hydrocéphalie normotensive

Ce syndrome se manifeste cliniquement par la triade détérioration mentale, ataxie et incontinence urinaire. L'évolution est progressive et subaiguë.

Le syndrome est dû à une fibrose méningée d'origine souvent inconnue mais parfois liée à une affection antérieure, telle une méningite ou une hémorragie sous–arachnoïdienne. Il en résulte un obstacle à la libre circulation et à la résorption du liquide céphalo–rachidien qui s'accumule dans les ventricules et les dilatent. La pression du LCR demeure normale au niveau lombaire et sous–occipital.

Le syndrome se confirme par la scannographie qui objective une dilatation des quatre ventricules en l'absence d'atrophie corticale ou par l'encéphalographie isotopique, qui démontre une accumulation de liquide céphalo–rachidien dans les ventricules.

Le traitement consiste en une dérivation ventriculaire qui permet souvent une régression des signes déficitaires.

Syndrome de Korsakoff

Le syndrome de Korsakoff n'est pas une véritable démence au sens de détérioration de toutes les facultés intellectuelles. Toutefois la gravité de l'amnésie qui le caractérise résulte en un état mental presque aussi incapacitant qu'une démence. Le tableau clinique comporte:

– *une amnésie antérograde*, c'est–à–dire une incapacité d'emmagasiner de nouveaux souvenirs à partir du moment de survenue de la lésion cérébrale en cause;

– *une amnésie rétrograde*, c'est–à–dire portant sur des souvenirs d'événements antérieurs qui étaient déjà bien établis avant la maladie, perte d'autant moins marquée qu'il s'agit de faits plus anciens;

– *de la fabulation* (inconstante) où le malade raconte des événements ou des faits imaginaires comme pour masquer son amnésie;

– *des déficits d'autres facultés intellectuelles,* inconstants et d'intensité peu marquée.

Le malade demeure éveillé, relativement attentif, capable de converser et d'exécuter les consignes verbales et écrites de l'examen. Il peut raisonner correctement pourvu qu'il n'ait pas à recourir à sa mémoire.

Le syndrome de Korsakoff est causé par une lésion des noyaux dorso-médians du thalamus, des formations hippocampiques, des noyaux amygdaliens et des corps mamillaires secondaires à une déficience en thiamine. Dans les pays industrialisés, il se voit habituellement chez les alcooliques chroniques, souvent à la suite d'un épisode de *delirium tremens* ou *d'encéphalopathie de Wernicke* (caractérisée par de la confusion, une ophtalmoplégie, de l'ataxie et une polynévrite). L'encéphalopathie de Wernicke est efficacement traitée par une injection intraveineuse ou intramusculaire de 50 à 100 mg de thiamine dès que le diagnostic est considéré possible et répétée trois jours consécutifs. Le syndrome de Korsakoff, qui fait suite à une encéphalopathie de Wernicke non traitée, est irréversible.

9

ÉPILEPSIES ET AUTRES SYNDROMES CONVULSIFS

Les épilepsies

L'épilepsie est un syndrome caractérisé par des *crises répétitives à moyen ou à long terme dues à une décharge anormale, soudaine, excessive et transitoire dans le système nerveux central.* Cette définition comporte trois éléments essentiels:

1. Un syndrome. L'épilepsie n'est pas une maladie mais bien un syndrome qui peut être causé par *une prédisposition héréditaire ou par n'importe quel processus pathologique affectant le cerveau.* Dans ces derniers cas, le processus est à l'occasion évolutif, par exemple dans le cas d'une tumeur cérébrale, mais le plus souvent il s'agit de séquelles cicatricielles d'une lésion antérieure guérie, telle une contusion cérébrale.

2. Des crises répétitives à moyen ou à long terme. *La répétition des crises à moyen ou à long terme* distingue les crises épileptiques des crises convulsives survenant isolément ou en salves au cours d'un processus aigu, tel le sevrage d'alcool chez un alcoolique chronique, une ischémie ou une anoxie cérébrale, un traumatisme crânien, une migraine.

3. Une décharge anormale, soudaine, excessive et transitoire. Une dysfonction transitoire du système nerveux central peut être causée par de nombreux processus physiopathologiques: ischémie, anoxie, traumatisme aigu, migraine, hystérie et autres. Le propre de la dysfonction épileptique est d'être causée par une décharge neuronale excessive, elle-même résultant d'un processus pathologique quelconque dans le système nerveux central.

Certaines crises convulsives généralisées (voir p. 179) débutent par une **aura**, c'est-à-dire un symptôme quelconque que le patient apprend à reconnaître en tant qu'*indice annonciateur* d'une convulsion imminente. Une telle aura est en fait une authentique crise épileptique encore circonscrite à une région cérébrale, qui en détermine la symptomatologie clinique particulière.

La plupart des crises surviennent spontanément mais peuvent *être facilitées* par des circonstances non spécifiques comme le manque de sommeil, la surexcitation, les règles chez les femmes. L'hyperventilation, la stimulation lumineuse intermittente, le sommeil et le réveil sont des *facteurs provoquants* propres à certaines formes d'épilepsie. Chez quelques épileptiques, les crises surviennent exclusivement ou le plus souvent durant le sommeil *(épilepsie morphéique)*.

Dans les **épilepsies réflexes,** les crises sont déclenchées par une stimulation spécifique déterminée: visuelle, auditive, somato-sensitive ou somato-motrice, etc.

Enfin, par définition les crises épileptiques sont transitoires. Toutefois, toutes les formes d'épilepsie peuvent à l'occasion se prolonger et constituer un **état de mal** épileptique, condition très grave lorsqu'il s'agit de convulsions généralisées.

CLASSIFICATION DES ÉPILEPSIES

Les manifestations cliniques et électroencéphalographiques des crises d'épilepsie permettent une classification générale d'environ 75% des cas.

La Ligue Internationale contre l'Épilepsie a adopté une classification des crises épileptiques et une classification complémentaire des épilepsies et des syndromes épileptiques, qui sont endossées et utilisées par la majorité des épileptologues. Elles sont résumées en annexe à la page 195. Pour complètes que soient ces classifications, leur utilisation est difficile en pratique générale. La classification retenue ici a pour but de simplifier la classification internationale des épilepsies et des syndromes épileptiques et s'inspire de celle que Gastaut a publiée dans l'Encyclopédie médico–chirurgicale en 1983. Le cadre général de la classification internationale est conservé mais les formes plus inhabituelles d'épilepsies ont été omises. De telle sorte que la première subdivision ne comprend que deux groupes : 1. les épilepsies partielles (focales, locales) et 2. les épilepsies généralisées. Le groupe 3 (Épilepsies et syndromes indéterminés quant au début focal ou généralisé) et le groupe 4 (Syndromes spéciaux) de la classification internationale ont été omis. Les crises néonatales et les convulsions fébriles incluses dans ces deux derniers groupes de la classification internationale sont considérées indépendamment des épilepsies proprement dites. Les groupes 1. Épilepsies partielles et 2. Épilepsies généralisées sont eux–mêmes subdivisés en deux et non en trois groupes : épilepsies idiopathiques et épilepsies symptomatiques ou lésionnelles alors que la classification internationale comprend trois sous–groupes : 1. Épilepsies idiopathiques, 2. Épilepsies cryptogéniques ou symptomatiques et 3. Épilepsies symptomatiques.

TABLEAU 9-1. CLASSIFICATION DES ÉPILEPSIES

1. Épilepsies partielles (focales, locales)
   1.1. Épilepsies partielles idiopathiques
   1.2. Épilepsies partielles symptomatiques (lésionnelles)
   1.3. Épilepsies secondairement généralisées

2. Épilepsies généralisées
   2.1. Épilepsies généralisées idiopathiques
       2.1.1. Petit Mal ou Absence
       2.1.2. Grand Mal ou épilepsie tonico–clinique
       2.1.3. Crises myocloniques idiopathiques
   2.2. Épilepsies généralisées symptomatiques (lésionnelles)
       2.2.1. Syndrome de West
       2.2.2. Syndrome de Lennox–Gastaut

Cette classification est relativement facile à utiliser pourvu que soit bien compris le sens donné à quatre expressions: *épilepsies partielles* par opposition à *épilepsies généralisées; épilepsies idiopathiques* par opposition à *épilepsies symptomatiques*. **Les épilepsies sont dites partielles (focales, locales)** *lorsque la décharge initiale n'occupe qu'une portion plus ou moins circonscrite du cerveau*, alors qu'elles sont **dites généralisées** *lorsque la décharge paroxystique implique l'ensemble des régions cérébrales dès le début de la crise*. Les épilepsies tant partielles que généralisées se subdivisent elles-mêmes en épilepsies idiopathiques et en épilepsies symptomatiques. Ces deux termes ont trait à la nature de l'étiologie. **L'épilepsie idiopathique** *est synonyme d'essentielle, de fonctionnelle. Une lésion structurale n'est pas en cause*. **L'épilepsie symptomatique** *est au contraire causée par une lésion cérébrale structurale*.

1. Épilepsies partielles (focales, locales)

Les épilepsies dites partielles sont dues à *une décharge épileptique localisée à une région plus ou moins circonscrite du cortex cérébral*. Toutes les régions corticales peuvent être le siège d'un foyer épileptique, toutefois le seuil d'hyperexcitabilité neuronale de chaque région n'est pas partout le même. Ainsi, le cortex moteur et la région amygdalo-hippocampique ont un seuil d'hyperexcitabilité plus bas que le pôle occipital, de telle sorte que certaines formes d'épilepsie partielle sont fréquentes alors que d'autres sont rares.

Foyer épileptique et propagation

Une décharge épileptique localisée peut demeurer cantonnée au foyer initial. La symptomatologie reste inchangée durant toute la durée de la crise. Toutefois, la décharge épileptique peut se propager au-delà du point de départ et envahir des régions cérébrales adjacentes ou éloignées (Fig. 9-1). La propagation se fait *de proche en proche*, comme dans l'épilepsie partielle motrice jacksonnienne (voir p. 176) ou *à courte distance dans des structures neuronales anatomiquement distinctes*, par l'intermédiaire de voies d'association, comme dans les crises partielles qui débutent par une sémiologie élémentaire puis évoluent vers une sémiologie complexe (voir p. 179) ou enfin *à l'ensemble du cerveau* par l'intermédiaire du corps calleux et des noyaux thalamiques à projections diffuses.

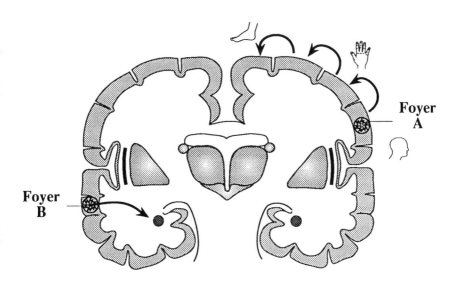

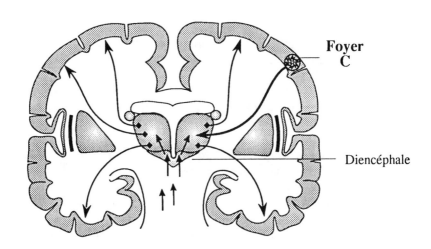

Fig. 9-1. *Modes de propagation d'un foyer épileptique.*
A, de proche en   proche; **B**, à courte distance; **C**, à l'ensemble du cerveau.

Dans le cas d'épilepsies partielles, l'EEG est susceptible à un moment ou à un autre, mais pas nécessairement à tout moment, de montrer *un foyer de pointes ou d'autres anomalies localisées*. C'est dire qu'un EEG normal n'élimine pas un diagnostic d'épilepsie. Les épilepsies partielles peuvent être à l'occasion idiopathiques mais elles sont habituellement secondaires à une lésion structurale.

1.1. ÉPILEPSIES PARTIELLES IDIOPATHIQUES

Les quelques formes d'épilepsies partielles idiopathiques, c'est-à-dire dues à une prédisposition héréditaire en l'absence de lésions structurales corticales, ont toutes des traits communs:

– **âge de début:** exclusivement chez les enfants et les adolescents, après l'âge de 18 mois et particulièrement entre deux et huit ans.

– **examen neurologique et mental:** normal entre les crises, sans histoire d'antécédents familiaux.

– **pronostic:** excellent. La disparition définitive des crises et ultérieurement la normalisation de l'EEG surviennent au plus tard à la puberté, sans laisser de séquelles.

Quelques tableaux cliniques d'épilepsies partielles idiopathiques ont été identifiés tels:

– *Épilepsie bénigne de l'enfance avec pointes centro-temporales*, caractérisée par des crises partielles motrices et sensitives intéressant l'hémiface, avec tendance à se transformer en crise tonico-clonique secondairement généralisée (voir p. 179).

– *Épilepsie de l'enfance avec paroxysmes occipitaux*.

L'EEG se caractérise par *un foyer de pointes lentes et pointes-ondes, sporadiquement bilatérales, accompagné de complexes pointes-ondes ou de polypointes-ondes bilatéraux, symétriques et synchrones de 3 cycles/seconde*.

Diagnostic

La distinction entre les épilepsies partielles idiopathiques et les épilepsies partielles symptomatiques (v. infra) est délicate puisque dans ces deux variétés d'épilepsies la sémiologie clinique et la sémiologie électro–encéphalographique témoignent d'un foyer épileptique. Le diagnostic d'épilepsie partielle idiopathique est envisagé dans les cas où les crises partielles surviennent chez un enfant jusque–là normal. Il est fortement appuyé lorsque l'électro–encéphalogramme démontre la présence non seulement d'un foyer épileptique mais encore de complexes de pointes–ondes ou de poly–pointes–ondes généralisés bilatéraux et synchrones de 3 cycles/seconde caractéristiques des épilepsies généralisées primaires. Le diagnostic est éventuellement confirmé par l'excellente réponse à toutes les médications anti–épileptiques et par la disparition tant du syndrome clinique que des anomalies électro–encéphalographiques au plus tard à la puberté.

Traitement

Tous les médicaments anti–épileptiques sont efficaces dans cette variété d'épilepsie partielle idiopathique et pour n'en nommer qu'un: *acide valproïque* (Can. Depakene; Fr. Dépakine), 15 à 16 mg/kg/jour, subdivisés en 3 ou 4 prises.

1.2. ÉPILEPSIES PARTIELLES SYMTOMATIQUES (lésionnelles)

Les crises d'épilepsie partielles symptomatiques, appelées aussi crises focales ou locales, ont en commun les traits suivants:

– **âge de début:** à tout âge.

– **EEG:** foyer épileptique ou anomalies localisées non spécifiques.

– **examen clinique et mental:** peut être normal ou comporter des anomalies.

– **pronostic:** variable

Par définition, ces épilepsies sont dues à une lésion structurale du cortex cérébral, de l'amygdale ou de l'hippocampe. Il peut s'agir d'une lésion encore en évolution, comme une tumeur cérébrale, mais plus fréquemment ce sont des séquelles cicatricielles d'une lésion antérieure guérie qui sont en cause. La prédisposition héréditaire n'est pas totalement absente. Ainsi seuls 33 à 50% des cas de tumeurs cérébrales ou de traumatismes crâniens pénétrants affectant une même région cérébrale, par exemple le cortex moteur, développent un syndrome épileptique. Toutefois l'importance de la prédisposition héréditaire dans les épilepsies symptomatiques est sans commune mesure avec celle qu'elle a dans les épilepsies idiopathiques. En effet, dans l'épilepsie symptomatique il n'y aurait pas d'épilepsie sans la survenue d'une lésion cérébrale, alors que dans les épilepsies idiopathiques, le syndrome existe indépendamment de toute lésion cérébrale structurale.

La fréquence de l'étiologie de la lésion corticale varie selon l'âge du malade. Souvent la lésion initiale ne peut être déterminée avec précision. Chez les enfants et les adolescents, la cause la plus fréquente est une cicatrice cérébrale consécutive à un traumatisme obstétrical et en second lieu les séquelles d'infections cérébrales et plus rarement une tumeur cérébrale. Chez les adultes, les traumatismes crâniens, les tumeurs cérébrales et les lésions vasculaires sont les causes les plus courantes.

Les manifestations cliniques des crises partielles sont fonction de la région cérébrale impliquée par la décharge épileptique. Sur la base de leur symptomatologie, les crises partielles sont subdivisées en crises partielles *simples*, sans obnubilation de la conscience, c'est-à-dire somato-motrice, somato-sensitive, sensorielle, autonomique, psychosensorielle et en crises partielles *complexes*, caractérisées par une obnubilation de la conscience et des automatismes. Les corrélations entre la symptomatologie des crises partielles et la localisation cérébrale correspondante de la décharge épileptique sont résumées dans le tableau 9-2.

Sémiologie

1. Crises partielles simples (la conscience est intacte)

Les crises motrices tonico-cloniques localisées sont controlatérales au foyer épileptique. Elles peuvent demeurer localisées à l'hémiface ou à un membre ou progresser de proche en proche en une *marche jacksonnienne*, débutant par exemple à l'hémiface puis s'irradiant au membre supérieur et enfin au membre

TABLEAU 9-2. CORRÉLATIONS ANATOMO-CLINIQUES

SÉMIOLOGIE	LOCALISATION
1. Sémiologie simple	
Motrice	
Clonies localisées	Gyrus précentral
Crise adversive	Aire prémotrice
Crise adversive et	Aire motrice
posture anormale	supplémentaire
Sensitivo-sensorielle	
Paresthésie localisée	Gyrus post-central
Auditive	Gyrus de Heschl
Visuelle	Cortex occipital
Vertigineuse	Gyrus temporal supérieur
Olfactive	Uncus de l'hippocampe
Autonomique	Cortex péri-insulaire
	et frontal orbitaire
Psychosensorielle (sans obnubilation)	
Dysphasique	Frontal et temporal
Dysmnésique	Temporal
(déjà vu) (jamais vu)	
Cognitive	Temporal
(état de rêve) (pensée forcée)	
Illusions	Cortex associatif frontal,
	pariétal et temporal
Hallucinations	Hippocampe
Affective (peur, exaltation)	Temporal
2. Sémiologie complexe	Complexe amygdalo-
(avec obnubilation et	hippocampique et
automatismes)	lobe frontal

inférieur. *La paralysie de Todd* est une paralysie localisée et transitoire qui fait suite aux convulsions.

Les crises adversives (rotation consciente de la tête et des yeux vers le côté opposé à un foyer épileptique frontal) sont dues à un foyer localisé à la région prémotrice. Lorsque le foyer siège à l'aire motrice supplémentaire sur le versant interhémisphérique, la déviation de la tête et des yeux s'accompagne d'un déplacement postural en abduction du membre supérieur. Les crises adversives n'ont aucune valeur de latéralisation lorsqu'elles sont associées à une inconscience.

Les crises somato–sensitives consistent en paresthésies localisées affectant l'hémicorps controlatéral à la décharge épileptique. Tout comme les crises partielles tonico–cloniques, elles demeurent localisées ou progressent en marche jacksonnienne.

Les crises sensorielles sont liées à un foyer épileptique du cortex primaire de projection des voies sensorielles. La symptomatologie consiste en un déficit élémentaire: scotome, hémianopsie, phosphènes dans les crises visuelles; acouphènes, sifflement dans les crises auditives; parosmies dans les crises olfactives; vertige rotatoire avec un foyer temporal.

Les crises autonomiques ont une symptomatologie très variée: malaise épigastrique ou abdominal, hypersudation, palpitations, pâleur.

Les crises psychosensorielles sans obnubilation de la conscience sont le fait de décharges épileptiques circonscrites au cortex associatif des lobes frontaux, temporaux, pariétaux, occipitaux et à la région hippocampique. La sémiologie est très variable selon le site de la décharge:

– troubles du langage de type Broca ou Wernicke;

– troubles de la mémoire: impression de déjà vu, déjà entendu, jamais vu, jamais entendu;

– troubles de la conscience du vécu: état de rêve, pensée forcée;

– illusions: visuelles (transformations de couleur, de dimensions et de formes de ce qui est perçu), auditives (altération de l'intensité), olfactives (parosmies), gustatives;

– hallucinations visuelles élaborées (personnages, objets, scènes), auditives (parole, musique) et somatognosiques (déformations, suppression, addition d'un membre).

2. Crises partielles complexes (la conscience est modifiée)

Les crises partielles complexes, appelées antérieurement crises psychomotrices, sont caractérisées par une modification globale de la conscience, c'est-à-dire une obnubilation, une perte de contact avec le monde environnant. Ce trouble de la conscience peut être la manifestation initiale de la crise partielle ou survenir au cours du déroulement d'une crise partielle dont le début se manifeste par une sémiologie psychosensorielle sans obnubilation.

Les crises partielles complexes s'accompagnent presque toujours *d'automatismes*, c'est-à-dire de comportements moteurs correctement effectués mais involontaires, inappropriés et inconscients, dont le malade ne garde aucun souvenir. Les formes les plus fréquentes sont les automatismes oromandibulaires avec mastication et déglutition, les automatismes gestuels de grattage, de friction, d'investigation sur la personne et les automatismes ambulatoires.

Les crises partielles complexes ont une durée de une à trois minutes et sont suivies d'une période post-ictale de confusion, contrairement aux absences de Petit Mal qui ne durent que 10 à 30 secondes, sans confusion post-ictale.

3. Les crises partielles secondairement généralisées

Toutes les crises partielles, quel que soit le siège du foyer initial, peuvent se transformer secondairement en une crise généralisée tonico-clonique. Cette transformation est due à l'irradiation de la décharge épileptique focale à l'ensemble du cerveau, par l'intermédiaire du corps calleux et des noyaux thalamiques à projections diffuses (Fig. 9-1). Il est fréquent qu'un même malade présente à l'occasion des crises qui demeurent focales et à d'autres moments des crises focales qui se généralisent secondairement.

La crise convulsive secondairement généralisée a les mêmes caractéristiques cliniques que la crise tonico-clonique de l'épilepsie généralisée idiopathique (voir p. 184), sauf pour le fait qu'elle est précédée par les manifestations cliniques d'une décharge focalisée. Toutefois, la généralisation secondaire peut survenir sans évidence clinique du foyer initial à cause d'une généralisation trop précoce de la crise partielle, d'une amnésie post–ictale de la symptomatologie focale ou d'un foyer situé dans une région cérébrale cliniquement silencieuse. Dans de tels cas, la nature de crise partielle peut être confirmée par la présence d'un foyer électro–encéphalographique.

Diagnostic

Le diagnostic d'épilepsie partielle repose sur la description de crises dont la sémiologie simple ou complexe témoigne d'une décharge épileptique localisée. Dans les cas de crises partielles secondairement généralisées, cette symptomatologie survient dès le début de la crise et précède la crise tonico–clonique (*l'aura*). Il n'est pas rare que le questionnaire décèle chez ces malades la survenue occasionnelle de crises partielles sans généralisation secondaire. Lorsque de tels indices cliniques ne peuvent être relevés et que les causes toxi–métaboliques de crises généralisées tonico–cloniques ont été éliminées, le diagnostic ferme ne peut être établi que par l'EEG ou la scannographie cérébrale.

L'histoire de la maladie actuelle, les antécédents médicaux, et l'examen objectif systémique et neurologique sont à la base du diagnostic étiologique. Il importe d'éliminer la présence d'une lésion expansive, et tout particulièrement dans les cas de syndrome épileptique débutant après l'âge de 25 ans et dans les cas d'épilepsie partielle dont la symptomatologie se modifie avec le temps.

L'examen clinique doit être complété de routine par deux examens paracliniques: l'EEG et la scannographie. L'indication d'examens complémentaires est fonction de ce que revèlent les premiers examens clinique et paraclinique.

Traitement

Le traitement des épilepsies partielles symptomatiques est avant tout médical (à l'exception des étiologies néoplasiques qui nécessitent une exérèse chirurgicale). Les médicaments les plus efficaces sont habituellement la carbamézine (Tegrétol), 10 à 15 mg/kg/jour subdivisés en trois prises, ou l'acide valproïque (Can. Depakene; Fr. Dépakine), 20 à 30 mg/kg/jour subdivisés en deux prises et la phénytoïne (Can. Dilantin; Fr. Di-hydan), 3 à 5 mg/kg/jour, une fois par jour ou subdivisés en deux prises. Il est souvent nécessaire d'ajouter à ces médicaments le phénobarbital (Gardenal, etc.), 2 à 3 mg/kg/jour, particulièrement en présence de crises partielles secondairement généralisées.

La résection chirurgicale d'un foyer épileptique n'est indiquée que lorsque sont réunies un certain nombre de conditions qui doivent être évaluées dans un milieu spécialisé: une épilepsie partielle secondaire non contrôlée par une médication appropriée, dont le foyer peut être réséqué sans causer de déficits neurologiques majeurs.

2. Épilepsies généralisées

Les manifestations cliniques et électro-encéphalographiques des crises généralisées indiquent que la décharge épileptique, probablement initiée par un premier paroxysme cortical, *implique dès son début l'ensemble des régions cérébrales*. Le paroxysme cortical déclencheur de la décharge généralisée n'a pas la signification d'un foyer épileptique persistant et identifiable, qui est le propre des épilepsies partielles.

2.1. ÉPILEPSIES GÉNÉRALISEES IDIOPATHIQUES (essentielles ou fonctionnelles)

Les épilepsies généralisées idiopathiques sont dues à *une prédisposition héréditaire* (peut-être en rapport avec les acides aminés du cerveau), en l'absence d'une lésion cérébrale structurale. Elles se présentent sous trois formes principales qui peuvent coexister chez un même malade: le Petit Mal ou Absence, le Grand Mal ou épilepsie généralisée tonico-clonique, et les crises myocloniques idiopathiques. Ces trois formes d'épilepsies généralisées ont des traits communs:

– **âge de début:** presqu'exclusivement dans l'enfance et l'adolescence;

– **EEG:** anomalies d'emblée généralisées, bilatérales, synchrones et symétriques;

- **examen clinique et examen mental:** normal entre les crises et absence d'antécédents personnels d'atteinte du système nerveux;

- **histoire familiale:** fréquence d'antécédents familiaux de convulsions ou d'anomalies typiques à l'EEG;

- **pronostic:** bonne réponse au traitement anti–épileptique approprié et bon pronostic.

2.1.1. Petit Mal ou Absence

RÉSUMÉ

Clinique: *Perte ou obnubilation de la conscience.*
             Courte durée.

EEG: *Complexes pointe–onde de 3c./sec.*
             généralisés, bilatéraux et symétriques

Au point de vue clinique, le Petit Mal, ou Absence, se caractérise essentiellement par *une perte ou une obnubilation de la conscience de courte durée.* Durant la crise, il y a cessation de l'activité qui était en cours, sans dissolution du tonus musculaire. Le regard est vide et fixe. Il peut y avoir des clignements des paupières, de discrets mouvements automatiques de mâchonnement et quelques myoclonies bilatérales discrètes affectant les membres supérieurs ou le tronc. Le début et la fin de la crise sont instantanés. La durée moyenne est de deux à dix secondes, rarement au–delà de trente secondes, à moins qu'il ne s'agisse d'un état de mal qui par définition est indûment prolongé. La fréquence en est très variable, d'une crise occasionnelle à plusieurs crises par jour. Les crises surviennent spontanément mais sont aussi souvent provoquées par l'hyperventilation. Les premières crises débutent entre trois et vingt ans, la majorité entre six et sept ans.

Au point de vue EEG, le Petit Mal se caractérise par *une décharge de grande amplitude, généralisée, bilatérale, synchrone et symétrique, constituée par une pointe suivie d'une onde lente, le complexe pointe–onde, qui se répète à une fréquence de 3 cycles/seconde* (Fig. 9–2).

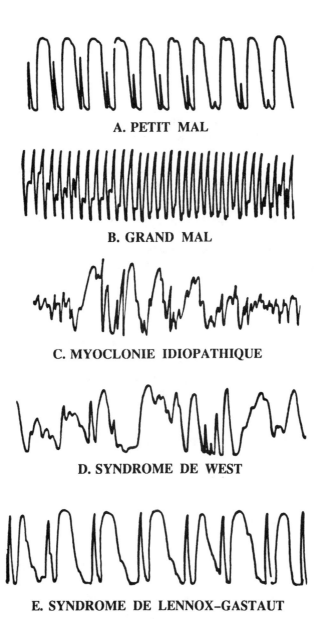

A. PETIT MAL

B. GRAND MAL

C. MYOCLONIE IDIOPATHIQUE

D. SYNDROME DE WEST

E. SYNDROME DE LENNOX–GASTAUT

Fig. 9–2. *Épilepsies généralisées: EEG.*

Chez un même malade, les crises de Petit Mal, habituelles durant l'enfance, peuvent faire place à des crises de Grand Mal après la puberté.

Diagnostic

La crise de Petit Mal est habituellement typique et l'EEG caractéristique. Le diagnostic peut être facilité par l'observation d'une crise provoquée par une épreuve d'hyperventilation de quelques minutes. L'absence est parfois de si courte durée que le diagnostic clinique peut rester douteux. L'EEG est alors le principal moyen de diagnostic. Le Petit Mal doit être distingué des courtes pertes de conscience du syndrome de Lennox–Gastaut qui comporte plusieurs autres traits cliniques (voir p. 189). La courte durée de la crise de Petit Mal et la discrétion des automatismes sinon leur inexistence sont en contraste avec la confusion mentale de la crise partielle complexe qui dure de une à trois minutes et s'accompagne d'automatismes beaucoup plus élaborés (voir p. 179).

Traitement

Le premier choix d'un médicament est *l'acide valproïque* (Can. Depakene; Fr. Dépakine), 15 à 60 mg/kg/jour, subdivisés en 3 ou 4 prises ou *l'éthosuximide* (Zarontin), 20 mg/kg/jour, subdivisés en 2 ou 3 prises. Ces médicaments doivent souvent être associés au phénobarbital, 2 à 5 mg/kg/jour, subdivisés en 2 ou 3 prises, s'il y a présence additionnelle de crises tonico–cloniques généralisées.

2.1.2. Grand Mal ou épilepsie tonico–clonique généralisée

RÉSUMÉ

Clinique: *Inconscience et crise tonico–clonique généralisée dès le début.*

EEG: *Pointes généralisées, bilatérales, symétriques et continues durant la phase tonique du début; pointes en salves durant la phase chronique*

La crise de Grand Mal débute *par une perte de conscience immédiate et totale, un arrêt respiratoire et une contraction musculaire tonique comportant une ouverture momentanée de la mâchoire, suivie par une contraction intense et soutenue des masséters, un opisthotonos, une extension des membres habituellement précédée d'une flexion transitoire.*

Cette première phase peut s'accompagner d'un cri et d'une déviation conjuguée de la tête et des yeux qui n'a aucune valeur de localisation lésionnelle. À l'occasion, la phase tonique peut être précédée de quelques secousses cloniques des membres.

Une phase clonique fait suite à la phase tonique. Elle débute par l'apparition de frémissements musculaires qui se transforment en de violentes clonies en flexion, interrompues par un relâchement musculaire. Progressivement les clonies sont de plus en plus espacées, jusqu'à la cessation de tout mouvement. L'incontinence urinaire est fréquente.

La crise se termine par un *coma profond.* Le malade est cyanosé. La salive accumulée durant la crise, parfois teintée de sang s'il y a eu morsure de la langue, s'écoule de sa bouche. Une profonde inspiration marque la fin de l'apnée. Puis le coma s'allège, se transforme en confusion et graduellement la conscience redevient normale.

L'EEG de la phase tonique se caractérise par *des décharges généralisées, bilatérales, symétriques et continues de pointes à la fréquence de 7 à 10 cycles/seconde* (Fig. 9–2). Durant la phase clonique, *les pointes surviennent en salves périodiquement interrompues par des silences électriques ou des ondes lentes qui accompagnent le relâchement musculaire.*

La phase comateuse s'accompagne d'un tracé plat qui se transforme en *ondes lentes* dont la fréquence s'accélère graduellement jusqu'au rythme normal de 8 à 12 cycles/seconde sur les régions cérébrales postérieures au fur et à mesure que l'état de conscience s'améliore.

L'âge de début de l'épilepsie généralisée idiopathique de type Grand Mal est presque toujours entre dix et vingt ans avec un maximum entre quatorze et seize ans. Chez certains malades, les crises de Grand Mal deviennent plus fréquentes après la puberté alors que les crises de Petit Mal prédominaient avant la puberté.

Diagnostic

Une crise de Grand Mal d'emblée généralisée doit être distinguée *d'une crise tonico-clonique secondairement généralisée*, *des convulsions généralisées* dues à un processus toxi–métabolique (voir p. 149) et des *convulsions fébriles* (voir p. 194).

Traitement

Le premier choix de médicament est *l'acide valproïque* (Can. Depakene; Fr. Dépakine), 15 à 60 mg/kg/jour, subdivisés en 3 prises ou le *phénobarbital* (Gardénal, etc.), 2 à 5 mg/kg/jour, subdivisés en 2 ou 3 prises.

2.1.3. Crises myocloniques idiopathiques

RÉSUMÉ

Clinique: *Myoclonies bilatérales, symétriques et synchrones sans perte de conscience.*

EEG: *Complexes de polypointe–onde généralisés, bilatéraux et symétriques de 3c/sec.*

Les crises myocloniques idiopathiques regroupent quelques formes peu fréquentes d'épilepsies généralisées primaires chez les enfants et les adolescents où le tableau clinique est dominé par *des myoclonies, habituellement bilatérales, symétriques et synchrones, sans perte de conscience*. Les myoclonies elles–mêmes sont semblables à celles qui surviennent parfois, mais d'une façon plus discrète, en association avec une crise de Petit Mal, ou encore aux quelques myoclonies qui peuvent marquer le début d'une crise tonico–clonique généralisée.

Les myoclonies s'accompagnent à l'EEG de *décharges généralisées, bilatérales et symétriques de complexes polypointe–onde de 3 cycles/seconde ou plusieurs pointes sont associées à une onde lente* (Fig. 9–2). Plusieurs formes ont été décrites, dont: l'épilepsie myoclonique bénigne infantile, l'épilepsie myoclonique bénigne juvénile et le Petit Mal myoclonique photosensible.

Diagnostic

Les crises myocloniques idiopathiques se distinguent du Petit Mal ou Absence, par le *maintien de la conscience durant les myoclonies*. En effet, ces malades sont toujours conscients de leurs myoclonies, qu'elles soient isolées ou répétitives. Le syndrome de Lennox–Gastaut (voir p. 189) comporte un ensemble de signes caractéristiques. Il en va de même des formes rares d'encéphalopathies malignes où les myoclonies sont un élément important du tableau clinique telles que l'épilepsie myoclonique progressive et l'encéphalopathie sclérosante aiguë.

Traitement

Le médicament de choix est *l'acide valproïque* (Can Depakene; Fr. Dépakine), 15 à 60 mg/kg/jour, subdivisés en 3 ou 4 prises.

2.2. ÉPILEPSIES GÉNÉRALISÉES SYMPTOMATIQUES (lésionnelles)

Les épilepsies généralisées symptomatiques ou lésionnelles *sont dues à des lésions cérébrales diffuses* causées par *une encéphalopathie* spécifique ou non spécifique péri-natale, *du nourrisson ou des jeunes enfants* de moins de quatre à six ans.

La majorité des cas peuvent être regroupés en deux syndromes: le syndrome de West et le syndrome de Lennox–Gastaut. Les traits communs en sont:

– **âge de début:** de quelques mois à sept ans;

– **examen neurologique et mental:** arriération mentale et souvent déficits neurologiques;

– **pronostic:** crises résistantes aux médicaments et séquelles graves.

2.2.1. Syndrome de West

RÉSUMÉ

*Clinique: Spasmes en flexion, arriération mentale.
Avant 1 an.*

EEG: Dysrythmie majeure (hypsarythmie)

Le syndrome de West, appelé hypsarythmie ou spasmes infantiles, ou spasmes en flexion, est dû à une *encéphalopathie néo-natale* virale ou de cause inconnue, survenant chez un nourrisson normal ou porteur d'une encéphalopathie préexistante. Il se manifeste *avant l'âge de 1 an*, habituellement entre trois et sept mois, le début après deux ans étant exceptionnel. Le syndrome se caractérise par une triade: *spasmes en flexion, arriération mentale et dysrythmie majeure à l'EEG, qualifiée d'hypsarythmie.*

Les spasmes consistent en des myoclonies massives, bilatérales et symétriques entraînant une flexion de la nuque et du tronc et une flexion-adduction des membres. L'arriération mentale est habituellement profonde. L'EEG montre des *anomalies diffuses, continues, avec des ondes lentes de grande amplitude, irrégulières et entremêlées de pointes aiguës et de pointes lentes* (Fig. 9-2).

Les spasmes persistent jusqu'à l'âge de trois ans. Le pronostic est sombre au point de vue atteinte mentale et peut comporter une épilepsie partielle chronique ou un syndrome de Lennox-Gastaut. Exceptionnellement, l'EEG se normalise et l'enfant redevient intellectuellement normal et exempt d'épilepsie chronique.

Diagnostic

Le diagnostic devrait être envisagé sans difficulté par un médecin averti et l'EEG confirme l'impression clinique.

Traitement

Le traitement doit être instauré sans délai dans un milieu hospitalier et préférablement spécialisé. La médication de base est *l'ACTH* par voie intramusculaire à la dose de 40 unités/jour durant 4 semaines suivi d'une diminution graduelle au cours des 6 à 8 semaines subséquentes.

2.2.2. Syndrome de Lennox-Gastaut

RÉSUMÉ

Clinique: *Crises variables:* *pseudo-absences*
crises partielles complexes
myoclonies diffuses
chutes par atonie musculaire
etc.

Début entre deux et sept ans

EEG: *Complexes pointe-onde lents et rapides*
irréguliers, diffus, asymétriques, sur
rythme de fond ralenti

Ce syndrome se caractérise par *des crises épileptiques de divers types, un EEG particulier et une déficience mentale parfois accompagnée d'autres déficits neurologiques.* Tout comme le syndrome de West, il est une séquelle d'encéphalopathie du jeune âge et parfois fait suite à un syndrome de West. Les premières manifestations surviennent entre l'âge de deux à sept ans avec un maximum entre trois et cinq ans, rarement après dix ans.

Les crises sont de plusieurs types: courtes interruptions de la conscience appelées pseudo-absences, crises partielles complexes, myoclonies diffuses, crises d'atonie musculaire avec chute, crises myoclono-atoniques, crises toniques brèves affectant le tronc et la racine des membres. Ces diverses manifestations sont souvent associées chez un même enfant. La déficience mentale est constante.

L'EEG est caractérisé par *de nombreuses décharges paroxystiques pseudo-rythmiques de complexes pointe–onde lents, de 1,5 à 2,5 cycles/seconde et de complexes plus rapides de 3 à 4 cycles/seconde, irréguliers, à distribution diffuse, bilatérale mais le plus souvent asymétrique, sur un rythme de fond ralenti et mal organisé* (Fig. 9–2).

Diagnostic

Le syndrome de Lennox–Gastaut se différencie nettement du Petit Mal et des crises myocloniques primaires par la coexistence de déficience mentale, parfois accompagnée d'autres déficits neurologiques, de crises de types variés et par les anomalies électro–encéphalographiques.

Traitement

Le syndrome de Lennox–Gastaut est un des plus difficiles à traiter. Plusieurs médicaments ou combinaisons de médicaments sont à tenter progressivement: *phénobarbital* (Gardénal, etc.), 3 à 5 mg/kg/jour, subdivisés en 2 ou 3 prises; *phénytoïn* (Can. Dilantin, Fr. Di–hydan, etc.), 5 mg/kg/jour, en 1 prise ou subdivisé en 2 ou 3 prises; *acide valproïque* (Can. Depakene; Fr. Dépakine) 10 à 20 mg/kg/jour, subdivisés en 3 prises; *clonazepan* (Can. Clonopin; Fr. Rivotril), 0,01 à 0,03 mg/kg/jour, subdivisés en trois prises.

APPROCHE DIAGNOSTIQUE DES ÉPILEPSIES

Un patient épileptique doit être soumis à un examen général et à un examen neurologique complet. Le diagnostic d'épilepsie repose sur le tableau clinique des crises, interprété dans le contexte médical général et neurologique. L'observation d'une crise est irremplaçable mais souvent impossible. Habituellement, le médecin doit se contenter de la description donnée par le patient ou ceux qui en ont été témoins. Les renseignements obtenus sont d'autant plus complets que le médecin connaît mieux les signes et les symptômes à rechercher par le questionnaire pour complémenter la description faite spontanément. La description des crises conduit d'abord à différencier les crises épileptiques des autres crises transitoires: syncopes ischémiques et anoxiques, « drop attacks », cataplexie et hystérie. Dans une crise tonico-clonique généralisée, la distinction doit être faite entre l'épilepsie et une convulsion généralisée due à un processus aigu toxi-métabolique ou infectieux et des convulsions fébriles. Lorsque la nature épileptique d'une crise tonico-clonique généralisée est établie, il est capital de déterminer s'il s'agit d'une épilepsie généralisée idiopathique ou d'une épilepsie partielle secondairement généralisée. Dans tous les cas d'épilepsie, le diagnostic clinique est d'autant mieux établi que la forme particulière est mieux identifiée: épilepsie généralisée ou partielle, idiopathique ou symptomatique.

L'EEG est l'examen le plus susceptible de confirmer le diagnostic clinique et le type particulier d'épilepsie: anomalies caractéristiques du syndrome de West, du syndrome de Lennox–Gastaut, du Petit Mal dans les épilepsies généralisées; foyer de pointes ou autres anomalies localisées dans les épilepsies partielles. Toutefois, le diagnostic clinique d'épilepsie peut être maintenu même si l'EEG est normal. Par contre des anomalies de type épileptique à l'EEG en l'absence d'une histoire clinique significative sont insuffisantes pour poser ce diagnostic.

Une scannographie est indiquée dans tous les cas et particulièrement dans les épilepsies partielles (secondairement généralisées ou non). La seule exception à cette règle est l'épilepsie Petit Mal et Grand Mal idiopathique indiscutable-ment diagnostiquée par les signes cliniques et électroencéphalographiques. L'indication d'une investigation plus poussée ne peut découler que des résultats de ces premiers examens.

PRINCIPES GÉNÉRAUX DE TRAITEMENT

Lorsque la cause de l'épilepsie est une lésion cérébrale expansive, le traitement doit être avant tout chirurgical. L'exérèse d'une telle lésion n'est pas nécessairement suivie d'une disparition des crises d'épilepsie.

Les excès de boisson alcoolique sont à proscrire chez tous les épileptiques.

Dans environ 75% des cas, une médication appropriée est efficace, c'est-à-dire que les crises disparaissent ou sont significativement réduites en nombre et en intensité. La médication doit être instaurée avec un seul médicament, choisi en fonction du type de crise (voir la section appropriée dans le chapitre), après vérification de l'absence de contre-indications (état clinique du malade ou autres médicaments déjà prescrits pour quelques raisons que ce soit). Le dosage du médicament doit être progressivement augmenté jusqu'à ce que les crises soient contrôlées ou jusqu'à l'apparition des signes et des symptômes témoignant d'une intoxication. Si le premier choix de médicament s'avère inefficace après quelques semaines d'emploi, il y a lieu de pratiquer un dosage sérique du médicament pour s'assurer que la dose ingérée est optimale. Les deux causes les plus fréquentes d'une dose insuffisante sont la crainte que peut avoir un médecin de prescrire une dose trop forte, et le manque de fidélité ou d'observance du patient à prendre le médicament tel que prescrit. Suite à ces précautions, un deuxième médicament doit être utilisé à une dose d'abord faible puis progressive alors que le premier médicament est réduit par palier bihebdomadaire pour éviter un sevrage brusque qui pourrait provoquer un état de mal épileptique. Il existe des cas où le contrôle des crises nécessite la prise simultanée de deux médicaments, rarement de trois.

Le problème de l'arrêt des médicaments après une période de contrôle total d'une durée de deux, trois ou quatre ans, est délicat. Si cette décision est envisagée, le patient doit être conscient que dans un certain pourcentage de cas, il peut y avoir récidive des crises avec les inconvénients qui en découlent (par exemple, la perte du permis de conduire une automobile).

Les états de Grand Mal sont des urgences thérapeutiques qui se traitent par l'injection intra-veineuse lente de 10 mg de diazepam (chez l'enfant, 0,2 mg/kg par voie rectale), ou de clonazepam, à dose de dix fois moindre, ou de phénytoine, 15 mg/kg en 30 minutes, sous surveillance des signes vitaux.

Syndromes spéciaux

CRISES NÉO-NATALES

Les crises néo-natales sont celles qui surviennent durant les trente premiers jours de la vie. Elles ont des particularités cliniques et étiologiques qui justifient de les considérer isolément, en dehors du cadre général des épilepsies. D'autant plus que la grande majorité de ces crises ne sont pas de nature épileptique proprement dite, bien que les processus en jeu puissent causer des lésions cérébrales, elles-mêmes susceptibles de devenir épileptogènes.

Tableau clinique

Les manifestations cliniques, parfois très subtiles, consistent habituellement en:

- une déviation tonique du regard ou des mouvements oculaires rapides,

- un clignotement répétitif des paupières,

- des grimaces faciales,

- des clonies et des postures toniques transitoires d'un membre,

- de l'apnée,

- rarement des convulsions tonico-cloniques généralisées.

Étiologie

Les étiologies à considérer sont:

- un traumatisme ou une hypoxie à l'accouchement,

- un trouble métabolique: hypocalcémie, hypomagnésémie, déficience en pyridoxine,

- une infection cérébrale intra-utérine ou néo-natale.

- une malformation congénitale.

Ces cas doivent être investigués d'urgence en milieu spécialisé et traités sans tarder dans l'espoir de prévenir des lésions cérébrales irréversibles.

CONVULSIONS FÉBRILES

Les convulsions fébriles proprement dites constituent un syndrome bénin à tendance familiale, fait d'une convulsion généralisée de trois à cinq minutes survenant à l'occasion d'un épisode de fièvre, chez des enfants jusque-là normaux, âgés de 6 mois à 5 ans. L'EEG peut être momentanément perturbé de façon symétrique et ne tarde pas à redevenir normal. Le pronostic est très bon, bien qu'il puisse y avoir récidive au cours d'un nouvel épisode fébrile.

Diagnostic

Ce syndrome doit être différencié des crises tonico-cloniques généralisées dues à des maladies qui s'accompagnent de fièvre et de convulsions, telle une encéphalite, et des crises épileptiques déclenchées pour la première fois par la fièvre mais essentiellement secondaires à une pathologie cérébrale antérieure responsable de séquelles cicatricielles. Toutes ces possibilités doivent être envisagées lorsqu'il y a présence d'un ou de plusieurs des éléments suivants:

– une histoire de crise antérieure en l'absence de fièvre,

– des convulsions qui se prolongent au-delà de cinq minutes ou qui ont une composante focale,

– des déficits à l'examen neurologique,

– des anomalies asymétriques à l'EEG.

Traitement

Le traitement des convulsions fébriles proprement dites est prophylactique. Il est indiqué dès le début d'un nouvel épisode de fièvre. La fièvre est réduite par des bains tièdes et 5 à 10 mg/kg/jour d'acétaminophène ou paracétamol (Tylénol), associé au phénobarbital (Gardénal). Dans les cas de convulsions fébriles récidivantes, le phénobarbital est indiqué durant un ou deux ans.

ANNEXE

Classification de la Ligue internationale contre l'épilepsie

1. Classification des crises épileptiques (1981)

1. Crises partielles (début localisé)

    A. Crises partielles simples (la conscience est préservée)

        1. motrice
        2. sensitivo–sensorielle
        3. autonomique
        4. psycho–sensorielle

    B. Crises partielles complexes (avec modification de la conscience)

        1. début par sémiologie élémentaire et évoluant vers une modification de la conscience
        2. avec modification de la conscience dès le début

    C. Crises partielles secondairement généralisées

2. Crises généralisées (bilatérales, symétriques, sans début localisé)

    A. 1. crises d'absences
        2. crises d'absences atypiques

    B. crises myocloniques

    C. crises cloniques

    D. crises toniques

    E. crises tonico–cloniques

    F. crises atoniques

3. Crises épileptiques non classifiées

2. Classification des épilepsies et des syndromes épileptiques (1989)

1. Épilepsies et syndromes épileptiques en relation avec une localisation (épilepsies partielles, focales, locales)

 1.1. idiopathiques et reliées à l'âge de début

 1.2. symptomatiques

 1.3. cryptogéniques

2. Épilepsies et syndromes généralisés

 2.1. idiopathiques et reliées à l'âge de début

 2.2. cryptogéniques ou symptomatiques

 2.3. symptomatiques

 2.3.1. étiologie non spécifique
 2.3.2. syndromes spécifiques

3. Épilepsies et syndromes épileptiques indéterminés quant au début focal ou généralisé

 3.1. avec crises focales et crises généralisées

 3.2. sans caractéristiques certaines de crises focales ou généralisées

4. Syndromes spéciaux

 4.1. crises reliées à une situation

 – convulsions fébriles
 – etc.

10

SYNCOPE ET LIPOTHYMIE

La syncope est une perte de conscience à début relativement soudain, de courte durée (quelques secondes à quelques minutes), due à une réduction globale de la circulation cérébrale qui prive le cerveau de l'apport constant d'oxygène et de glucose qui lui sont nécessaires. Une réduction moins marquée de la perfusion cérébrale cause une lipothymie ou présyncope.

TABLEAU CLINIQUE

La perte de conscience syncopale est totale. Elle s'accompagne d'une hypotonie musculaire et de chute si le patient est debout. Au-delà d'une durée de quinze à vingt secondes, la syncope peut s'accompagner de clonies et d'une extension tonique du tronc et du cou, plus rarement d'une crise tonico-clonique généralisée. Le retour à la conscience survient spontanément du seul fait de la position du malade en décubitus (sauf dans les cas de dysrythmies cardiaques).

Les syncopes sont souvent précédées de lipothymie ou présyncope, caractérisée par une sensation de faiblesse, des étourdissements ou de vertige avec instabilité, vue embrouillée, nausées, pâleur et sueurs froides. Le pouls est affaibli et la tension artérielle diminuée. La lipothymie survient parfois isolément sans être suivie de perte de conscience.

VARIÉTÉS

Les syncopes les plus courantes sont les syncopes vasodépressives, les syncopes par hypotension orthostatique et par dysrythmies cardiaques.

1. Syncopes vasodépressives (vasovagales)

Elles sont les plus courantes et surviennent toujours en position debout, précédées de lipothymie. La syncope est prévenue et la lipothymie avortée si le malade se met promptement en position de décubitus.

La réduction de la perfusion sanguine cérébrale est due à une vasodilatation périphérique, surtout au niveau musculaire, qui entraîne une chute de la tension artérielle. En dépit d'une bradycardie compensatrice, le débit cardiaque devient insuffisant pour satisfaire aux besoins du cerveau.

Les circonstantes les plus fréquentes de survenue chez un individu normal sont les émotions soudaines et fortes, les douleurs aiguës, la chaleur et l'humidité intenses.

2. Hypotension orthostatique

La caractéristique de la syncope par hypotension orthostatique est de survenir au moment où le malade passe de la position couchée à la position debout et surtout si le geste est brusque. Elle est aussi précédée de lipothymie et le syndrome peut être avorté par le décubitus immédiat.

L'hypotension artérielle est due à une défaillance des mécanismes qui normalement maintiennent la tension artérielle au cours du passage de la position couchée à la position érigée: une constriction artériolaire périphérique réflexe et une accélération cardiaque. Cette défaillance survient souvent chez les patients qui ont été alités au cours d'une maladie de longue durée et particulièrement chez les gens âgés. La prise de certains médicaments peut en être la cause: les antihypertensifs, la L–dopa, les sédatifs et les anti-dépresseurs. Plus rarement, l'hypotension artérielle est due à une polynévrite ou une autre maladie neurologique affectant les voies nerveuses des réflexes de maintien de la tension artérielle.

3. Dysrythmies cardiaques

Une syncope, parfois précédée de lipothymie, survient au cours des dysrythmies cardiaques lorsque les battements cardiaques s'accélèrent au–delà de cent cinquante, ou diminuent au–dessous de trente–cinq/minute et à plus forte raison lorsque survient une pause cardiaque (Stokes–Adams). De toutes les entités dysrythmiques le syndrome de Stokes–Adams est le plus fréquent. Les syncopes surviennent aussi bien en position debout qu'en décubitus. Le diagnostic, évoqué par l'histoire de la maladie, est confirmé par l'ECG continu durant une période de douze à vingt–quatre heures.

4. Autres variétes

Il existe plusieurs variétés de syncopes moins fréquemment rencontrées en clinique:

– syncope à l'effort, syncope à la toux (ictus laryngé), spasme du sanglot chez l'enfant;

– syncope à la miction qui survient, chez l'individu âgé qui se lève la nuit pour uriner;

– syncope due à l'hypersensibilité d'un sinus carotidien, qui peut être reproduite par un massage du sinus carotidien au niveau de l'angle de la mâchoire;

– syncopes dues à un accident cérébro–vasculaire, inhabituelles sauf dans les cas très graves.

11

CÉPHALÉES ET ALGIES FACIALES

Le problème des céphalées et des algies faciales doit être évalué en fonction des structures susceptibles d'être sources de douleur et des mécanismes mis en jeu.

Les structures à l'origine des douleurs sont extracrâniennes ou intracrâniennes.

1. Les structures extracrâniennes comprennent le cuir chevelu, les muscles, le périoste et les artères extracrâniennes, les organes annexes (yeux, oreille, nez, sinus, dents) et le rachis cervical supérieur.

2. Les structures intracrâniennes incluent les portions de la dure-mère à la base du crâne et en contact avec les sinus veineux crâniens et leurs veines tributaires, les artères qui forment le polygone de Willis, les artères méningées, et les Ve et IXe nerfs crâniens.

Les **mécanismes** qui sont mis en jeu dans la production de la douleur sont au nombre de sept:

    – dilatation des vaisseaux extracrâniens,

– traction sur les vaisseaux à la base du crâne,

– inflammation des structures sensibles,

– contraction soutenue des muscles,

– dysfonction mécanique d'un segment mobile du rachis cervical supérieur,

– pression directe sur les nerfs crâniens sensitifs,

– douleurs référées, c'est–à–dire ressenties dans une région éloignée du site d'origine de la douleur.

VARIÉTÉS CLINIQUES

La très grande majorité des céphalées peuvent être regroupées en quelques catégories correspondant chacune à un mécanisme particulier.

Céphalées vasculaires

Ce groupe de céphalées est dû à la dilatation des artères extracrâniennes et intracrâniennes.

1. CÉPHALÉES MIGRAINEUSES

La migraine n'est pas synonyme de céphalée. Elle en est une forme particulière dont la symptomatologie est bien connue, mais la physiopathologie encore mal expliquée.

1.1. Tableau clinique

L'élément le plus évocateur de migraine est la survenue d'une céphalée paroxystique, souvent hémicrânienne et pulsatile et d'une durée limitée de quelques heures à quelques jours. Ces accès sont suivis d'un intervalle variable de quelques jours, semaines ou mois sans aucune douleur. On distingue six variétés de migraines.

– Migraine classique (ophtalmique). Cette forme de migraine est la plus classique mais non la plus fréquente. Elle débute par un trouble visuel habituellement limité à un champ visuel homonyme, sous forme d'un scotome scintillant et coloré, fait de lignes brisées en forme de fer à cheval. Le scotome débute près de la ligne médiane du champ visuel et se déplace lentement vers la périphérie tout en augmentant de diamètre. A l'intérieur du scotome, la cécité est plus ou moins complète. Le prodrome visuel dure environ de dix à quinze minutes. Il est dû à une ischémie relative par vaso-constriction dans le territoire des artères intracrâniennes ou à un phénomène physiopathologique de « spreading depression », c'est-à-dire de suppression de l'activité électrique corticale.

Le scotome disparaît au moment de la survenue de la céphalée qui est due à une vasodilatation des artères dans le territoire de la carotide externe. La douleur est hémicrânienne, pulsatile et progresse rapidement en intensité. Au cours de l'accès, elle peut se généraliser à l'ensemble du crâne et perdre son caractère de pulsatilité. La durée en est de quelques heures à quelques jours. Elle s'accompagne souvent de nausées, parfois de vomissements et de vertiges. La photophobie et l'intolérance au bruit qu'éprouve le malade lui font rechercher un endroit sombre et silencieux.

– Migraine simple. C'est la forme la plus fréquente de migraine. La céphalée s'installe sans être précédée d'un prodrome visuel. Les caractéristiques de l'accès douloureux sont les mêmes que celles de la migraine ophtalmique.

– Migraine accompagnée. Cette forme de migraine est beaucoup moins fréquente. Elle se caractérise par des déficits neurologiques autres que les troubles visuels de la migraine ophtalmique, tels une ophtalmoplégie, des paresthésies et/ou des faiblesses habituellement localisées à un seul membre, une aphasie, des troubles de la somatognosie, etc. Ces déficits peuvent être limités dans le temps à la période qui précède l'accès douloureux ou peuvent se continuer durant toute la période de la migraine et même persister plus ou moins longtemps après la cessation de la douleur. Le déficit (rarement permanent) est presque toujours transitoire. À l'occasion, il peut constituer une séquelle permanente (*migraine compliquée*).

– **Migraines groupées («cluster headache»).** Cette forme de migraine se caractérise par des signes et des symptômes et un rythme de survenue bien particuliers. La douleur est de très grande intensité et incite souvent le malade à marcher de long en large dans la pièce. Sa localisation est unilatérale et habituellement circonscrite à la région orbitaire ou orbitofrontale. La douleur s'accompagne de troubles végétatifs, tels un larmoiement, une rougeur des conjonctives et une congestion nasale. Le rythme de survenue des accès douloureux est très évocateur du diagnostic. Les accès ne durent que de dix à trente minutes. Ils se répètent plusieurs fois par jour, aussi bien le jour que la nuit, durant quelques jours ou quelques semaines consécutives et sont suivis d'une période d'accalmie qui peut durer plusieurs mois. Une incidence saisonnière est possible chez certains malades.

Les migraines groupées sont à distinguer du tic douloureux (voir p. 96).

– **Migraine atypique.** Cette forme de migraine est fréquente. Elle ne présente pas les caractères habituels qui permettent de poser facilement un diagnostic de migraine. Il y a absence de scotome et la douleur est souvent non pulsatile, diffuse ou prédominante à la région frontale ou orbitale. Le diagnostic est évoqué par le déroulement des céphalées dans le temps: les céphalées surviennent par accès de quelques heures à quelques jours, suivis d'intervalles libres avant qu'il n'y ait récidive.

– **Équivalents migraineux.** Il semble bien que la dysfonction vasculaire responsable de la migraine puisse survenir dans des territoires autres que la tête et constituer des équivalents migraineux. Tels sont des accès répétitifs et plus ou moins périodiques de fièvre, de douleurs abdominales, d'oedème et de vomissements.

1.2. Facteurs déclenchants

Les migraines surviennent souvent de façon impromptue. Chez certains patients, elles sont déclenchées par la tension psychologique ou au contraire par l'état de détente à la suite d'une période de tension, par la fatigue et même par certains aliments bien précis. Chez les femmes la période prémenstruelle et l'utilisation d'anovulants sont souvent des facteurs déterminants.

1.3. Traitement

Traitement de la crise migraineuse

Les médicaments utilisés pour faire avorter la crise migraineuse doivent être pris aussitôt que possible après le début de la crise. La dose peut varier d'un malade à l'autre. En répétant une première dose aux 15 minutes, le patient parvient à déterminer la dose totale qui lui est nécessaire et qu'il prendra par la suite dès le début de la crise.

Antalgiques non spécifiques. Certains malades sont soulagés par des antalgiques non spécifiques, telles l'aspirine et l'acétaminophène (Fr. paracétamol), dont l'efficacité est augmentée par l'addition de codéine et de caféine. Il existe de nombreuses préparations commerciales de ces médicaments qui sont bien connues du corps médical.

Antalgiques spécifiques. Le tartrate d'ergotamine, par son action vaso-constrictive, est souvent le médicament le plus efficace. La dose initiale habituelle est de 1mg avec les comprimés, de 2 mg avec les suppositoires et les préparations sublinguales et de 0,5 mg par voie sous-cutanée et intramusculaire. La dose initiale peut être répétée aux demi-heures jusqu'à un maximum de 5 mg par crise et de 10 mg par semaine. L'ergotamine en comprimé est disponible en association avec la caféine, la belladone et la phénacétine. Les préparations en suppositoires sont utiles lorsque l'ergotamine cause des nausées et des vomissements.

L'ergotamime est contre-indiquée chez les patients qui souffrent de maladies coronariennes ou vasculaires périphériques, d'affections hépatique ou rénale, d'hypertension artérielle et dans les cas de grossesse.

L'ergotisme est dû à un spasme artériel des membres ou même du système nerveux central. Cette complication ne survient habituellement que suite à un surdosage d'ergotamine.

Traitement préventif

Le traitement préventif est indiqué dans les cas de migraines fréquentes et invalidantes:

– *ergotamine,* à la dose de 1mg deux fois par jour jusqu'à concurrence de 10 mg/semaine. L'ergotamine à plus faible dose en association avec d'autres médicaments, tels la belladone et le phénobarbital, est disponible sur le marché. Deux à quatre comprimés par jour peuvent être efficaces pour la prévention.

– *bêtabloquants,* tel le propranolol (Can. Indéral; Fr. Avlocardyl). La dose efficace habituelle est de 80 à 160 mg subdivisée en deux ou trois prises.

– *méthysergide,* à la dose de 4 à 8 mg par jour, subdivisés en deux ou trois prises. Les contre-indications sont les mêmes que celles de l'ergotamine (voir p. 205). La complication rare de fibrose rétropéritonéale est évitée par l'arrêt de la médication durant un à deux mois après trois ou six mois de traitement.

– *inhibiteurs calciques,* tel le vérapamil (Isoptin) à la dose de 80 mg trois ou quatre fois par jour.

2. CÉPHALÉES VASCULAIRES NON MIGRAINEUSES

Toutes les céphalées dues à une vasodilatation des artères extracrâniennes ou intracrâniennes ne sont pas de type migraineux, c'est-à-dire que la physio-pathologie responsable de la dilatation vasculaire n'est pas de même nature. La vasodilatation due à une anoxie cérébrale même légère est la cause des céphalées qui accompagnent le mal d'altitude. La fièvre et les conséquences d'une ingestion abusive d'alcool sont deux autres causes de vasodilatation céphalique douloureuse. L'hypertension artérielle systémique s'accompagne souvent de céphalées, parfois matinales et à localisation postérieure, parfois suggestive de migraines. Dans les crises d'encéphalopathie hypertensive, la céphalée est un des symptômes de premier plan.

Céphalées par traction intracrânienne

Une traction directe ou indirecte sur les portions de la dure-mère à la base du crâne et à sa jonction avec les sinus veineux crâniens, sur leurs veines tributaires, sur les artères du polygone de Willis et sur les artères méningées peut être une source de douleur. Ce mécanisme est celui des *lésions expansives intracrâniennes*. La céphalée est habituellement frontale ou occipitale. Elle est très souvent exacerbée par l'effort ou par des secousses de la tête. Elle peut s'accompagner de vomissements en jets. La valeur de localisation de la céphalée par rapport à la lésion expansive est limitée, sauf lorsqu'elle est toujours localisée au même endroit et qu'elle peut être reproduite avec les mêmes caractères par des secousses volontaires de la tête.

Céphalées par inflammation

Deux conditions pathologiques intracrâniennes sont éminemment responsables de ce type de céphalée: la méningite et l'hémorragie sous-arachnoïdienne. Dans l'hémorragie sous-arachnoïdienne, le mode d'installation de la douleur est pour toutes fins utiles pathognomonique. Une céphalée particulièrement intense survient brutalement chez un individu de 35 ans et plus, qui n'est porteur d'aucune maladie artérielle connue. Dans la méningite, la céphalée peut être d'installation brutale mais plus habituellement elle s'installe de façon rapidement progressive. Dans les deux cas, il y a présence d'un syndrome méningé clinique. Le diagnostic de méningite est confirmé par l'analyse du liquide céphalo-rachidien. La scannographie est l'examen de choix pour démontrer la présence de sang dans l'espace sous-arachnoïdien.

L'artérite à cellules géantes est une affection inflammatoire des artères crâniennes. Elle est une cause importante de céphalées chez les gens de plus de 55 à 60 ans. Le malade développe une douleur unilatérale ou bilatérale lancinante ou continue au niveau des artères impliquées, le plus souvent les artères temporales, douleur qui persiste durant quelques mois en l'absence de traitement. Les artères temporales superficielles et les autres artères lésées sont indurées, sans pulsation et douloureuses à la pression. Des malaises généraux, une perte de poids, une légère fièvre sont fréquemment associés. Le taux de sédimentation est souvent élevé.

La complication à redouter est la cécité due à l'extension du processus pathologique aux artères ophtalmiques ou ciliaires.

Le traitement s'impose d'urgence: prednisone 45 à 60 mg/jour, subdivisée en deux ou trois prises, durant quelques semaines, suivie d'une réduction graduelle à 15 mg/jour durant quelques mois.

Céphalée de tension

La tension psychologique s'accompagne souvent de contractions prolongées des muscles du crâne et du cou qui peuvent être une source de douleur. Elle se manifeste habituellement par une douleur cervicale ou en bandeau autour de la tête. Le malade qui en souffre a souvent une personnalité anxieuse. Il décrit une céphalée continuelle depuis de nombreuses années, tout en admettant qu'elle est exacerbée dans les circonstances où sa tension psychologique augmente.

Céphalée d'origine cervicale

La céphalée d'origine cervicale est due à une dysfonction mécanique d'un segment mobile du rachis cervical supérieur de C_1 à C_4. Le segment mobile se situe à l'interface entre deux vertèbres et comprend le disque intervertébral, les facettes articulaires, les ligaments et les muscles cervicaux ainsi que les racines dorsales (sensitives) et ventrales (motrices), les ganglions spinaux et les nerfs spinaux. Une dysfonction mécanique de la dynamique harmonieuse de ces diverses structures au cours des mouvements du cou peut causer une stimulation nociceptive des facettes articulaires ou d'une racine postérieure ou d'un nerf spinal.

Les étiologies les plus fréquentes sont les traumatismes par hyperflexion ou hyperextension du cou survenant habituellement au cours d'un accident de la route et les sollicitations indues des articulations cervicales secondaires à un défaut de posture ou dans certaines situations professionnelles et sportives.

Tableau clinique

L'ensemble des manifestations cliniques est celui du syndrome cellulo-téno-myalgique (SCTM). La douleur, souvent intermittente, a habituellement une topographie occipitale, souvent unilatérale parfois bilatérale.

L'examen objectif est caractérisé par un ou quelques signes parmi les suivants:

– une tuméfaction articulaire postérieure douloureuse, perçue par la palpation soigneuse de la fosse sous-occipitale entre les insertions du sterno-cléido-mastoïdien et du trapèze.

– une cellulalgie qui résulte en une peau épaissie dans le dermatome correspondant au segment cervical où siège la dysfonction mécanique. La cellulalgie est objectivée par la manoeuvre du pincer–rouler qui consiste à rouler entre les pouces et les index un pli cutané du dermatome approprié. La cellulalgie peut aussi siéger à la tête du sourcil, à l'angle de la mâchoire et dans d'autres territoires de la face et elle s'objective alors par une friction digitale de la zone impliquée.

– une perte d'amplitude ou une douleur à la mobilisation passive de la tête sur le cou.

Traitement

Les diverses techniques de physiothérapie sont les plus aptes à soulager ces malades.

Algies faciales par atteinte des Ve et IXe nerfs crâniens

Les névralgies du trijumeau, du glosso–pharyngien et les compressions de ces nerfs sont considérées au chapitre sur la Sémiologie des nerfs crâniens (voir p. 77).

Céphalée par atteinte des annexes

Les céphalées sont fréquentes au cours des affections des yeux (entre autre le glaucome), des sinus, des otites et des infections dentaires. Le syndrome de Costen consiste en une céphalée temporale qui accompagne une perturbation mécanique de l'articulation temporo–mandibulaire. Ces sources de douleur peuvent être facilement détectées par l'examen attentif de la face et du crâne.

Autres variétés

Il existe plusieurs autres formes de céphalées dont la physiopathologie est inconnue ou mal comprise.

– **La céphalée post-traumatique** est chronique, souvent persistante et distincte des douleurs qui surviennent dans les suites immédiates du traumatisme. Cette céphalée ne doit pas être confondue avec la céphalée isolée de l'hématome sous-dural chronique.

– **La céphalée à l'effort** survient à l'occasion de la toux, de l'éternuement ou de toute manoeuvre qui s'accompagne d'une augmentation soudaine de la pression intrathoracique due à un effort d'expiration contre une glotte fermée. Certaines céphalées accompagnant l'excitation sexuelle ou l'orgasme font peut-être partie de cette catégorie.

– **Les céphalées psychogènes** se voient le plus souvent chez les malades dépressifs et hypochondriaques.

DEUXIÈME PARTIE:

SYNDROMES NEUROLOGIQUES TOPOGRAPHIQUES

12

SYNDROMES MÉDULLAIRES

ANATOMIE

Plan rostro-caudal

La moelle épinière est contenue dans une gaine méningée à l'intérieur du canal rachidien. Elle s'étend du trou occipital au niveau du rebord caudal de la première vertèbre lombaire. Elle est formée d'une succession étagée de 31 segments médullaires (8 cervicaux, 12 thoraciques dorsaux, 5 lombaires, 5 sacrés et 1 coccygien), individualisés l'un de l'autre par l'éventail des fibres d'émergence des racines ventrales et dorsales. Les segments sacrés et coccygien à l'extrémité caudale de la moelle constituent le cône médullaire auquel fait suite le filum terminale qui se soude à l'extrémité coccygienne du canal rachidien. Latéralement, la moelle est ancrée sur l'enveloppe dure-mèrienne par les ligaments dentelés.

Les racines ventrales et dorsales quittent le canal rachidien par les trous de conjugaison entre chaque paire de vertèbres contiguës. La dimension rostro-caudale de la moelle étant moindre que celle du canal rachidien, le trajet des

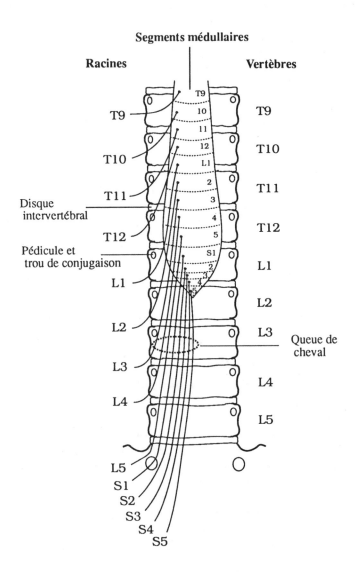

Fig. 12-1. *Moelle, racines et vertèbres.*

racines entre les segments médullaires dont elles sont issues et le trou de
conjugaison approprié est perpendiculaire au grand axe de la moelle pour les
racines rostrales (cervicales) et progressivement de plus en plus incliné
caudalement pour les segments plus distaux. En conséquence, les racines
lombaires et sacrées poursuivent un trajet intrarachidien au-delà du cône
terminal, constituant la queue de cheval dont elles se détachent successivement
au fur et à mesure qu'une racine atteint le trou de conjugaison approprié (Fig.
12-1).

Plan transversal

La moelle est faite de substance grise entourée de substance blanche (Fig. 12-
2).

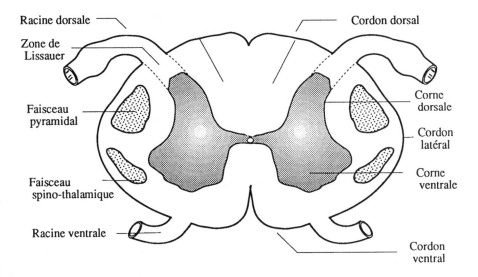

Fig. 12-2. *Anatomie de la moelle.*

1. LA SUBSTANCE GRISE

En coupe transversale, le centre de la moelle est occupé par la substance grise qui a la forme d'un papillon. Les deux ailes du papillon sont reliées par la commissure grise centrée par le canal épendymaire et se déploient dans chaque hémimoelle où elles se subdivisent en cornes ventrales et en cornes dorsales.

2. LA SUBSTANCE BLANCHE

Située tout autour de la substance grise, la substance blanche est parcourue par les sillons ventro–médian, dorso–médian, ventro–latéraux et dorso–latéraux. Elle est ainsi subdivisée en cordons ventraux, cordons latéraux où cheminent les faisceaux pyramidaux, spino–thalamiques, spino–cérébelleux et les fibres sympathiques suprasegmentaires, et en cordons dorsaux formés des faisceaux grêles et cunéiformes.

3. LES RACINES

3.1. Les racines dorsales (sensitives) pénètrent dans le faisceau dorso-latéral (la zone de Lissauer) de la moelle par les sillons dorso–latéraux. Les fibres s'y regroupent alors en fonction des modalités sensitives dont elles sont les voies afférentes et poursuivent leur trajet vers les cordons dorsaux ou vers les cornes dorsales et ventrales.

3.2. Les racines ventrales (motrices) prennent origine dans les motoneurones inférieurs des cornes ventrales et quittent la moelle par les sillons ventro–latéraux.

SÉMIOLOGIE MÉDULLAIRE ANALYTIQUE

Les lésions médullaires causent deux catégories de syndromes selon les structures affectées: le syndrome lésionnel et le syndrome sous–lésionnel.

Le syndrome lésionnel est causé par une atteinte des cornes ventrales, des cornes dorsales, de la commissure blanche antérieure et des zones d'entrée (zone de Lissauer) et de sortie des racines dorsales et ventrales. Le déficit neurologique est *ipsilatéral à la lésion et segmentaire*, c'est–à–dire limité aux dermatomes et aux myotomes correspondant aux segments médullaires lésés. Lorsque le déficit sensitif du syndrome lésionnel survient de façon isolée, il est dit « *suspendu* », c'est-à-dire circonscrit à une zone en ceinture ou en hémiceinture entre les territoires normaux sus-jacents et sous-jacents qui sont normaux. Le syndrome lésionnel est un excellent indice de localisation précise de la lésion.

Le syndrome sous-lésionnel est dû à l'interruption des longs faisceaux. Le déficit qui en résulte affecte *l'ensemble ou une partie du corps sous-jacent à la lésion*. Les longs faisceaux ascendants et descendants sont les voies afférentes et efférentes de connexion entre les segments médullaires étagés et l'encéphale (tronc cérébral et hémisphères cérébraux). Les fibres qui les constituent ont une organisation somatotopique. Dans les faisceaux pyramidaux et spino-thalamiques, les fibres latérales sont en relation avec les segments médullaires lombo-sacrés (membres inférieurs et périnée), les fibres intermédiaires avec les segments dorsaux ou thoraciques et les fibres médianes avec les segments cervicaux. La somatotopie est inverse dans les cordons dorsaux: le contingent médial (faisceau grêle) provient des segments lombo-sacrés alors que le contingent latéral (faisceau cunéiforme) des segments cervicaux. Selon que la lésion d'un long faisceau affecte la totalité ou seulement une partie des fibres, tout l'hémicorps ou seule une partie de l'hémicorps sous-jacent à la lésion est affecté par la paralysie ou l'anesthésie. Le syndrome sous-lésionnel est en conséquence beaucoup moins précis que le syndrome lésionnel en tant qu'indice de localisation du niveau de la lésion.

Lésions des structures segmentaires: syndrome lésionnel

1. LÉSION DES CORNES VENTRALES (voir Syndrome des motoneurones inférieurs, p. 30)

La sémiologie est limitée aux myotomes innervés par les cornes ventrales du segment médullaire lésé.

2. LÉSION DES CORNES DORSALES (voir p. 71)

3. LÉSION CONTROMÉDULLAIRE (voir p. 71)

4. LÉSION DE LA ZONE DE LISSAUER (voir p. 72)

Lésions des longs faisceaux:
syndrome sous-lésionnel

1. LÉSION DES FAISCEAUX PYRAMIDAUX (CORTICO-SPINAUX)
(voir Syndrome pyramidal, p. 37)

La topographie du déficit est ipsilatérale par rapport à la lésion et implique l'hémicorps sous-jacent au myotome du segment médullaire lésé. Dans une lésion bilatérale, la paralysie des membres inférieurs peut être en flexion ou en extension.

2. LÉSION DES CORDONS DORSAUX (FAISCEAUX GRÊLES ET CUNÉIFORMES) (voir p. 72)

3. LÉSION DES FAISCEAUX SPINO-THALAMIQUES (voir p. 73)

4. LÉSION DES VOIES SYMPATHIQUES CENTRALES

SÉMIOLOGIE

Syndrome de Claude Bernard–Horner
Troubles sphinctériens et génitaux

Des fibres sympathiques suprasegmentaires, en provenance de l'hypothalamus, innervent les cellules d'origine du système sympathique localisées dans la corne intermédiolatérale des segments médullaires thoraciques (T_1 à T_{12}). Au niveau de la moelle, ces fibres cheminent dans les cordons latéraux, sans être suffisamment groupées pour former un faisceau compact (voir p. 256).

Le seul effet clinique d'une lésion unilatérale est un *syndrome de Claude Bernard–Horner* ipsilatéral (voir p. 267). Une lésion bilatérale est responsable de *troubles génitaux* affectant l'érection et l'éjaculation et de *troubles sphinctériens*: fonctionnement plus ou moins purement réflexe de la vessie, avec incontinence, mictions impérieuses, difficulté à initier la miction.

5. LÉSION DES AUTRES LONGS FAISCEAUX MÉDULLAIRES

Il n'existe actuellement aucun signe clinique en corrélation avec une lésion des autres longs faisceaux de la moelle, incluant les faisceaux spino–cérébelleux dorsaux et ventraux, les faisceaux pyramidaux directs et les faisceaux spino-thalamiques ventraux. On peut présumer que la lésion des faisceaux tecto-spinaux, rubro–spinaux et réticulo–spinaux contribue à la spasticité du syndrome des motoneurones supérieurs lors d'une lésion médullaire.

SYNDROMES MÉDULLAIRES TOPOGRAPHIQUES

Les divers syndromes médullaires sont déterminés par la localisation et l'extension de la lésion tant sur le plan transversal que sur le long de l'axe rostro–caudal. Les syndromes peuvent être complets ou partiels selon que la lésion affecte la totalité ou seulement une partie des structures dans une région donnée.

Formes topographiques sur le plan transversal

1. SYNDROME MÉDULLAIRE VENTRAL

STRUCTURE	SIGNES
	Segmentaires et ipsilatéraux:
Corne ventrale	Syndrome des moto-neurones inférieurs

La sémiologie des cordons ventraux se résume à celle des cornes ventrales (voir p. 30). Il n'existe aucun signe clinique spécifiquement attribuable à une lésion des faisceaux qui parcourent les cordons ventraux.

Une lésion compressive ventrale est susceptible de causer un syndrome latéral partiel. Les faisceaux pyramidaux sont situés dans les cordons latéraux à proximité de la zone d'insertion des ligaments dentelés tendus entre la dure-mère et la moelle. Lors du déplacement ventro–dorsal de la moelle, les fibres latérales des faisceaux pyramidaux sont ancrées sur place et subissent un effet de traction suffisant pour causer une ébauche de syndrome pyramidal des membres inférieurs (signe de Babinski et exagération des réflexes ostéo-tendineux).

2. SYNDROME MÉDULLAIRE LATÉRAL (DE BROWN–SÉQUARD)

STRUCTURES	SIGNES
	1. Segmentaires et ipsilatéraux:
Corne ventrale	– *Syndrome des moto-neurones inférieurs*
Corne dorsale et zone de Lissauer	– *Anesthésie globale*
Arc réflexe	– *Aréflexie*
	2. Hémicorps sous–jacent à la lésion:
	2.1. Ipsilatéral
Faisceau pyramidal	– *Paralysie spastique*
Cordon dorsal	– *Anesthésie tactile dis-criminative, posturale et vibratoire*
	2.2. Controlatéral
Faisceau spino-thalamique	– *Anesthésie thermo-algésique*

Le syndrome lésionnel (voir p. 216) peut être discret ou inapparent dans les lésions de petit diamètre rostro-caudal.

Lorsque la totalité du faisceau spino-thalamique est lésé, le niveau supérieur de l'anesthésie thermo-algésique est le dermatome du deuxième segment médullaire sous-jacent au segment médullaire lésé (Fig. 3-6).

En clinique, le syndrome de Brown-Séquard est le plus souvent partiel.

3. SYNDROME MÉDULLAIRE DORSAL

STRUCTURE	SIGNES
Faisceaux grêle et cunéiforme	*Hémicorps ipsilatéral sous-jacent:* *Anesthésie tactile discriminative, pos-turale et vibratoire*

Le faisceau cunéiforme ne peut être lésé que dans une lésion au-dessus du segment médullaire T_6.

4. SYNDROME CENTROMÉDULLAIRE (SYRINGOMYÉLIQUE)

STRUCTURE	SIGNES
Commissure blanche antérieure	*Bilatéraux et segmentaires:* *Anesthésie thermo-algésique*

La lésion centro–médullaire initiale peut s'étendre progressivement sur le plan transversal et affecter les cornes ventrales et dorsales ainsi que les longs faisceaux de la substance blanche. L'extension rostro–caudale peut se prolonger jusqu'au bulbe et résulter en un syndrome de syringo–bulbaire. Le syndrome centromédullaire (voir p. 71) est donc initialement un syndrome lésionnel qui peut s'associer en cours d'évolution à un syndrome sous–lésionnel.

5. SECTION TRANSVERSALE COMPLÈTE DE LA MOELLE

Voir plus bas: Formes topographiques selon le niveau rostro–caudal.

Syndromes selon le niveau rostro–caudal

Ces syndromes correspondent (sauf exception pour les segments C_1 à C_4) aux syndromes sous–lésionnels secondaires à une section complète de la moelle, sans tenir compte du choc spinal consécutif à une lésion aiguë, ni du syndrome lésionnel qui est plus ou moins apparent selon le diamètre rostro–caudal de la lésion. Tous ces syndromes ont deux caractères en commun: 1. contrairement au syndrome de Brown–Séquard, le niveau supérieur de l'anesthésie thermo–algésique est le dermatome du segment médullaire lésé et 2. les déficits sensitivo–moteurs s'accompagnent de troubles génito–urinaires: fonctionnement uniquement réflexe de la miction avec incontinence, mictions impérieuses et pollakiurie.

1. NIVEAU CERVICAL

– Quadriplégie spastique (voir p. 42)

– Anesthésie globale des quatre membres et du tronc

– Syndrome de Claude Bernard–Horner (voir p. 267)

Au niveau de C_1 à C_4 (souvent incompatible avec la vie)

– Paralysie ipsilatérale du trapèze et du sterno–cléido–mastoïdien (voir Nerf spinal, p. 109)

– Abolition ipsilatérale du réflexe cornéen (voir Prolongement spinal de la racine descendante du V, p. 95)

– Troubles respiratoires par paralysie du diaphragme ou hoquet par atteinte des noyaux d'origine des nerfs phréniques (C_3 – C_4)

2. NIVEAU DORSAL

– Paraplégie spastique (voir p. 42)

– Anesthésie globale des membres inférieurs et du tronc sous–jacent à la lésion

3. NIVEAU LOMBAIRE

– Paraplégie flasque si les segments L_3 (réflexes rotuliens) et S_1 (réflexes achilléens et cutané–plantaires) sont affectés.

4. CÔNE TERMINAL

– Perte des sensibilités de la région périnéale et des organes génitaux externes

– Atonie du sphincter anal: incontinence fécale

– Déficits végétatifs par atteinte des *motoneurones parasympathiques*: vessie atone, rétention urinaire et incontinence par regorgement; impuissance

Le syndrome du cône terminal se confond avec celui de la *queue de cheval* (voir p. 267).

13

SYNDROMES DU TRONC CÉRÉBRAL

Le tronc cérébral est constitué par le bulbe, la protubérance et le mésencéphale. Il est parcouru par les longs faisceaux ascendants et descendants qui font communiquer la moelle épinière et les hémisphères cérébraux, par les voies cérébelleuses qui relient le cervelet à la moelle et aux hémisphères cérébraux et par les voies oculo-motrices supranucléaires. Il est aussi le siège de nombreux autres circuits et groupements cellulaires qui lui sont propres: noyaux des nerfs crâniens, noyaux vestibulaires, centres des mouvements de verticalité et de latéralité du regard, voies oculo-motrices internucléaires et supranucléaires, formation réticulaire. En conséquence, les atteintes du tronc cérébral sont susceptibles de donner des signes et des groupements de signes qui sont un excellent indice de localisation lésionnelle.

ANATOMIE

La structure interne du tronc cérébral est résumée dans les figures 13-1, 13-2, 13-3 qui correspondent approximativement à une coupe transversale du tiers moyen du bulbe, de la protubérance et du mésencéphale. Ces schémas sont composites et incomplets. Ils ne sauraient remplacer les véritables planches anatomiques. Ainsi, des structures comme les noyaux des nerfs crâniens localisés à des niveaux différents sont représentés sur une même coupe transversale; les particularités anatomiques de la portion caudale du bulbe à la jonction bulbo–médullaire ne sont pas prises en considération; enfin la formation réticulaire n'a pu être illustrée.

CORRÉLATIONS ANATOMO-CLINIQUES: PARTICULARITÉS DU TRONC CÉRÉBRAL

Les signes et les groupements de signes suggestifs ou spécifiques d'une atteinte du tronc cérébral peuvent être dus à une lésion exclusivement intra-parenchymateuse ou à une lésion extraparenchymateuse affectant simultanément le tronc périphérique d'un nerf crânien et le tronc cérébral.

1. Nystagmus. Le nystagmus le plus fréquent dans les lésions du tronc cérébral est un *nystagmus à ressort* (alternance de phases lentes et de phases rapides), *purement vertical, horizontal ou rotatoire*, contrairement au nystagmus horizontal–rotatoire des lésions périphériques. D'autres nystagmus moins fréquents ont la même valeur de localisation: *nystagmus à bascule* (oscillation verticale des deux yeux mais en sens opposé), *nystagmus retractarius* (battement des yeux d'avant en arrière), *nystagmus de convergence*. ·

2. Sémiologie des nerfs crâniens. Les signes et les symptômes d'atteinte d'un nerf crânien du tronc cérébral sont les mêmes, quel que soit le segment lésé: noyau, trajet intraparenchymateux des fibres ou tronc nerveux périphérique, à l'exception du noyau cochléaire dont la lésion unilatérale est asymptomatique. En conséquence, ces signes et symptômes n'ont une valeur de localisation au tronc cérébral que lorsque, en association avec d'autres signes, ils constituent un syndrome du tronc cérébral comme dans les syndromes alternes.

3. Syndromes alternes. Ces syndromes résultent de l'atteinte simultanée d'un nerf crânien et d'un long faisceau sensitif ou moteur. Le déficit dû à l'atteinte du nerf crânien est du côté de la lésion alors que le déficit causé par l'atteinte du long faisceau est du côté opposé. Tels sont par exemple:

– une paralysie du III à gauche, associée à une hémiplégie droite, (lésion du pédoncule cérébral gauche)

– une anesthésie thermo–algésique de l'hémiface gauche et de l'hémicorps droit (lésion de la portion latérale gauche du bulbe).

4. Ophtalmoplégie internucléaire. Une lésion du faisceau longitudinal médian où cheminent les fibres d'association internucléaire entre les noyaux oculo-moteurs est responsable d'une ophtalmoplégie internucléaire caractérisée par un mouvement dysconjugué des globes oculaires dans le regard latéral. Il y a parésie de l'adduction de l'oeil du côté de la lésion, alors que l'autre oeil effectue une abduction complète à laquelle se rajoute un nystagmus mono-oculaire. Au point de vue clinique, cette anomalie est mise en évidence par la déviation du regard vers le côté controlatéral à la lésion (voir p. 94)

5. Paralysie de la déviation du regard. La paralysie de déviation conjuguée des yeux dans le sens vertical ne peut être due qu'à une lésion du tronc cérébral: alors que la paralysie de latéralité peut être causée par une lésion corticale ou du tronc cérébral.

– paralysie de verticalité: lésion mésencéphalique

– paralysie de latéralité: lésion pontique (ou corticale).

6. Pédoncules cérébelleux supérieurs. Les fibres issues du noyau dentelé du cervelet gagne la partie supérieure de la protubérance ipsilatérale et croise la ligne médiane (décussation de Wernicke) avant de rejoindre le noyau ventro-latéral du thalamus du côté opposé à leur origine. L'incoordination qui résulte de leur atteinte affecte les membres ipsilatéraux dans les lésions situées entre le cervelet et la décussation de Wernicke et les membres controlatéraux dans les lésions au dessus de la décussation.

7. Formation réticulaire. Les principales conséquences d'une lésion de la formation réticulaire dans le tronc cérébral sont:

– la stupeur et le coma,

– la rigidité de décérébration,

– des troubles de la respiration, de la tension artérielle et du rythme cardiaque.

SYNDROMES TOPOGRAPHIQUES

1. Syndrome bulbaire (Fig. 13-1)

STUCTURES IMPLIQUÉES	SIGNES
	Du côté de la lésion:
IX, X (noyau ambigu)	– Dysphagie, dysphonie, paralysie vélopalatine et des cordes vocales.
Noyau du XII	– Paralysie avec hémiatrophie de la langue.
Noyau du spinal V	– Anesthésie thermo-algésique de l'hémiface et abolition du réflexe cornéen.
Noyaux vestibulaires	– Vertige, nystagmus.
Fibres cérébelleuses	– Incoordination des membres.
Faisceau sympathique	– Syndrome de Claude Bernard-Horner.
	Du côté opposé à la lésion:
Faisceau pyramidal	– Paralysie du bras et de la jambe, épargnant la face.
Lemniscus médian	– Anesthésie tactile discriminative, posturale et vibratoire de l'hémicorps.
Faisceau spino-thalamique	– Anesthésie thermo-algésique de l'hémicorps.
	Autres signes:
Formation réticulaire ascendante	– Troubles de la vigilance.
«Centres» cardio-vasculaires et respiratoires	– Troubles cardio-vasculaires et respiratoires

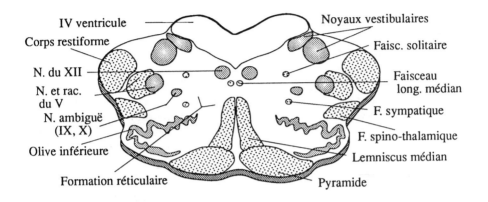

Fig. 13-1. *Bulbe.*

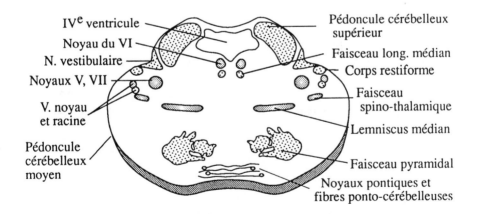

Fig. 13-2. *Protubérance.*

2. Syndrome protubérantiel (Fig. 13-2)

STRUCTURES IMPLIQUÉES	SIGNES
	Du côté de la lésion:
Noyau de V (moteur)	– *Paralysie et tardivement atrophie des masticateurs.*
Noyau du VI	– *Diplopie dans le regard latéral vers la lésion.*
Noyau du VII	– *Paralysie faciale «périphérique».*
Noyaux principal du V (sensitif)	– *Anesthésie tactile discriminative de l'hémiface.*
Noyaux vestibulaires	– *Vertige, nystagmus.*
Fibres cérébelleuses	– *Incoordination des membres.*
Centre oculo-moteur de latéralité (PPRF)	– *Paralysie du regard du côté de la lésion.*
Faisceau longitudinal médian	– *Ophtalmoplégie internucléaire (parésie de l'oeil en adduction).*
	Du côté opposé à la lésion:
Faisceau pyramidal	– *Hémiplégie incluant la face*
Lemniscus médian	– *Anesthésie tactile discriminative, posturale et vibratoire de l'hémicorps.*
Faisceau spino-thalamique	– *Anesthésie thermo-algésique de l'hémicorps.*
	Autres signes:
Formation réticulaire dans la protubérance supérieure	– *Rigidité de décérébration.*
Formation réticulaire ascendante	– *Troubles de la vigilance.*
«Centres» cardio-vasculaires et respiratoires dans la protubérance inférieure	– *Troubles cardio-vasculaires et respiratoires.*

3. Syndrome mésencéphalique (Fig. 13–3)

STRUCTURES IMPLIQUÉES	SIGNES
	Du côté de la lésion:
Noyau du III ou du IV *Pédoncule cérébelleux supérieur (au–dessous de la décussation de Wernicke)*	– *Ophtalmoplégie.* – *Incoordination des membres.*
	Du côté opposé à la lésion:
Pédoncule cérébelleux supérieur (au–dessus de la décussation de Wernicke) *Pédoncule cérébral* *Lemniscus médian*	– *Incoordination des membres.* – *Hémiplégie incluant la face.* – *Anesthésie tactile discriminative, posturale et vibratoire de l'hémicorps.*
Faisceau spino–thalamique	– *Anesthésie thermo–algésique de l'hémicorps.*
	Autres signes:
Centre oculo–moteur de verticalité *Formation réticulaire* *Formation réticulaire ascendante*	– *Paralysie du regard vers le haut.* – *Rigidité de décérébration.* – *Troubles de la vigilance.*

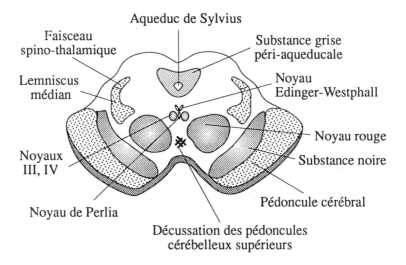

Fig. 13–3. *Mésencéphale.*

14

SYNDROMES HÉMISPHÉRIQUES CÉRÉBRAUX

SYNDROME FRONTAL

SÉMIOLOGIE

1. Troubles moteurs √
    1.1. Hémiplégie spastique √
    1.2. Épilepsie partielle motrice
    1.3. Paralysie de latéralité du regard
    1.4. Réflexe de préhension
    1.5. Troubles de la marche

2. Troubles psychiques
    2.1. Troubles des fonctions intellectuelles
        – Aphasie de Broca √
        – Ralentissement mental
    2.2. Troubles du comportement moteur
    2.3. Troubles de l'affectivité

1. Troubles moteurs

 Les troubles moteurs résultent d'une lésion de la partie postérieure du lobe frontal: aire motrice primaire, aire prémotrice, aire motrice supplémentaire.

1.1. HÉMIPLÉGIE SPASTIQUE CONTROLATÉRALE. Les lésions corticales causent habituellement une hémiplégie à prédominance brachio–faciale ou crurale (membre inférieur), en contraste avec l'hémiplégie capsulaire qui est proportionnelle, c'est–à–dire d'intensité égale à la face et aux deux membres.

1.2. ÉPILEPSIE PARTIELLE MOTRICE. (voir p. 176)

1.3. PARALYSIE DE LATÉRALITÉ DU REGARD. Le malade ne peut regarder du côté opposé à la lésion et les yeux sont plus ou moins déviés du côté de la lésion («le malade regarde sa lésion»). A l'opposé, dans les crises épileptiques adversives, le regard est dévié du côté opposé à la lésion («le malade regarde ses convulsions»).

1.4. RÉFLEXE DE PRÉHENSION. Un stimulus tactile mouvant sur la face palmaire de la main controlatérale déclenche une flexion involontaire et invincible de la main sur l'objet stimulant.

1.5. TROUBLES DE LA MARCHE. Ils constituent l'ataxie frontale.

2. Troubles psychiques

 Les troubles psychiques résultent d'une lésion de la région préfrontale entre le pôle frontal et le cortex moteur. Il comporte des troubles des fonctions intellectuelles, du comportement moteur et de l'affectivité.

2.1. TROUBLES DES FONCTIONS INTELLECTUELLES

2.1.1. Aphasie de Broca. Cette aphasie est due à une atteinte du pôle antérieur de la zone du langage, l'aire de Broca et le cortex environnant, située à la moitié postérieure de la troisième circonvolution frontale de l'hémisphère dominant (habituellement l'hémisphère gauche). Les caractéristiques de cette aphasie motrice sont décrites à la page 119.

2.1.2. Affaiblissement intellectuel manifesté par:

– une diminution de l'auto-critique

– une confusion plus ou moins marquée et une attention labile. Ainsi le malade peut s'arrêter au cours de l'exécution d'une consigne de l'examen. Il est confus dans le temps, dans l'espace et quant aux personnes. Le compte à rebours est souvent impossible.

– des troubles de la mémoire récente et ancienne.

2.2. TROUBLES DU COMPORTEMENT MOTEUR

Ils sont dus à une perte de l'incitation au mouvement et se manifestent par une réduction des gestes et du langage, tant spontanés qu'à la suite d'une consigne. L'intensité de ce trouble varie de *l'aboulie* (intensité légère ou modérée) au *mutisme akinétique* qui en est l'expression la plus intense. Il existe un trouble de la programmation des activités motrices quelque peu complexes: incapacité de répéter ou même d'amorcer une séquence de gestes ou de reproduire une série de figures géométriques.

2.3. TROUBLES DE L'AFFECTIVITÉ

Le changement affectif le plus courant est l'apathie, l'indifférence du malade à l'égard de lui-même et de son entourage. La dépression est plus rare. L'atténuation des réactions affectives peut être entrecoupée d'épisodes de désinhibition avec exaltation, euphorie, irritabilité, jeux de mots: la *moria*.

SYNDROME PARIÉTAL

SÉMIOLOGIE

1. Déficits sensitivo–sensoriels
   1.1. Anesthésie
   1.2. Épilepsie partielle sensitive
   1.3. Quadranopsie homonyme inférieure

2. Aphasie, agnosie, apraxie

---

1. Déficits sensitivo–sensoriels

1.1. ANESTHÉSIE. Elle affecte l'ensemble ou une partie de l'hémicorps controlatéral, et porte surtout sur les sensibilités élaborées telle l'astéréognosie, c'est–à–dire l'incapacité de reconnaître un objet par simple manipulation, ou l'agraphesthésie c'est–à–dire l'incapacité de reconnaître sans l'aide de la vue une lettre ou un chiffre tracé dans la main.

1.2. ÉPILEPSIE PARTIELLE SOMATO-SENSITIVE (voir p. 178)

1.3. QUADRANOPSIE HOMONYME INFÉRIEURE CONTROLATÉRALE (voir p. 183)

2. Agnosie, apraxie, aphasie

Ces déficits varient selon que la lésion affecte le lobe pariétal droit ou gauche.

2.1. LÉSIONS DU LOBE PARIÉTAL DROIT

2.1.1. Hémiasomatognosie pour l'hémicorps gauche, c'est–à–dire non reconnaissance par le malade de son propre hémicorps (voir p. 123).

2.1.2. Anosognosie pour l'hémiplégie, c'est-à-dire une non reconnaissance et une négation de l'hémiplégie (voir p. 123).

2.1.3. Agnosie de l'espace extra-corporel controlatéral. Le malade se comporte comme si l'espace à sa gauche n'existait pas (voir p. 124).

2.1.4. Agnosie et amnésie topographiques, c'est-à-dire incapacité de suivre un trajet connu (voir p. 124).

2.1.5. Apraxie constructive: incapacité de composer une forme dans l'espace pour réaliser une construction ou un dessin (voir p. 121).

2.1.6. Apraxie de l'habillage: incapacité de manipuler un vêtement pour s'en vêtir (voir p. 122).

2.2. LÉSIONS DU LOBE PARIÉTAL GAUCHE

2.2.1. Aphasie de conduction secondaire à une lésion de l'operculum pariétal gauche, décrite à la page 119.

2.2.2. Apraxie idéo-motrice et idéatoire: incapacité d'exécuter sur consignes des mouvements qui peuvent être effectués correctement d'une façon spontanée (voir p. 121).

2.2.3. Autotopoagnosie: incapacité de reconnaître les parties du corps sur soi-même, sur un autre ou sur un dessin (voir p. 123).

2.2.4. Agnosie digitale: incapacité de reconnaître ou de désigner les doigts de la main (voir p. 123).

2.2.5. Confusion gauche-droite

2.2.6. Syndrome de Gerstman: acalculie et agraphie surajoutées à l'agnosie digitiale et à la confusion gauche-droite (voir p. 123).

SYNDROME TEMPORAL

1. APHASIE DE WERNICKE: dans les lésions de l'hémisphère dominant et décrite à la page 119.

2. ÉPILEPSIE PARTIELLE SIMPLE PSYCHOSENSORIELLE OU COMPLEXE (voir p. 178 et 179).

3. QUADRANOPSIE HOMONYME SUPÉRIEURE CONTROLATÉRALE.

SYNDROME OCCIPITAL

1. HÉMIANOPSIE HOMONYME CONTROLATÉRALE, avec possibilité d'épargne maculaire. La cécité corticale est en fait une hémianopsie bilatérale sans épargne maculaire secondaire à une lésion occipitale bilatérale.

2. ÉPILEPSIE PARTIELLE SIMPLE PSYCHOSENSORIELLE (voir p. 178).

3. AGNOSIE VISUELLE: incapacité de reconnaître par la vue les objets, les images, les couleurs, les visages, les signes graphiques (alexie agnosique). L'agnosie visuelle survient dans les lésions gauches ou les lésions bilatérales (voir p. 124).

15

SYNDROME MÉNINGÉ, HYPERTENSION INTRACRÂNIENNE, HYDROCÉPHALIE

LE SYNDROME MÉNINGÉ

Anatomie

Les *méninges* et leur contenu de *liquide céphalo–rachidien* forment une enveloppe et un coussin protecteur qui entourent le névraxe (encéphale et moelle épinière) à l'intérieur de la boîte crânienne et du canal rachidien. Elles sont faites de trois membranes. La membrane externe, la dure–mère ou pachyméninge, est un tissu conjonctif dense et résistant, accolé à la surface interne du crâne et du canal rachidien. La membrane interne, la pie–mère, forme une mince membrane translucide qui adhère à la surface externe du névraxe et en épouse les contours. La membrane intermédiaire, l'arachnoïde, occupe l'espace entre la dure–mère et la pie–mère. Le feuillet externe de l'arachnoïde tapisse la face interne de la dure–mère et se prolonge par un réseau de trabécules qui franchissent l'espace sous–arachnoïdien et s'insère sur la pie–mère. La pie–mère et l'arachnoïde sont faites d'un mince tissu délicat et mou et constituent les leptoméninges.

Autour de l'encéphale, l'espace sous–arachnoïdien est en continuité avec les nombreux espaces périvasculaires qui pénètrent dans le parenchyme cérébral. À la base du cerveau, des dilatations de l'espace constituent des citernes dont la plus importante est la grande citerne entre le tronc cérébral et la base du cervelet. La citerne lombaire occupe l'espace entre le cône médullaire et le cul–de–sac méningé au niveau de la 2e vertèbre sacrée. Elle est parcourue par la queue de cheval et le filum terminale.

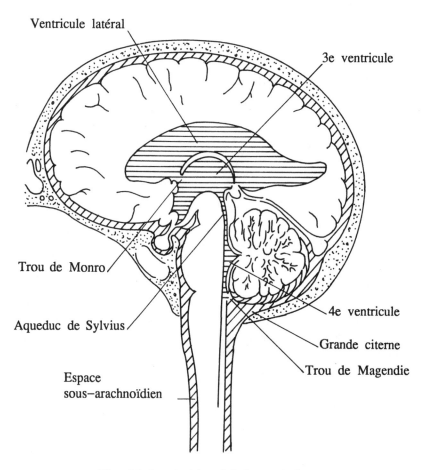

Fig. 15–1. *Liquide céphalo–rachidien.*

Le liquide céphalo-rachidien est produit par les plexus choroïdiens à l'intérieur du système ventriculaire (Fig. 15-1). Partant des ventricules latéraux dans les deux hémisphères cérébraux, il rejoint le IIIe ventricule dans le diencéphale par le *trou de Monro*, puis franchit l'aqueduc de Sylvius qui parcourt le mésencéphale et gagne le IVe ventricule, limité ventralement par la protubérance et le bulbe et dorsalement par le cervelet. Le LCR sort du IVe ventricule par les *trous de Magendie* et *de Lushka* et atteint l'espace sous-arachnoïdien dans la grande citerne. De là, le LCR circule dans l'espace sous-arachnoïdien intrarachidien et intracrânien. Le courant le plus important franchit les citernes de la base du cerveau et contourne les hémisphères cérébraux jusqu'au sinus veineux dure-mèriens et particulièrement le sinus longitudinal supérieur où il est réabsorbé dans le sang par l'intermédiaire des villosités de Pacchioni.

Le LCR normal ne contient aucun polynucléaire et tout au plus de un à cinq lymphocytes. La concentration des protéines est de 15 à 50 mg par 100 ml, dont 10% sont des gamma-globulines. La concentration du sucre est de 50 à 70 mg par ml, correspondant à 60-70% du taux de la glycémie.

Syndrome clinique

Une réaction inflammatoire des méninges et plus spécifiquement des leptoméninges se traduit par un syndrome méningé caractérisé par des céphalées intenses, des nausées, des vomissements et une raideur de la nuque. La photophobie est fréquente. À l'examen objectif, la nuque est raide et douloureuse à la flexion ventrale qui provoque une flexion antalgique simultanée des membres inférieurs *(signe de Brudzinski)*. De fortes douleurs sont aussi provoquées par la flexion sur le bassin d'un membre inférieur étendu *(signe de Lasègue)* ou par l'extension de la jambe après flexion de la cuisse sur le bassin *(manoeuvre de Kernig)*. Une confusion mentale plus ou moins profonde est fréquente et peut aller jusqu'au coma. Le malade est souvent agité et irritable.

Les modifications du LCR au point de vue cellule, protéine et sucre dépendent de l'étiologie qui est variable: infections (voir p. 307), envahissements néoplasiques, hémorragie sous-arachnoïdienne (voir p. 359), injection de produit de contraste.

L'HYPERTENSION INTRACRÂNIENNE

L'HIC est une augmentation anormale de la pression du LCR (c'est–à–dire de plus de 200 mm de H$_2$O en décubitus latéral) secondaire à un accroissement de la masse à l'intérieur de la boîte crânienne, dû à une lésion expansive (tumeur, hématome), un oedème cérébral, ou à un trouble de circulation du LCR.

Syndrome clinique

Quelle que soit la cause de l'HIC, le syndrome consiste en un ou plusieurs des signes suivants:

– céphalée, vomissement, parfois en jet,

– détérioration intellectuelle et baisse de la vigilance,

– convulsions,

– oedème papillaire (« papilloedème ») sans baisse de l'acuité visuelle, sauf dans les cas de longue durée qui résultent en une atrophie optique avec cécité,

– parésie des VIe nerfs crâniens, souvent bilatérale et asymétrique, due à l'étirement des nerfs au cours des déplacements du cerveau,

– modification des signes vitaux.

Un des premiers signes d'HIC qui survient chez l'enfant avant la soudure des os du crâne est une tension des fontanelles.

Les conséquences redoutables de l'hypertension intracrânienne sont les hernies du diencéphale et de l'uncus du lobe temporal dans l'incisure de la tente du cervelet ou des amygdales cérébelleuses dans le trou occipital. Les manifestations cliniques de ces hernies sont décrites aux pages 152 à 154.

L'HYDROCÉPHALIE

L'hydrocéphalie est une dilatation du système ventriculaire due à un obstacle à la circulation du liquide céphalo-rachidien. L'*hydrocéphalie* est dite *non communicante* lorsque l'obstruction se situe à l'intérieur du système ventriculaire ou au niveau des trous de Lushka et de Magendie. Dans l'*hydrocéphalie communicante*, l'obstacle est situé dans l'espace sous-arachnoïdien ou au niveau de la réabsorption du liquide dans le sinus longitudinal supérieur. L'hydrocéphalie *ex-vacuo* est une augmentation de la quantité du LCR qui comble un espace anormal causé par une perte du substance nerveuse.

Étiologie

Les étiologies de l'hydrocéphalie sont multiples. Elles peuvent être congénitales ou acquises et varient selon que l'hydrocéphalie est non communicante ou communicante.

1. Hydrocéphalie non communicante

Les obstructions intraventriculaires à la circulation du LCR se situent au trou de Monro (tumeur), à l'aqueduc de Sylvius (tumeur, sténose) ou au niveau des trous de Magendie et de Lushka (tumeur, fibrose, malformations de la fosse postérieure). La dilatation ventriculaire se produit en amont de l'obstruction et en conséquence peut affecter un, deux, trois ou les quatre ventricules.

2. Hydrocéphalie communicante

Elle résulte d'un blocage de la circulation du LCR dans l'espace sous-arachnoïdien ou d'un défaut de réabsorption au niveau du sinus longitudinal supérieur. La dilatation affecte les quatre ventricules. Les causes les plus habituelles sont:

– une arachnoïdite, c'est-à-dire une fibrose méningée secondaire à une méningite aiguë ou chronique, ou à une hémorragie sous-arachnoïdienne,

– une imperméabilité des villosités de Pacchioni,

– une thrombose du sinus longitudinal supérieur.

Formes cliniques

L'hydrocéphalie peut être aiguë ou chronique. Une *obstruction aiguë* est précocement responsable d'un syndrome d'hypertension intracrânienne.

L'*obstruction chronique*, responsable des dilatations ventriculaires les plus marquées peut demeurer asymptomatique indéfiniment ou se décompenser après une période asymptomatique plus ou moins prolongée. Chez l'adulte, le syndrome progressif le plus courant est celui de l'hydrocéphalie normotensive qui se caractérise par une détérioration mentale, une ataxie à la marche et des troubles sphinctériens (voir p. 167).

Chez l'enfant de moins de deux ans, les premiers signes sont une augmentation du périmètre crânien et de la tension de la fontanelle. Par la suite (et comme premiers signes dans le cas d'enfants de plus de deux ans), des déficits variés s'installent progressivement: syndrome d'hypertension intracrânienne, syndrome pyramidal, ataxie, atteinte intellectuelle, atrophie optique.

Examens complémentaires et traitement

La scannographie illustre la dilatation des ventricules. La gammacisternographie est particulièrement indiquée dans les cas d'hydrocéphalie normotensive.

Tous les cas d'hydrocéphalie doivent être évalués en vue de déterminer si une dérivation ventriculo–cardiaque ou ventriculo–péritonéale est indiquée.

TROISIÈME PARTIE:

MALADIES NEUROLOGIQUES

16

MYOPATHIES ET MYASTHÉNIE GRAVE

MYOPATHIES

Les myopathies sont des maladies caractérisées par une atteinte primitive des muscles (atteinte myogène), par opposition aux anomalies musculaires secondaires à une dénervation (atteinte neurogène). Les myopathies se subdivisent en deux catégories: 1. les dystrophies musculaires groupant les myopathies à détermination génétique; 2. les polymyopathies secondaires à des processus acquis.

Au point de vue laboratoire, trois examens peuvent contribuer au diagnostic: 1. l'électromyogramme, c'est-à-dire l'enregistrement de l'activité électrique des muscles et de la vitesse de conduction des nerfs; 2. la biopsie musculaire; 3. le dosage des enzymes sériques: créatine phosphokinase (CPK) et aldolase.

Dystrophies musculaires

Les dystrophies musculaires comprennent les maladies musculaires dégénératives dues à la transmission héréditaire d'un ou de plusieurs gènes anormaux. Au point de vue clinique, elles se subdivisent en dystrophies musculaires sans myotonie et dystrophies musculaires avec myotonie.

1. DYSTROPHIES MUSCULAIRES SANS MYOTONIE

1.1. La dystrophie musculaire de Duchenne est une maladie héréditaire, liée au sexe. Les femmes sont porteuses du gène anormal, mais seuls les enfants mâles sont atteints.

La maladie débute avant l'âge de cinq ans. Les premiers muscles atteints sont ceux de la ceinture pelvienne ainsi que les quadriceps et les ischio-jambiers. Le malade présente une difficulté à courir, à sauter. Il tombe facilement. Graduellement, il éprouve de plus en plus de peine à se relever, à monter un escalier. Progressivement, la maladie atteint la ceinture scapulaire (deltoïde, grand pectoral, grand dentelé sus et sous-épineux). L'enfant a une difficulté croissante à relever les bras au-dessus de la tête, par exemple lorsqu'il veut se coiffer, se vêtir d'un maillot. Plus tardivement, le tronc et les segments moyens et distaux des membres sont touchés. Les muscles du cou et de la face ne sont que peu ou pas affectés. À dix ans, le malade ne peut plus se tenir debout. Le décès survient habituellement vers l'âge de vingt ans.

L'examen objectif d'un malade modérément atteint met en évidence une faiblesse musculaire des quatre membres, plus ou moins diffuse, mais prédominante aux segments proximaux (ceintures pelvienne et scapulaire) et plus marquée aux membres inférieurs qu'aux membres supérieurs. Pour se relever à partir de la position de décubitus dorsal, le malade se retourne d'abord en position agenouillée; puis avec l'appui des mains sur le sol, il pose ses pieds à plat sur le sol et se redresse en « grimpant » avec les mains le long de ses jambes et de ses cuisses. À la station debout, la lordose lombaire est accentuée et l'abdomen proéminent. Une scoliose peut s'ajouter à la cyphose. Les omoplates sont décollées de la cage thoracique. Lorsque le malade est soulevé par les épaules, celles-ci remontent sans résistance jusqu'à l'angle de la mâchoire. La démarche *en canard* se caractérise par des oscillations latérales du bassin.

La plupart des muscles atteints sont plus ou moins atrophiés. Certains muscles (les mollets, les deltoïdes) présentent une pseudo-hypertrophie: augmentation du volume du muscle accompagnée de faiblesse musculaire. La réponse idio-musculaire est abolie.

Le tableau clinique est exclusivement moteur. L'absence de tout déficit sensitif ou cérébelleux proprement dit est une constante.

Au cours de l'évolution apparaissent des rétractions musculaires avec déformation des articulations (par exemple, pied en varus équin) qui peuvent être prévenues par la physiothérapie.

Des anomalies cardiaques sont rencontrées plus fréquemment que dans les autres types de dystrophies musculaires sans myotonie.

Laboratoire. Trois examens paracliniques peuvent appuyer le diagnostic clinique (voir p. 29):

– *l'électromyogramme* montre un tracé d'atteinte « myogène »;

– *la biopsie musculaire* a des caractéristiques qui permettent d'identifier, non seulement une atteinte primitive du muscle, mais encore le type Duchenne spécifiquement;

– *les enzymes sériques* (C.P.K., aldolase) sont élevés.

Diagnostic. Le tableau clinique, l'évolution (et parfois l'histoire familiale) laissent rarement de doute quant au diagnostic de dystrophie musculaire. La seule difficulté, dans certains cas, est de faire la distinction entre la dystrophie musculaire de Duchenne et d'autres types de dystrophies musculaires sans myotonie.

1.2. La dystrophie musculaire des ceintures. Ce groupe est hétérogène au point de vue héréditaire (autosomal dominant, autosomal récessif) et au point de vue évolution (subaiguë ou chronique).

Les premières manifestations peuvent apparaître précocement (avant l'âge de six ans) ou tardivement (à l'âge adulte). Les membres inférieurs sont souvent les premiers atteints par la faiblesse et l'atrophie mais parfois le début est aux membres supérieurs. À la longue, les quatre membres sont touchés.

Du point de vue clinique la faiblesse et l'atrophie sont à prédominance proximale et les réflexes idio–musculaires sont absents. La pseudo–hypertrophie est beaucoup plus rare que dans la dystrophie de Duchenne.

L'EMG et *la biopsie musculaire* sont illustratives d'atrophie myogène. *Les enzymes sériques* sont souvent normaux, surtout dans les cas à évolution lente.

1.3. La dystrophie musculaire facio-scapulo-humérale de Landouzy-Déjerine est une des formes les plus bénignes de dystrophie musculaire sans myotonie. La transmission héréditaire est autosomale dominante.

La maladie débute à l'adolescence ou à l'âge adulte et se manifeste tout d'abord par une faiblesse et une atrophie des muscles faciaux et du cou: ptose des paupières, faible rétraction des commissures labiales, mimique de plus en plus réduite, faiblesse du cou. Dans certains cas, la maladie reste confinée à ces muscles durant toute la vie du malade. Dans d'autres cas, la faiblesse et l'atrophie gagnent la ceinture scapulaire et les membres supérieurs (biceps et triceps). Le réflexe idio-musculaire est absent dans les muscles atteints. Les sensibilités sont intactes.

L'EMG et *la biopsie musculaire* confirment le diagnostic. Les enzymes sériques ne sont pas modifiés.

1.4. La dystrophie oculo-pharyngée se caractérise par une parésie des muscles des paupières et de la déglutition. Elle est relativement fréquente, entre autres, dans les familles canadiennes françaises et dans les communautés hispano-américaines. La transmission héréditaire est autosomale dominante.

La maladie est lentement progressive. Elle débute dans la cinquième ou la sixième décennie par une ptose des paupières qui devient suffisante pour nuire à la vision. Peu après se manifeste de la dysphagie. Au cours de l'évolution, les muscles extra-oculaires sont affectés chez plusieurs malades et chez certains d'entre eux, le voile du palais, la langue, les muscles laryngés, les muscles faciaux, temporaux et masséters. L'atrophie des muscles du cou, des épaules, des hanches, des bras et des cuisses ne survient que tardivement. Les ROT sont diminués ou abolis.

2. DYSTROPHIES MUSCULAIRES AVEC MYOTONIE

2.1. La dystrophie musculaire myotonique (Maladie de Steinert) est une maladie à transmission héréditaire autosomale dominante. L'incidence familiale est relativement élevée.

La maladie affecte les hommes et les femmes. Elle débute à l'adolescence par une atteinte de la face et des segments distaux des membres: faiblesse des poignets et des chevilles, atrophie des avant-bras et des jambes. Éventuellement le tableau clinique se complète: ptose palpébrale, visage émacié, mimique réduite, rétraction limitée des commissures labiales, faiblesse et atrophie des sterno-cléido-mastoïdiens et des trapèzes, parfois dysphagie et parésie des mouvements oculaires, progression de la faiblesse et de l'atrophie vers la racine des membres et pieds tombants.

La myotonie, c'est-à-dire la contraction anormalement prolongée du muscle, est une des principales caractéristiques de la maladie et se manifeste aussi bien à la suite d'une contraction volontaire, – le malade ne peut relâcher la main ou l'outil qu'il serre –, que de la stimulation électrique d'un nerf moteur ou de la percussion directe du muscle. Les ROT sont abolis. Il n'y a aucun déficit sensitif.

La dystrophie myotonique s'accompagne d'anomalies de tissus autres que le tissu musculaire: cataracte (visible au début uniquement par un examen avec lampe à fente, sous une forme quasi pathognomonique), perte des cheveux, atrophie testiculaire et troubles des menstruations, baisse de la libido, impuissance et, d'un cas à l'autre, divers troubles endocriniens. Les anomalies cardiaques sont fréquentes.

L'EMG et *la biopsie musculaire* confirment le diagnostic. Les enzymes sériques ne sont habituellement pas modifiés.

2.2. La myotonie congénitale (Maladie de Thomsen) est une maladie rare, à transmission autosomale dominante. Elle est caractérisée par la présence de myotonie et d'augmentation du volume musculaire, avec peu ou pas de faiblesse musculaire.

Polymyopathies

Les polymyopathies sont des maladies musculaires diffuses, secondaires à diverses étiologies acquises. Elles se subdivisent en polymyosite et en polymyopathies.

2.1. LA POLYMYOSITE (ET LA DERMATO-MYOSITE)

Cette maladie musculaire inflammatoire est d'étiologie inconnue quoique probablement auto-immunitaire. Elle survient chez les hommes et les femmes et débute à tout âge entre un et soixante ans. Dans la polymyosite proprement dite, l'atteinte est uniquement musculaire. La dermato-myosite comporte une réaction inflammatoire tant de la peau que des muscles et parfois d'autres signes de maladie du collagène. Dans un nombre de cas non négligeable, la polymyosite et la dermato-myosite sont une complication paranéoplasique d'une néoplasie viscérale. À l'occasion, le même tableau clinique est dû à un agent infectieux (par exemple, la trichinose).

Tableau clinique. La polymyosite se caractérise par une faiblesse et une atrophie musculaire des quatre membres qui peut être diffuse ou prédominer à la racine des membres. Les muscles du cou sont atteints et la dysphagie est fréquente. Les muscles faciaux sont épargnés.

Des douleurs musculaires, spontanées et à la pression des muscles sont présentes dans environ 50% des cas. Les réflexes ostéo-tendineux sont à l'occasion vifs, mais parfois diminués ou abolis. Aucun déficit sensitif objectif n'est présent. Les signes cutanés de dermato-myosite consistent en un érythème de la face, du cou, du thorax antérieur, des membres supérieurs.

L'évolution est très variable: début rapidement progressif, suivi de régression complète en quelques mois; progression plus ou moins rapide jusqu'au décès (trois à six mois), progression lente puis état stationnaire sans régression.

Les séquelles avec faiblesse musculaire, atrophies modérées et rétractions ne sont pas rares.

Laboratoire. L'EMG, la biopsie musculaire et l'élévation des enzymes sériques permettent souvent de confirmer le diagnostic.

Diagnostic différentiel. La polymyosite est à distinguer des dystrophies musculaires, de la polyradiculo-névrite, des formes diffuses de myasthénie grave et de la poliomyélite. La recherche d'un cancer viscéral s'impose dans tous les cas.

Traitement. Le traitement de la polymyosite et de la dermato–myosite comporte l'utilisation des stéroïdes et parfois de l'immunothérapie.

2. POLYMYOPATHIES NON INFLAMMATOIRES

Elles sont d'étiologies diverses. Elles peuvent relever d'une perturbation biochimique ou d'un trouble métabolique spécifique des muscles; d'une dysfonction endocrinienne, tels que l'hyperthyroïdie, l'hypothyroïdie, l'hypercorticisme et de l'ingestion de médicaments ou de produits toxiques dont les corticoïdes, la cimétidine, l'alcool, l'héroïne.

Le tableau clinique est habituellement celui des polymyosites: faiblesse musculaire des quatre membres, souvent prédominante aux segments proximaux.

MYASTHÉNIE GRAVE

La myasthénie grave est une maladie musculaire auto–immune due à une destruction plus ou moins marquée des récepteurs de l'acétylcholine dans les plaques motrices des fibres musculaires, par des anticorps fabriqués dans le thymus.

Tableau clinique. Le signe caractéristique de la maladie est une faiblesse musculaire dont l'intensité varie d'un moment à l'autre de la journée et qui s'accroît à la répétition d'un mouvement (fatigabilité). Cette faiblesse est au moins partiellement réversible par les agents anticholinestérasiques. Les muscles les plus atteints sont les releveurs et les orbiculaires des paupières (ptose bilatérale mais asymétrique) et les muscles oculaires externes (*strabisme*). La parésie des muscles d'innervation bulbaire est fréquente, entraînant de la dysphagie et une voix nasonnée. Les membres et le tronc peuvent être atteints. Dans les cas graves, il y a danger de défaillance respiratoire mécanique. L'atteinte cardiaque serait la cause d'un certain nombre de morts subites.

La maladie débute à tout âge, mais surtout vers 20 ans. Son évolution est variable et imprévisible. Les manifestations peuvent être progressives ou non. Les périodes de rémission et de rechutes sont fréquentes. Dans 15% des cas, il y a présence d'un thymome bénin ou malin.

Le diagnostic est confirmé par l'amélioration sous l'effet d'une injection intraveineuse, de 4 à 10 mg d'édrophonium (un anticholinestérasique). L'EMG illustre bien la fatigabilité musculaire et sa correction par l'édrophonium.

Les modifications histologiques à la biopsie musculaire peuvent être significatives. Une radiographie du médiastin permet de rechercher s'il y a présence de thymome.

Traitement. Le traitement est médical et parfois chirurgical. Le traitement médical consiste en agents anticholinestérasiques tels la néostigmine, la pyridostigmine. Les stéroïdes sont maintenant employés mais la mise en marche du traitement est délicate et nécessite une surveillance en milieu spécialisé. Il en va de même pour la plasmaphérèse et les médicaments immunosuppresseurs.

Le traitement chirurgical est l'exérèse du thymus qui s'impose en présence d'un thymome. Elle est aussi souvent indiquée dans plusieurs cas de myasthénie dont les manifestations sont progressives.

LE SYNDROME MYASTHÉNIQUE est une complication paranéoplasique de cancers viscéraux dont le plus fréquent est le cancer des poumons à petites cellules. La faiblesse musculaire des quatre membres est à prédominance proximale et s'accompagne de ptose palpébrale, de diplopie, de dysphagie et de dysarthrie. Une particularité est l'amélioration momentanée de la faiblesse musculaire après les premières contractions d'un mouvement répétitif.

17

AFFECTIONS DU SYSTÈME NERVEUX PÉRIPHÉRIQUE

ANATOMIE

Anatomie macroscopique

1. RACINES

Les racines ventrales et dorsales émergent de la moelle dans les sillons ventro-latéraux et dorso-latéraux de la moelle. Les racines ventrales s'accolent aux ganglions spinaux des racines dorsales dans les trous de conjugaison et forment les nerfs rachidiens. Racines et nerfs rachidiens sont au nombre de 31: 8 cervicaux, 12 thoraciques (dorsaux), 5 lombaires, 5 sacrés et 1 coccygien.

Le trajet des racines au travers de l'espace sous-arachnoïdien est perpendiculaire au grand axe de la moelle pour les racines rostrales (cervicales) et progressivement de plus en plus incliné caudalement pour les segments plus distaux. Au-delà du cône médullaire au niveau du rebord caudal de la première vertèbre lombaire, les racines lombo-sacrées constituent la queue de cheval dans la citerne lombaire dont elles se détachent progressivement au fur et à mesure que chacune rejoint le trou de conjugaison approprié (Fig. 12-1).

2. PLEXUS

Les plexus sont formés par la fusion de deux ou de plusieurs racines en quelques troncs qui donnent naissance aux nerfs périphériques. Les plexus sont au nombre de 3: le plexus cervical formé par les racines de $C_5 - C_6 - C_7 - T_1$, le plexus lombaire par les racines de L_1 à L_4 et le plexus sacré par les racines de L_5 à S_1.

3. NERFS PÉRIPHÉRIQUES

Les nerfs périphériques sont les branches terminales des nerfs rachidiens ou des plexus cervical, lombaire et sacré. Certains sont uniquement moteurs, tel le nerf du grand dentelé, d'autres uniquement sensitifs comme le nerf fémoro-cutané ou encore mixte comme le nerf cubital.

4. SYSTÈME NERVEUX VÉGÉTATIF

Le système nerveux végétatif est subdivisé en système sympathique et système parasympathique qui ont tous deux la même organisation fondamentale: un neurone préganglionnaire dont le corps cellulaire est dans le système nerveux central et un neurone postganglionnaire qui, après synapse avec le premier dans un ganglion périphérique, rejoint les viscères auxquels il est destiné.

4.1. Le système sympathique

Les corps cellulaires des neurones préganglionnaires sont situés dans la corne intermédio-latérale de la moelle entre les segments T_1 et L_3. Les fibres cheminent dans les racines ventrales et rejoignent la chaîne ganglionnaire paravertébrale par l'intermédiaire des rameaux communicants blancs. Les neurones postganglionnaires débutent à la synapse, soit dans les ganglions paravertébraux ou dans un des ganglions prévertébraux à distance, puis rejoint les viscères appropriés.

4.2. Le système parasympathique

Les corps cellulaires des neurones parasympathiques sont concentrés dans quelques noyaux du tronc cérébral pour le contingent crânien et dans la corne intermédio-latérale de la moelle sacrée de S_2 à S_4. La synapse avec le neurone post-ganglionnaire est située dans des ganglions à proximité ou à l'intérieur des viscères innervés.

Anatomie microscopique

Les corps cellulaires des voies efférentes du système nerveux périphérique sont situés dans le système nerveux central alors que ceux des voies afférentes (sauf pour quelques nerfs crâniens) sont dans les ganglions hors du système nerveux central. Les fibres afférentes et efférentes sont constituées par des axones autour desquels s'enroulent les cellules de Schawn qui forment une gaine de myéline. Dans les *fibres myélinisées*, la gaine de myéline est relativement épaisse, alors que pour les *fibres amyéliniques*, une même cellule de Schawn recouvre plus d'une fibre et ne produit qu'une minuscule couche de myéline.

Les axones et la myéline qui les entourent n'ont pas la même vulnérabilité aux agents pathogènes et initialement peuvent être affectés isolément. Toutefois, la symbiose entre ces deux éléments est telle qu'aucun ne peut survivre en présence d'une lésion permanente de l'autre.

FORMES CLINIQUES

Syndromes localisés

1. ATTEINTES ISOLÉES

1.1. Au niveau d'un nerf (mononévrite, mononeuropathie) (Fig.17-1 et 17-2 et tableaux 17-1, 17-2 et 17-3)

Les causes sont variées:

NERFS PÉRIPHÉRIQUES   DERMATOMES

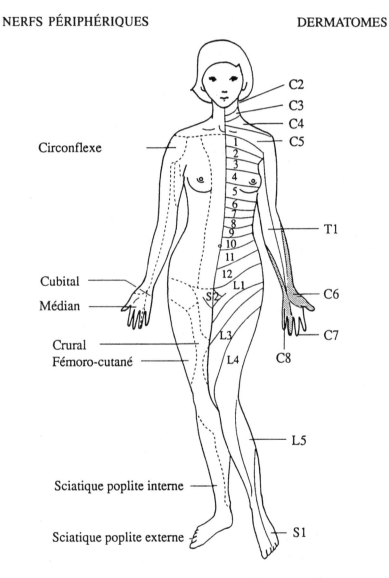

Fig. 17–1. *Territoires d'innervation des racines (dermatomes) et des nerfs périphériques.* Vue de face.
(D'après Curtis et coll., W.B. Saunders Co., 1972)

DERMATOMES NERFS PÉRIPHÉRIQUES

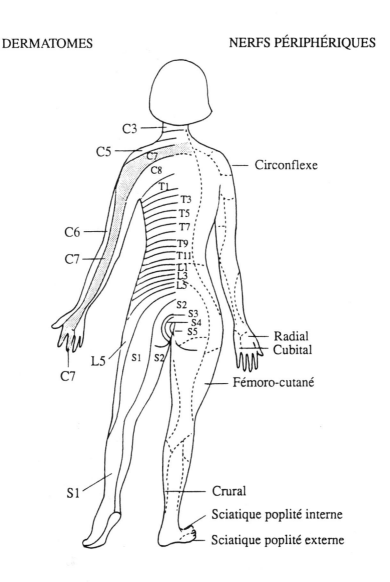

Fig. 17–2. *Territoires d'innervation des racines (dermatomes) et des nerfs périphériques.* Vue de dos.
(D'après Curtis et coll., W.B. Saunders Co., 1972)

TABLEAU 17-1. INNERVATION RADICULAIRE DES MUSCLES ET DES ROT

A. MEMBRES SUPÉRIEURS

C5:	Deltoïde	Abduction de l'épaule
C6:	Long supinateur	Flexion de l'avant-bras Réflexe stylo-radial
	Biceps	Flexion de l'avant-bras Réflexe bicipital
C7:	Triceps	Extension de l'avant-bras Réflexe tricipital
	Radiaux	Extension du poignet
	Palmaires	Flexion du poignet
	Extenseur com. des doigts	Extension du P1
	Fléchisseur com. profond	Flexion du P3 sur P2
C8:	Long fléchisseur du pouce	Flexion de P2 sur P1
	Interosseux	Extension des doigts: P3 sur P2 et P2 sur P1
T1:	Adducteur du pouce	Adduction du pouce
	Court abducteur du pouce	Abduction palmaire du pouce

B. MEMBRES INFÉRIEURS

L2-L3:	Psoas-illiaque	Flexion cuisse sur bassin
L3-L4:	Quadriceps	Extenseur de la jambe Réflexe rotulien
L4-L5-S1-S2:	Ischio-jambiers	Flexion du genou
L4-L5:	Jambier antérieur	Dorsi-flexion du pied
L5:	Extenseur commun des orteils	Extension des orteils
S1:	Triceps sural	Flexion plantaire du pied Réflexe achiléen

TABLEAU 17-2. CORRÉLATION ENTRE MOUVEMENTS, MUSCLES, RACINES ET NERFS

A. MEMBRES SUPÉRIEURS

	Mouvements	Muscles	Racines					Nerfs					
			C5	C6	C7	C8	D1	Nerf du grand dentelé	Circon-flexe	Musculo-cutané	Médian	Cubital	Radial
Épaule	Elévation Fixation de l'omoplate	(Trapèze)											
		Grand dentelé	X	X				X					
	Adduction	Grand pectoral		X	X			Collatérales du plexus brachial					
		Grand dorsal		X	X			Collatérales du plexus brachial					
	Abduction	Deltoïde	X						X				
Coude	Flexion	Biceps		X						X			
		Long supinateur		X									X
	Extension	Triceps			X								X
Poignet	Flexion	Palmaires			X						X		
	Extension	Radiaux			X								X
Doigts	Extension P1, P2, P3	Extenseur commun Interosseux			X		X						X
	Flexion P1, P2, P3	Fléchisseur commun				X					X		
	Rapprochement	Interosseux palmaires					X					X	
	Écartement	Interosseux dorsaux					X					X	
Pouce	Adduction	Adducteur du pouce					X					X	
	Abduction	Court abducteur					X				X		

TABLEAU 17-3. CORRÉLATION ENTRE MOUVEMENTS, MUSCLES, RACINES ET NERFS

B. MEMBRES INFÉRIEURS

	Mouvements	Muscles	Racines						Nerfs			
			L2	L3	L4	L5	S1	S2	Crural	Sciatique		
										Tronc	SPI	SPE
Hanche	Extension	Grand fessier				X	X			Collatérales du plexus sacré		
	Flexion	Psoas-iliaque	X	X					X			
Genou	Extension	Quadriceps		X	X				X			
	Flexion	Ischio-jambiers				X	X			X		
Cheville	Flexion plantaire	Triceps sural						X				
	Dorsi-flexion	Jambier antérieur			X	X						X
Orteils	Extension	Extenseur commun				X						X
	Flexion	Fléchisseurs					X				X	

– traumatisme direct, par exemple blessure par arme à feu, couteau ou piqûre, section partielle ou complète par déplacement d'un segment d'os fracturé ou luxé, compression aiguë, étirement du nerf, exsudat ou hémorragie sur un nerf;

– compression aiguë et ischémique au cours de l'appui prolongé d'un membre sur une surface dure, ou compression chronique par une cicatrice, un cal osseux, une tumeur, et par l'étranglement d'un nerf sur son parcours dans un canal rigide tels le tunnel carpien, le défilé épitrochléen;

– réaction inflammatoire idiopathique ou infectieuse;

– thrombose des vasa–nervorum (par exemple, dans le diabète);

– micro–traumatismes répétitifs au cours d'une occupation spécifique ou suite au port d'une béquille.

1.1.1. Le nerf du grand dentelé (suprascapulaire) est formé par les racines C_5–C_6 et C_7. Il descend le long de la paroi postérieure du thorax et innerve le muscle grand dentelé. Sa paralysie cause un décollement de l'omoplate qui limite considérablement les mouvements d'élévation du bras.

Le nerf peut être lésé par un abaissement forcé ou répétitif à l'épaule à l'occasion d'un coup, d'une chute, du port d'une charge, au cours du diabète, dans une névrite sérique. Il existe des formes idiopathiques.

1.1.2. Le nerf radial est formé par les fibres des racines C_6–C_7–C_8 qui parcourent le tronc secondaire postérieur du plexus brachial. Il contourne l'humérus et descend le long de la face postérieure du bras et de l'avant–bras. Il innerve successivement de haut en bas le triceps (extension du coude), le long supinateur (fléchisseur du coude), les court et long radiaux (extenseurs du poignet), l'extenseur commun des doigts (extension métacarpo–phalangienne). Son territoire sensitif correspond à la face dorsale des 2/3 externes de la main (et se prolonge sur la face postérieure du membre supérieur). Les réflexes tricipital et stylo–radial dépendent du nerf radial. Le nerf radial est essentiel-lement le nerf de l'extension du membre supérieur.

Au point de vue clinique, le segment lésé du nerf est identifiable par le niveau supérieur des muscles paralysés. Une lésion au niveau du 1/3 supérieur du bras abolit toutes les fonctions du nerf: paralysie de l'extension du coude, parésie de la flexion du coude, main tombante et effacement du gril tendineux, paralysie de l'extension des premières phalanges mais conservation de l'extension des deuxièmes et troisièmes phalanges quand les premières sont soutenues, abolition des tricipital et stylo–radial, anesthésie des 2/3 externes de la face dorsale de la main. Une lésion au 1/3 inférieur du bras respecte le triceps (l'extension du coude) et le réflexe tricipital. Une lésion au–dessous du coude laisse intacte la flexion du coude (long supinateur) et le réflexe stylo–radial.

Les lésions les plus souvent responsables d'une mononévrite radiale sont la compression par emploi de béquilles ou par position défectueuse durant le sommeil profond, un traumatisme nerveux secondaire à une dislocation de l'épaule ou une fracture de la tête et du 1/3 inférieur de l'humérus.

1.1.3. **Le nerf médian** est formé par les racines C_6–C_7–C_8–D_1 qui parcourent les troncs secondaires antéro–externe et interne du plexus brachial. Plus distalement le nerf longe le bord interne du membre supérieur. Il innerve successivement de haut en bas les muscles grand et petit palmaires (fléchisseurs du poignet), les muscles fléchisseurs des doigts, particulièrement du pouce et de l'index, le court abducteur du pouce. Il assure l'innervation sensitive des 2/3 externes de la face palmaire de la main par une branche qui se détache du tronc principal immédiatement au–dessous du poignet. Une atteinte globale du nerf se manifeste par une parésie de la flexion du poignet, une paralysie de la flexion des doigts prédominant au pouce et à l'index, de la pince pouce–index et de l'abducteur palmaire du pouce. L'anesthésie occupe les 2/3 externes de la face palmaire de la main. La causalgie et des troubles trophiques de la main peuvent résulter d'une lésion partielle du médian. Les lésions les plus courantes sont la compression par l'emploi de béquilles, les fractures du radius et du 1/3 inférieur de l'humérus, les traumatismes du poignet et surtout la compression du nerf dans le canal carpien du poignet causant le syndrome du *tunnel carpien*, avec faiblesse et atrophie limitées au court abducteur du pouce et déficit sensitif dans le territoire correspondant de la face palmaire de la main.

1.1.4. **Le nerf cubital** est formé par les fibres des racines C_8 et D_1 qui parcourent le tronc secondaire antéro–interne du plexus brachial. Son trajet périphérique suit le bord interne du membre supérieur. Il innerve successivement de haut en bas le muscle cubital antérieur (fléchisseur du poignet), les muscles de l'éminence hypothénar actionnant le petit doigt, les muscles interosseux et lombricaux (abduction et adduction des doigts; extension interphalangienne de P_2 et P_3), le court adducteur du pouce et le fléchisseur du petit doigt. Son territoire d'innervation sensitif est le 1/3 interne de la face palmaire et dorsale de la main. Les nerfs médian et cubital sont les nerfs de la flexion et de la préhension de la main.

La paralysie et l'atrophie des muscles innervés par le nerf cubital donnent une atrophie de l'éminence hypothénar et la « griffe cubitale » (flexion des dernières phalanges des 5e, 4e et 3e doigts due à l'action non opposée des extenseurs métacarpo-phalangiens), une paralysie de l'abduction et de l'adduction des doigts et de l'extension des P_2 et P_3. Une pression forcée sur une feuille de papier entre le pouce et l'index provoque une flexion du pouce qui compense la paralysie de l'adducteur du pouce (*signe de Froment*).

Ce nerf est facilement lésé par une fracture de la tête de l'humérus, du cubitus et du coude ainsi que par une compression au niveau du canal cubital du coude et du canal ostéo-fibreux du poignet.

1.1.5. Le nerf fémoro-cutané est constitué par les fibres des racines L_2–L_3. Il longe l'épine iliaque antéro-supérieure, franchit l'arcade crurale et se distribue à la peau de la région latérale de la cuisse.

L'atteinte de ce nerf exclusivement sensitif est responsable de la *méralgie paresthésique* (paresthésie de la cuisse en regard de la « couture du pantalon ») qui peut être due au diabète, à une irritation des racines L_2 et L_3, à une compression dans l'arcade crurale.

1.1.6. Le nerf crural est formé par les fibres des racines L_2–L_3–L_4. Il suit la gaine du psoas, franchit l'arcade crurale et se distribue au quadriceps (extenseur du genou). Les fibres sensitives innervent la face antérieure de la cuisse et la face interne de la jambe. Il est la voie du réflexe rotulien. La *paralysie du quadriceps* gêne la marche (la moindre flexion du genou entraîne une chute), la montée d'un escalier et d'une côte.

Le nerf peut être impliqué dans les fractures et les dislocations de la hanche et du pelvis, dans le diabète, dans la polyartérite noueuse et au cours de lésions abdominales (abcès du psoas, néoplasie).

1.1.7. Le nerf (tronc) sciatique naît de la jonction des racines L_4–L_5–S_1–S_2–S_3. Il franchit la grande échancrure du sciatique et poursuit son trajet entre le trochanter et l'ischion. Il va actionner les ischiojambiers (flexion du genou), les fléchisseurs et les extenseurs de la cheville et des orteils. Son territoire d'innervation sensitive est la face externe de la jambe et l'ensemble du pied. Le réflexe achilléen dépend du sciatique.

Une atteinte partielle de ce nerf peut être responsable de causalgie. La paralysie consécutive à l'interruption du nerf affecte la flexion du genou, empêche la marche sur les talons et la pointe des pieds. Les lésions les plus fréquentes surviennent à la suite de fractures du pelvis et du fémur, d'injection intramusculaire, au cours du diabète, de la polyartérite noueuse, par envahissement néoplasique de la région pelvienne. Certaines névrites sciatiques sont idiopathiques.

1.1.8. Le nerf sciatique poplité externe est une branche de bifurcation du nerf sciatique. Il contourne la tête du péroné et se termine au muscle jambier antérieur (flexion de la cheville) et aux muscles péroniers (éversion du pied) ainsi qu'aux extenseurs des orteils. La paralysie de ces muscles cause un pied tombant et du *steppage* à la marche et rend impossible la marche sur les talons. Son territoire d'innervation sensitive s'étend de la face externe de la jambe à la surface dorsale du pied.

Le sciatique poplité externe peut être comprimé au niveau du col du péroné par croisement répétitif d'une jambe sur l'autre. Il peut être lésé à la suite d'une fracture de la tête du péroné et au cours du diabète.

1.1.9. Le nerf sciatique poplité interne est la deuxième branche de la bifurcation du tronc sciatique et innerve le triceps sural (flexion plantaire de la cheville) et les fléchisseurs des orteils. La paralysie de ces muscles empêche la marche sur la pointe des pieds. Le contingent de fibres sensitives se distribue à la face postérieure de la jambe et à la plante du pied. Il est la voie du réflexe achilléen. Une compression au niveau du canal tarsien cause un déficit sensitif à la région plantaire.

1.1.10. Les fibres sympathiques cervicales destinées à l'oeil ipsilatéral proviennent des segments médullaires T_1 et T_2. Elles parcourent les racines ventrales correspondantes, cheminent dans le ganglion stellaire et la chaîne sympathique cervicale jusqu'au ganglion cervical supérieur. Après synapse, les fibres postganglionnaires longent la carotide interne et gagnent le muscle ciliaire. Une lésion de ces fibres est responsable du *syndrome de Claude Bernard–Horner* ipsilatéral, consistant en un myosis, une chute modérée de la paupière supérieure et une énophtalmie.

1.2. Au niveau d'une racine (radiculite, radiculopathie)

La cause la plus fréquente est la compression d'une racine par *hernie latérale d'un disque intervertébral*, habituellement les disques $C_5–C_6$, $C_6–C_7$, $L_4–L_5$, $L_5–S_1$. Les autres causes sont les traumatismes, l'arthrose intervertébrale, une compression néoplasique, une occlusion des vasa–nervorum.

Le déficit sensitivo–moteur est localisé au dermatome et au myotome innervés par la racine lésée (Fig. 17–1 et 17–2 et tableaux 17–1, 17–2 et 17–3). La sémiologie sensitive est au premier plan et dominée par la douleur qui est plus ou moins permanente, exacerbée par tous les mouvements et les manoeuvres qui entraînent un étirement ou une pression sur la racine: la toux et les efforts entraînant une *manoeuvre de Valsalva* (tentative d'expiration bloquée par la fermeture de la glotte), la flexion sur le bassin du membre inférieur en extension. À cause du chevauchement des dermatomes, une anesthésie ne peut résulter que d'une lésion de trois racines contiguës. Le déficit moteur est discret du fait que la plupart des muscles sont innervés par plus d'une racine. La disparition ou la diminution d'un réflexe ostéo–tendineux dépend de la racine impliquée.

2. ATTEINTES RÉGIONALES

2.1. Au niveau des racines

– **La radiculite cervico–brachiale aiguë** atteint les racines $C_5–C_6–C_7–C_8$, habituellement d'un seul côté. Le syndrome débute par une douleur cervicale et brachiale intense suivie, quelques jours plus tard, d'une paralysie atrophiante des myotomes correspondants. Les ROT sont abolis mais les sensibilités sont intactes. L'évolution est habituellement favorable.

– **Multiradiculites**. Plusieurs racines peuvent être affectées par des processus pathologiques régionaux: tumeurs, traumatismes avec arrachement des racines, méningites chroniques.

– **Syndrome de la queue de cheval**. La moelle se termine au niveau de la jonction des vertèbres $L_1–L_2$, niveau où la racine L_1 sort du rachis par le trou de conjugaison. Toutes les racines plus bas situées de L_2 à S_5 parcourent le canal rachidien au-dessous du cône terminal de la moelle pour rejoindre leur trou de conjugaison respectif dont le plus caudal est dans le sacrum entre la vertèbre S_5 et le coccyx. Ce groupement de racines constitue la queue de cheval (fig. 12-1).

Toute lésion compressive intrarachidienne incluant une hernie discale lombaire médiane L_4-L_5 et L_5-S_1, située entre le cône terminal et le coccyx, comprime exclusivement la queue de cheval et cause un syndrome sensitivo-moteur et *végétatif (parasympathique)* caractéristique. Dans les compressions basses, entre les racines S_3 et S_5, le syndrome qui en résulte se caractérise par une anesthésie du périnée et des organes génitaux, une vessie atone, un relâchement du sphincter anal, des troubles génitaux et sphinctériens: impuissance, rétention urinaire et incontinence par regorgement, incontinence anale. Les compressions situées plus haut associent au syndrome de la queue de cheval proprement dit les déficits sensitivo-moteurs et la perte des réflexes dus à l'atteinte des racines L_1-L_2-L_3-L_4-L_5-S_1-S_2.

2.2. Au niveau des plexus

Le plexus brachial est formé par le prolongement des racines C_5-C_6-C_7-C_8-D_1 qui se rejoignent pour former d'abord trois troncs primaires puis les troncs secondaires antéro-interne, antéro-externe et postérieur dont se détachent tous les nerfs du membre supérieur. Le plexus lombaire est constitué par les racines L_1-L_2-L_3-L_4 et donne naissance aux nerfs crural et obturateur; le plexus sacré, par les racines L_4-L_5-S_1-S_2, auxquelles fait suite le nerf sciatique.

Le plexus brachial peut être lésé par un étirement au cours d'un accident entraînant une hyperlatéro-flexion du cou ou hyperabduction de l'épaule, par une compression dans le défilé costo-claviculaire et chez le nouveau-né par traumatisme obstétrical.

Les autres causes qui peuvent affecter l'un ou l'autre des trois plexus sont les néoplasies et les traumatismes, avec fractures et déplacements osseux.

Syndromes diffus

Les critères de symétrie et d'asymétrie des déficits neurologiques au cours des atteintes diffuses ne doivent pas être appliqués trop rigoureusement. Ainsi une polynévrite sensitive des membres inférieurs, qui remonte au genou dans une jambe et à la cuisse dans l'autre, est quand même considérée comme une atteinte symétrique. Le caractère asymétrique sera retenu comme significatif lorsque le territoire d'un nerf est le siège d'un déficit alors que le territoire homologue du côté opposé est intact. Ainsi un syndrome périphérique bilatéral et distal caractérisé à droite par une faiblesse de la dorsi-flexion et une conservation de la flexion plantaire du pied et simultanément à gauche par une faiblesse de la flexion plantaire et une intégrité de la flexion dorsale du pied, est un syndrome asymétrique. De plus, l'évolution progressive d'un syndrome asymétrique peut résulter en une diffusion de l'atteinte, de telle sorte que vient un moment où le syndrome est devenu symétrique. Dans un tel cas, la notion d'asymétrie au début de la maladie conserve toute sa signification.

L'importance du caractère de symétrie ou d'asymétrie des déficits est liée du fait qu'il est suggestif de la catégorie des mécanismes physiopathologiques en cause. Une atteinte asymétrique est hautement suggestive d'un mécanisme vasculaire et évoque la possibilité d'un diabète, d'une polyartérite noueuse, d'un processus multicentrique comme un lymphome. Au contraire, la symétrie d'atteinte est plus fréquente dans une perturbation métabolique (avitaminose, toxine, etc.).

1. SYNDROMES SYMÉTRIQUES

1.1. Syndrome à prédominance motrice

1.1.1. À évolution aiguë

– **Polyradiculo-névrite (syndrome de Guillain-Barré).** Suite à une maladie infectieuse, souvent banale (pharyngite, bronchite, etc.) parfois spécifique (mononucléose infectieuse), ou encore à une vaccination, mais dans 50% des cas en l'absence de toute maladie préalabe, une quadriparésie flasque peut survenir à tout âge, chez les enfants comme chez les vieillards, due à une démyélinisation probablement auto-immune des racines et des nerfs périphériques.

Le mode d'installation est souvent rapidement progressif, en un à quatre jours, mais peut s'étaler sur quelques semaines. Parfois accompagnée de douleurs spontanées ou à la pression des masses musculaires, la faiblesse musculaire atteint d'abord les membres inférieurs puis gagne les membres supérieurs. Une diplégie faciale n'est pas rare. L'extension de la paralysie aux muscles respiratoires et d'innervation bulbaire (dysphonie, dysphagie, etc.) souvent accompagnée alors de signes végétatifs (T.A. et rythme cardiaque variable) est un signe de gravité et justifie des soins dans une unité de réanimation.

Le déficit moteur est au premier plan. La paralysie (flasque) est diffuse ou prédomine à la racine des membres. Le déficit sensitif est habituellement discret. Il y a perte de réflexes ostéo-tendineux.

Dans nombre de cas, le liquide céphalo-rachidien contient une augmentation des protéines sans pléocytose *(dissociation albumino-cytologique)*. Il s'agit alors du syndrome décrit par Guillain et Barré. Toutefois, le même tableau clinique peut se voir sans hyperprotéinorachie ou avec pléocytose.

L'évolution est très favorable dans la grande majorité des cas. La récupération commence au cours des trois premières semaines et se complète en un à quelques mois. Les réflexes ostéo-tendineux peuvent demeurer absents un an et plus. Dans environ 10% des cas, l'axone des fibres est lésé et les séquelles paralytiques sont permanentes.

L'emploi des stéroïdes est d'efficacité douteuse et discutable.

– **Polynévrite diphtérique**. Les complications neurologiques débutent souvent par une parésie des muscles du palais, du pharynx, du larynx et de l'accomodation survenant quelques jours après le début de la maladie. Environ quatre à huit semaines plus tard, se développe rapidement une quadriparésie flasque avec parfois paresthésie et perte du sens vibratoire et postural. Les protéines du liquide céphalo-rachidien sont habituellement élevées. L'histologie des fibres nerveuses démontre une démyélinisation sans atteinte axonale ni réaction inflammatoire. Le diagnostic étiologique repose sur l'identification du germe dans la gorge.

– **(Polyradiculo-névrite paracarcinomateuse)** (voir infra, p. 273).

1.1.2. À évolution subaiguë

– **Polynévrite au plomb**. L'atteinte prédomine au niveau des membres supérieurs et particulièrement aux muscles dépendant du nerf radial. Une double paralysie radiale avec conservation partielle de l'extension de l'index et de l'auriculaire *(signe des cornes)* est très suggestive d'une origine saturnine. La paralysie peut atteindre la ceinture scapulaire et parfois aussi les membres inférieurs ainsi que les muscles dilatateurs de la glotte. Cette polynévrite se rencontre surtout chez l'adulte alors que l'encéphalopathie au plomb ne se voit que chez les enfants. Le diagnostic étiologique est basé sur l'histoire d'ingestion de plomb, la présence d'anémie, de granulation basophile dans les globules blancs, de liséré bleuté au bord des gencives, de douleurs abdominales et de constipation. Le pronostic de la polynévrite est très favorable.

1.1.3. À évolution chronique

– **Maladie de Charcot–Marie–Tooth.** L'atrophie péronière décrite par Charcot–Marie–Tooth est une maladie dégénérative et héréditaire qui touche soit uniquement le motoneurone inférieur, soit les fibres motrices et sensitives périphériques. Le mode de transmission est, suivant les cas, autosomal dominant ou récessif.

Le début est généralement dans l'enfance ou chez l'adulte jeune. Les premiers troubles apparaissent aux jambes et gagnent lentement les cuisses. L'atteinte des membres supérieurs débute aux mains et diffuse aux avant–bras puis aux bras.

L'examen objectif d'un malade modérément atteint révèle une faiblesse avec flaccidité et atrophie de la loge antérieure de la jambe *(pied tombant)*, du mollet, du tiers inférieur de la cuisse, ainsi que des mains et des avant–bras. Les ROT sont abolis.

Le déficit sensitif est absent ou plus ou moins marqué. Dans ces derniers cas, une hypertrophie des nerfs (qui peut n'être visible qu'au microscope) est la règle.

Chez certains malades, il y a présence de signes neurologiques additionnels évocateurs de maladie de Friedreich. Ces cas de transition rattachent cette maladie à l'éventail des dégénérescences spino–cérébelleuses (voir p. 317).

1.2. Syndrome sensitivo-moteur

1.2.1. À évolution subaiguë

Le groupe suivant est représentatif de la polynévrite classique avec atteinte sensitivo-motrice et aréflexie, à distribution distale, bilatérale et symétrique, débutant au niveau des pieds pour gagner graduellement les membres inférieurs puis les mains, les avant-bras et les bras. L'évolution en est variable: les déficits peuvent s'améliorer ou constituer des séquelles permanentes plus ou moins accentuées. Le début de ces polynévrites est, la plupart du temps, d'ordre sensitif avec paresthésies, douleurs spontanées de la plante des pieds et des paumes, crampes des mollets surtout nocturnes, douleur à la pression des troncs nerveux et des masses musculaires. Viennent ensuite l'hypo-‡ puis l'aréflexie, les parésies puis les paralysies avec atrophie importante.

– **Polynévrite alcoolique et carentielle.** La malnutrition avec son inévitable carence en vitamines est souvent responsable de polynévrite. En Europe de l'Ouest et en Amérique du Nord, la cause habituelle de cette malnutrition est l'alcoolisme chronique. Bien que la carence en vitamine B$_1$ (thiamine) soit critique, il est fort possible que les autres vitamines (pyridoxine, acide pantothénique et les autres vitamines du Groupe B) puissent jouer un rôle significatif. Il ne semble pas que l'alcool comme tel soit en cause.

Dans **la polynévrite de l'éthylisme chronique et du béribéri**, le tronc et les nerfs crâniens sont respectés (à moins de présence simultanée d'encéphalopathie de Gayet-Wernicke).

La polynévrite de la pellagre se complique souvent d'une atteinte médullaire, d'une névrite rétro-bulbaire, de surdité, de symptômes mentaux ainsi que de lésions de la peau et de diarrhée. Il est possible que le manque d'acide nicotinique soit un facteur critique. Certains croient que le *syndrome des pieds brûlants* est en relation avec un déficit d'acide pantothénique.

La lésion histologique de ces polynévrites est caractérisée par une dégénérescence axonale atteignant particulièrement la portion distale des fibres les plus longues ainsi que des grosses fibres myélinisées comme celles des nerfs cruraux et brachiaux. Il y a souvent chromatolyse dans les neurones moteurs inférieurs et dans les cellules des ganglions spinaux. L'évolution est enrayée par la prise de vitamines.

– **Polynévrite toxique.** Les principaux agents toxiques responsables sont les métaux (arsenic, mercure, thallium, antimoine, or, plomb), certains produits constitutifs de solvants et de désinfectants (bromure de méthyl, disulfide de carbone, acrylamide), et les médicaments (isoniazide, hydralazine, nitrofuran-toïne, dilantin, vincristine et vinblastine). L'intoxication à l'arsenic est suggérée par la présence d'exfoliation des mains, d'érythème palmaire, de lignes blanches transversales, décrites par Mees, au pourtour de la lunule des ongles, d'anémie et de jaunisse. L'exfoliation des mains et l'érythème palmaire se rencontrent aussi dans les intoxications au mercure. Le thallium peut causer l'apparition de lignes de Mees sur les ongles et s'accompagne souvent d'alopécie. Les lésions histologiques sont variables et encore très mal connues. La polynévrite au plomb est décrite à la page 270.

– **(Polynévrite paracarcinomateuse)** (voir infra).

1.2.2. À évolution chronique

Le tableau clinique de ce groupe de maladies ne diffère de celui des syndromes sensitivo–moteurs à évolution subaiguë que par une évolution beaucoup plus étalée dans le temps. C'est ainsi que, pendant plusieurs mois, le symptôme majeur peut se limiter à des paresthésies.

– **Polynévrite diabétique.** Une complication courante du diabète est la présence de paresthésies débutant aux pieds et gagnant éventuellement les membres supérieurs, accompagnées d'hypoesthésies affectant les divers modes de sensibilités. L'hypoesthésie vibratoire est précoce et précède la perte des autres modalités. Les ROT sont abolis au début de la maladie alors que la faiblesse musculaire est tardive. Les protéines du liquide céphalo–rachidien sont souvent élevées. Cette polynévrite est peut-être la plus fréquemment rencontrée de nos jours.

– **Polynévrite paracarcinomateuse.** La présence d'un néoplasme, souvent bronchique, mais aussi de tout autre viscère, de myélome multiple, de leucémie, de lymphome, peut s'accompagner d'une polynévrite sans que la cause soit une infiltration du nerf par le processus prolifératif. Cette polynévrite peut débuter un ou deux ans avant l'extérioration clinique ou paraclinique du néoplasme. Trois formes de polynévrites ont été décrites dans ces conditions:

– une polynévrite discrète, peu évolutive, qui est peut–être en relation avec une carence nutritionnelle;

– une forme subaiguë et parfois aiguë accompagnée ou non de douleurs;

– une forme plus rare, intermittente, analogue à un syndrome de Guillain–Barré.

Dans toutes ces formes, il y a souvent augmentation des protéines dans le liquide céphalo–rachidien. La lésion anatomo–pathologique est encore mal connue. Il peut y avoir une réduction du nombre des cellules des ganglions spinaux.

2. SYNDROMES ASYMÉTRIQUES: MULTINÉVRITE OU MONONÉVRITE MULTIPLE

2.1. Névrite diabétique

Nombreuses sont les complications neurologiques périphériques du diabète. 15% des malades en présentent les signes et les symptômes. Plus de 50% souffrent de quelques symptômes discrets ou, bien qu'asymptomatiques, montrent un ralentissement de la conduction nerveuse. Ces complications se voient surtout chez les malades âgés de cinquante ans et plus et sont inhabituelles chez les moins de trente ans. Elles n'apparaissent que rarement chez les enfants. Ces complications peuvent se présenter sous diverses formes:

– **Une ophtalmoplégie diabétique**, avec atteinte des IIIe, IVe et VIe nerfs crâniens.

– **Une mononévrite aiguë** affectant surtout les nerfs crural et sciatique (voir paragraphe à cet effet).

– **Une multinévrite asymétrique** et plus ou moins douloureuse, à évolution aiguë, subaiguë ou chronique, rencontrée chez les malades plus âgés

avec diabète léger. Le syndrome débute souvent par une douleur lombaire ou
aux hanches et le déficit, presque exclusivement moteur, apparaît au niveau de
la cuisse et du genou d'un côté. La faiblesse et l'atrophie gagnent éventuellement la ceinture pelvienne, les cuisses et parfois les muscles distaux. Le
déficit sensitif est inexistant ou très atténué. Les sphincters peuvent être
atteints. Il semble bien que le mécanisme soit une ischémie par occlusion des
vasa-nervorum. Le pronostic est favorable, mais les récidives sont possibles.

    - Une polynévrite distale, symétrique, surtout sensitive, a déjà été
décrite au paragraphe des polynévrites sensitivo-motrices.

    - Une polynévrite du système nerveux végétatif se rencontre chez les
diabétiques, avec diminution de la sudation, hypotension orthostatique, diarrhée
nocturne, vessie atone et impuissance.

2.2. Polyartérite noueuse

Le tableau clinique asymétrique de la multinévrite est une des complications
des maladies du collagène et particulièrement de la polyartérite noueuse dont
10 à 20% des malades sont atteints. Cette multinévrite peut parfois être la
première manifestation de la maladie. Il peut y avoir atteinte des nerfs
crâniens. Les protéines du liquide céphalo-rachidien sont normales.

18

SCLÉROSE EN PLAQUES

La sclérose en plaques (SEP) est une maladie caractérisée par une démyélinisation en plaques disséminées dans le névraxe et évoluant par poussées et rémissions.

ANATOMIE PATHOLOGIQUE

La multiplicité des plaques de démyélinisation dispersées dans la substance blanche est une caractéristique de la lésion. De la taille de quelques millimètres à plusieurs centimètres, les plaques s'étendent en taches d'huile. La fusion de plusieurs plaques individuelles résulte en un territoire plus ou moins étendu de démyélinisation homogène. Les plaques prédominent au niveau de la moelle et des régions périépendymaires, mais n'épargnent pas le tronc cérébral, le cervelet et le centre oval. La démyélinisation n'affecte que rarement la substance grise et respecte les fibres en U immédiatement sous-jacentes au cortex. Les nerfs périphériques ne sont jamais atteints sauf dans leur court trajet intraparenchymateux entre le noyau d'origine et le point d'émergence.

Les lésions histologiques sont fonction de leur âge. En période aiguë, il y a perte de myéline, oedème, présence de cellules inflammatoires (lymphocytes et plasmocytes) et congestion vasculaire.

Les axones ne dégénèrent que si leur gaine de myéline est entièrement détruite. Les plaques plus âgées contiennent de grosses cellules phagocytaires où sont inclus des fragments de myéline et de nombreuses cellules gliales.

À la phase chronique les foyers de démyélinisation, envahis par de nombreuses fibres gliales, se transforment en plaques de sclérose.

La réaction inflammatoire de la phase aiguë de la démyélinisation interrompt le passage de l'influx nerveux et en conséquence cause une perte de la fonction sous-tendue par les fibres lésées. En phase de rémission, le malade récupère les fonctions qui dépendent des fibres encore recouvertes d'un minimum de myéline mais garde un déficit permanent pour les fonctions sous-tendues par les axones lésés.

ÉPIDÉMIOLOGIE ET ÉTIOLOGIE

Les deux sexes sont atteints quoique l'incidence soit un peu plus élevée chez la femme.

L'âge de début de la majorité (50–60%) des cas est entre vingt et quarante ans, avec des extrêmes de quinze à cinquante-cinq ans. La survenue de la maladie avant quinze ans et après cinquante-cinq ans est possible mais le diagnostic ne peut alors être posé qu'avec beaucoup de circonspection.

La prévalence de la maladie est, en général, beaucoup plus forte dans les zones de climat tempéré que dans les régions de climat extrême, chaud ou froid.

Les processus cytotoxiques et inflammatoires responsables de la démyélinisation sont la conséquence de mécanismes immunologiques. La cause de la mise en activité de ces mécanismes n'a pas encore été élucidée et fait l'objet de recherches intensives dont le succès devrait conduire à un traitement efficace.

TABLEAU CLINIQUE

1. SÉMIOLOGIE MOTRICE

Elle découle principalement de l'atteinte pyramidale, cérébelleuse et vestibulaire.

   - Le déficit pyramidal est soit unilatéral, soit bilatéral et alors souvent asymétrique. Il se manifeste par une monoplégie, une hémiplégie, une paraplégie en extension, parfois en flexion. Les ROT sont exagérés (diffusion, polycinétisme, clonus) même dans les membres dont la force est intacte. Le signe de Babinski est fréquent de même que la perte des réflexes cutanés-abdominaux. Les mictions impérieuses accompagnent presque toujours une atteinte pyramidale bilatérale des deux membres inférieurs. Un syndrome pseudo-bulbaire (signes pyramidaux bilatéraux, dysphagie, dysarthrie, rire et pleur spasmodiques) n'est présent que dans les cas très détériorés. La détérioration mentale est peu fréquente.

   - La composante cérébelleuse se manifeste par une ataxie à la marche, une adiadococinésie et un tremblement intentionnel au niveau d'un ou des quatre membres. La dysarthrie cérébelleuse est fréquente de même que la difficulté à exécuter des mouvements rapidement alternatifs de la langue.

   - L'atteinte vestibulaire se présente sous forme de nystagmus, troubles de l'équilibre et vertige. Un déficit discret peut n'être révélé que par l'électronystagmogramme.

2. SÉMIOLOGIE SENSITIVE

Les paresthésies sont l'expression la plus fréquente du déficit sensitif et peuvent toucher n'importe quel segment du corps.

Toutes les modalités sensitives (tact, douleur, température, sens de position, de vibration) peuvent être soit diminuées soit supprimées, isolément ou conjointement.

3. SÉMIOLOGIE DU TRONC CÉRÉBRAL

Le nystagmus purement vertical, horizontal ou rotatoire, l'ophtalmoplégie internucléaire, la diplopie par atteinte d'un des trois nerfs moteurs oculaires, les paresthésies ou l'hypoesthésie d'une hémiface sont autant de signes d'atteinte du tronc cérébral (voir p. 226).

4. SÉMIOLOGIE VISUELLE

Le nerf optique est rarement épargné. Il en résulte une névrite optique, habituellement unilatérale, parfois bilatérale, sous forme de *papillite* (cécité et oedème de la papille) ou de *névrite rétrobulbaire* (cécité ou scotome central sans modification précoce du fond de l'oeil mais évoluant vers une pâleur de la portion temporale) (voir p. 84). Parmi les individus de vingt à quarante ans qui présentent une névrite optique, 40 à 50% développent une sclérose en plaques au cours des deux à vingt années subséquentes.

ÉVOLUTION

L'évolution de la maladie est des plus imprévisibles. Très souvent, la maladie s'échelonne sur plusieurs années, avec des épisodes aigus plus ou moins fréquents, espacés de quelques semaines, mois ou années et d'une durée de quelques heures à plusieurs mois, suivis de récupération complète ou partielle. Le déficit résiduel de chaque épisode aigu successif peut être cumulatif et causer une incapacité fonctionnelle de plus en plus sévère. Dans quelques cas, la maladie évolue d'une façon lente et progressive.

Les épisodes individuels ont eux-mêmes une évolution tout aussi capricieuse: début soudain ou plus ou moins rapidement progressif; amélioration précoce ou tardive, rapide ou lente, complète ou partielle.

Environ 10% des cas sont des formes bénignes qui ne causent aucun déficit incapacitant permanent. Les épisodes sont peu nombreux et, à peu de choses près, entièrement régressifs.

EXAMENS COMPLÉMENTAIRES

L'analyse du liquide céphalo-rachidien peut être normale. Les anomalies qui peuvent survenir, surtout à la phase aiguë, sont une pléocytose lymphocytaire modérée (moins de 100 éléments), une protéinorachie légèrement augmentée (entre 30-40 mg et 100 mg). Le plus suggestif est une augmentation des gamma-globulines au-delà de 13-15% des protéines totales.

L'étude des potentiels évoqués visuels objective parfois une atteinte visuelle infraclinique. Les plaques de démyélinisation sont souvent visibles en tomodensitométrie et plus souvent encore en imagerie par résonance magnétique nucléaire.

TRAITEMENT

Il n'existe aucun traitement qui puisse enrayer la progression de la maladie. Au cours d'une poussée aiguë, les corticoïdes en raccourcissent la durée mais sont sans effet sur l'importance de l'amélioration ou sur la prévention des séquelles. L'utilisation des corticoïdes doit être limitée à une durée de quelques semaines à deux mois. Plusieurs protocoles sont proposés. Le plus simple est la prednisone à raison de 30 à 40 mg/jour par voie orale, durant deux à trois semaines, suivie de 10 à 20 mg durant quatre semaines et enfin 10 à 15 mg durant deux ou quatre semaines. L'utilité des immunosuppresseurs (dont la cyclosporine) et de la plasmophérèse est actuellement à l'étude.

19

SYRINGOMYÉLIE

La syringomyélie est une affection de la moelle caractérisée par une cavitation qui débute à la région périépendymaire des segments cervicaux et s'étend progressivement sur le plan transversal et dans l'axe rostrocaudal. La syringobulbie résulte de l'extension de la cavité au bulbe.

ÉTIOPATHOGÉNIE

Au début de l'embryogenèse, le canal épendymaire est en communication avec le système ventriculaire. Les pulsations artérielles intracérébrales se répercutent sur le liquide céphalo-rachidien intraventriculaire qui exerce un effet de coup de bélier sur le canal épendymaire et le maintient perméable sur toute sa longueur. Lorsque survient l'ouverture des trous de Magendie et de Lushka du IVe ventricule, le LCR est dévié vers la grande citerne de l'espace sous-arachnoïdien. Le canal épendymaire, n'étant plus soumis aux pulsations du LCR, subit une involution progressive et perd sa continuité avec le système ventriculaire. Dans la syringomyélie du fait de l'absence ou de l'insuffisance de perforations des trous de Magendie et de Lushka, la pression du LCR ventriculaire maintient la perméabilité du canal épendymaire. A la longue, la paroi du canal épendymaire se rupture dans les segments cervicaux de la moelle et le liquide céphalo-rachidien sous pression creuse une cavité progressive dans le tissu médullaire adjacent: la cavité syringomyélique. La forme de cavité est très variable. Elle peut être unilatérale, bilatérale et asymétrique ou bilatérale et symétrique. Son extension rostro-caudale est plus ou moins marquée (Fig. 19-1).

Dans la syringomyélie secondaire, une cavité se développe sur le site d'une lésion médullaire: cavitation dans une tumeur médullaire, *hématomyélie*, cavitation dans une zone de *myélomalacie* (ramollissement de la moelle due à une occlusion vasculaire). L'*hydromyélie* est une simple dilatation progressive du canal épendymaire. Elle peut être due au même processus que celui de la syringomyélie mais sans rupture de la paroi épendymaire ou résulter d'une obstruction des trous de Magendie et de Lushka par une fibrose de la grande citerne, accompagnée ou non de malformations de la charnière crânio-rachidienne.

TABLEAU CLINIQUE

Le tableau clinique de la syringomyélie se caractérise au début de l'évolution par un syndrome lésionnel (voir p. 216) auquel s'associe au cours de l'évolution un syndrome sous-lésionnel (voir p. 217).

Syndrome lésionnel

Le syndrome lésionnel du début est typiquement un syndrome centro-médullaire (voir p. 71) suspendu qui affecte les deux membres supérieurs. Il se caractérise par:

1. Une anesthésie exclusivement thermo-algésique des deux membres supérieurs, sans atteinte des modalités tactiles discriminatives, posturales et vibratoires. L'anesthésie thermo-algésique s'étend de façon asymétrique vers le cou et le thorax au fur et à mesure de l'extension de la cavité dans les

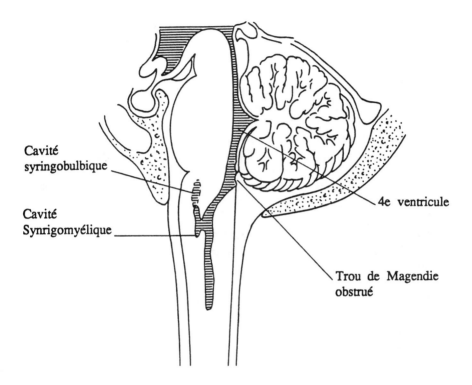

A. COUPE SAGITTALE

Cavité
syringobulbique

Cavité
Synrigomyélique

4e ventricule

Trou de Magendie
obstrué

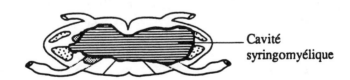

Cavité
syringomyélique

B. COUPE TRANSVERSALE

Fig. 19–1. *Cavité syringomyélique.*

cornes dorsales des segments médullaires adjacents. Lorsque la zone de Lissauer est atteinte, l'anesthésie des dermatomes correspondants porte sur toutes les modalités sensitives.

2. Une aréflexie tendineuse des membres supérieurs, qui s'explique par l'interruption des voies afférentes des réflexes myotatiques.

3. Un syndrome des motoneurones inférieurs (voir p. 30) avec parésie, atrophie, fasciculations, etc., dû à la destruction des neurones de la corne ventrale. Il débute aux mains (mains en griffes) et progresse vers la racine des deux membres supérieurs. L'atteinte des muscles axiaux peut être suffisante pour causer une cyphoscoliose.

4. Des troubles trophiques sous forme de lésions atrophiques de la peau, arthropathie du coude et de l'épaule, désordre vasomoteur, c'est-à-dire oedème, hyperhydrose, *mains succulentes*.

SYRINGOBULBIE. L'extension rostrale de la cavité au bulbe, habituellement unilatérale, résulte en une anesthésie thermo-algésique de l'hémiface et une abolition ipsilatérale du réflexe cornéen, une paralysie unilatérale vélo-palato-laryngée (voile du palais, pharynx, cordes vocales), une hémiatrophie de la langue et un nystagmus souvent purement rotatoire (voir p. 228).

Syndrome sous-lésionnel

Le syndrome sous-lésionnel (voir p. 217) traduit la compression ou l'envahissement de la substance blanche des segments médullaires cervicaux par la cavité syringomyélique. Il se manifeste par:

1. Un syndrome des motoneurones supérieurs ou pyramidal avec parésie spastique des quatre membres, due à l'atteinte des faisceaux cortico-spinaux (voir p. 37 et 42).

2. Un syndrome des cordons dorsaux (faisceaux grêles et cunéiformes) caractérisé par des paresthésies, une hypoesthésie ou une anesthésie tactile, posturale et vibratoire de l'hémicorps ipsilatéral sous-jacent à la lésion (voir p. 72).

3. Une anesthésie thermo-algésique de l'hémicorps controlatéral sous-jacent
à la lésion

ÉVOLUTION

La maladie débute de façon insidieuse à l'âge adulte. La progression est très
lente et entraîne une invalidité croissante mais sans réduction de l'espérance
de vie.

DIAGNOSTIC DIFFÉRENTIEL

La syringomyélie doit être distinguée de l'hématomyélie, de l'hydromyélie,
d'une tumeur médullaire, d'une myélopathie par cervicarthrose, d'anomalies de
la charnière atlanto-axoïdienne et de malformation d'Arnold-Chiari, de la
sclérose latérale amyotrophique, d'un syndrome du défilé costo-claviculaire et
d'un syndrome de Raynaud.

La syringobulbie ne doit pas être confondue avec un infarctus bulbaire latéral,
une tumeur du bulbe, ou une malformation de la charnière crânio-rachidienne.

EXAMENS COMPLÉMENTAIRES

Le diagnostic clinique est confirmé par les examens d'imagerie: radiographie
simple, tomographie, tomodensitométrie et imagerie par résonance magnétique
nucléaire du rachis et de la charnière crânio-rachidienne.

TRAITEMENT

Le seul traitement possible est d'ordre chirurgical. Il a pour but de rétablir la
communication entre le IVe ventricule et la grande citerne et d'occlure
l'embouchure béante du canal épendymaire de la moelle.

20

SCLÉROSE LATÉRALE AMYOTROPHIQUE

La sclérose latérale amyotrophique (SLA) ou maladie des motoneurones est une dégénérescence progressive et sélective des neurones moteurs supérieurs et inférieurs.

ANATOMIE PATHOLOGIQUE

La lésion essentielle est une perte bilatérale et progressive des motoneurones supérieurs et inférieurs sur toute leur étendue (axone et corps cellulaires). Les motoneurones supérieurs (systèmes pyramidal et parapyramidal) sont atteints de façon prédominante au niveau de la moelle (cordons latéraux) et du tronc cérébral. La destruction des axones entraîne la disparition secondaire de la gaine de myéline et a des répercussions pathologiques dans les corps cellulaires d'origine au niveau du cortex moteur. La corne antérieure de la moelle (là où siègent les corps cellulaires des motoneurones inférieurs) devient de plus en plus démunie de cellules, particulièrement au niveau du renflement cervical. Le processus pathologique est inéluctablement progressif.

ÉTIOLOGIE

La cause de la SLA est inconnue. Bien que la majorité des cas soit sporadiques, la possibilité d'un facteur héréditaire est soulevée par la présence occasionnelle de plusieurs cas dans une même famille et par l'étonnante prévalence de cette maladie dans l'ethnie des Chamorros de l'île de Guam. Le rôle d'un virus lent n'est pas exclu.

TABLEAU CLINIQUE

Les signes cliniques sont mixtes, vu l'atteinte simultanée et progressive des motoneurones supérieurs (syndrome pyramidal avec parésie, hypertonie spastique, exagération des réflexes ostéo-tendineux et clonus, signe de Babinski, perte des réflexes cutanés-abdominaux) et des motoneurones inférieurs (parésie, hypotonie, atrophie, fasciculations et fibrillations, abolition des ROT).

Dans sa forme complète la maladie, qui débute entre 40 et 50 ans (parfois plus tardivement, rarement plus tôt), commence habituellement par une atrophie bilatérale des mains (éminences thénar et hypothénar, espaces interosseux), des fasciculations au niveau des mains, des bras, des épaules, une faiblesse des membres supérieurs et une exagération des ROT aux membres inférieurs. Parfois les segments proximaux des membres sont les premiers atteints. L'apparition du signe de Babisnki peut être tardive. Les troubles du sphincter urinaire sont exceptionnels tout comme les troubles mentaux. L'absence de tout déficit sensitif est caractéristique.

Au fur et à mesure que progresse la maladie, l'atrophie, les fasciculations, la faiblesse augmentent en intensité et en extension et gagnent les membres inférieurs. Les signes pyramidaux deviennent plus ou moins masqués (surtout au niveau des membres supérieurs) par les signes d'atteinte des motoneurones inférieurs. Ainsi, les réflexes bicipitaux et tricipitaux, d'exagérés qu'ils étaient au début de l'évolution, deviennent faibles ou abolis.

À la longue la paralysie, tout à la fois spastique et flasque, gagne les muscles de la respiration, du cou, de la bouche, de la face: cou ballant, faiblesse, fasciculations et atrophie de la langue, dysphagie, dysarthrie, voie nasonnée, aphonie, *syndrome pseudo-bulbaire*, insuffisance respiratoire mécanique.

Le malade décède en moyenne deux ou trois ans après le début de la maladie (1 an après le début des troubles bulbaires) par déficience respiratoire ou étouffement par fausse-route des aliments. Rarement et de façon imprévisible d'après les signes cliniques, la maladie a une évolution beaucoup plus prolongée, jusqu'à dix ans et plus.

VARIANTES CLINIQUES

La dégénérescence peut porter presque exclusivement sur les motoneurones supérieurs ou inférieurs, soit au niveau spinal, soit au niveau du tronc cérébral. D'où la possibilité de quatre variantes (tableau 20-1: A, B, C, D) qui n'ont peut-être pas toutes la même étiologie:

– dégénérescence spinale des motoneurones inférieurs, donnant le tableau d'*amyotrophie spinale progressive* ou forme pseudo-polynévritique (A),

– dégénérescence des motoneurones inférieurs du bulbe et de la protubérance: *paralysie bulbaire progressive* (B),

– dégénérescence spinale des faisceaux pyramidaux: *paralysie spastique progressive* (C),

– dégénérescence des motoneurones supérieurs du tronc cérébral: *paralysie pseudo-bulbaire progressive* (dysphagie, dysarthrie, rire et pleur spasmodiques et signes pyramidaux aux quatre membres) (D).

TABLEAU 20-1. VARIANTES CLINIQUES

	Moelle	Tronc cérébral
MOTONEURONES INFÉRIEURS	A	B
MOTONEURONES SUPÉRIEURS	C	D

SLA ASSOCIÉE

La SLA peut être associée à un syndrome de Parkinson (complexe Parkinson–SLA), à un syndrome mental dégénératif (complexe démence–SLA), aux deux simultanément (complexe Parkinson–SLA–démence). Ces associations sont rares (à l'exception des familles de Chamorros dans l'île de Guam). Dans de rares cas, un syndrome de SLA est une complication paranéoplasique.

MALADIE DES MOTONEURONES AVANT L'ÂGE ADULTE

Il existe des maladies dégénératives électives des motoneurones chez les enfants (*maladie de Werdnig–Hoffman*) et chez les adolescents (*maladie de Kugelberg–Welander*). La cause de ces maladies et de la SLA étant inconnue, il est impossible de savoir s'il s'agit d'une même maladie dont l'éventail d'âge du début va de la naissance à l'âge adulte avancé, ou de maladie à étiologie différente mais avec manifestations cliniques plus ou moins analogues.

DIAGNOSTIC DIFFÉRENTIEL

Les maladies à considérer dans le diagnostic différentiel sont la paraplégie spasmodique familiale, la syringomyélie, la myélopathie par cervicarthrose, l'amyotrophie syphilitique, une tumeur médullaire, la maladie de Charcot–Marie–Tooth, la névrite brachiale, la polymyosite, l'arthrite des poignets et des doigts. D'où l'utilité de certains examens complémentaires: l'électromyogramme, la tomodensitométrie ou l'imagerie par résonance magnétique nucléaire.

SYNDROME NEUROANÉMIQUE

Le syndrome neuroanémique est la complication nerveuse de l'anémie pernicieuse (*anémie de Birmer*) due à une carence en vitamine B_{12}. Il est causé par une dégénérescence des cordons dorsaux et latéraux de la moelle épinière, une atteinte des fibres sensitives des nerfs périphériques et parfois, mais plus rarement, une dégénérescence cérébrale.

TABLEAU CLINIQUE

La maladie affecte les hommes et les femmes vers l'âge de trente-cinq à quarante ans et, en l'absence de traitement, évolue lentement mais inexorablement vers une invalidité qui rend le malade grabataire. Elle débute insidieusement par des engourdissements des pieds ou des mains, puis des quatres extrémités d'où elles remontent graduellement vers la racine des membres et vers le tronc. Les membres inférieurs deviennent de plus en plus raides et difficiles à mobiliser. À la longue, le malade souffre de mictions impérieuses et de pollakyurie.

L'examen d'un malade modérément atteint révèle un syndrome cordonnal dorsal et pyramidal, prédominant aux membres inférieurs: perte des sensibilités tactile discriminative, posturale et vibratoire, signe de Romberg, paraparésie spastique et faiblesse des membres supérieurs avec hypertonie spastique, exagération des réflexes ostéo-tendineux (à l'exception de l'abolition des réflexes achilléens), signe de Babinski, démarche spastique et ataxique.

L'atteinte des nerfs périphériques se manifeste par un déficit de toutes les modalités sensitives aux pieds et aux mains et par une abolition des réflexes achilléens.

Le syndrome est à l'occasion incomplet et consiste uniquement en des signes des cordons dorsaux ou des cordons latéraux (syndrome pyramidal) ou encore de polynévrite sensitive. La détérioration mentale est possible mais peu fréquente.

Le diagnostic est confirmé par la présence des caractéristiques de l'anémie pernicieuse: anémie macrocytaire hyperchrome, mégaloblastose, réduction du taux de vitamine B_{12} dans le sang, épreuve de Schilling (évaluant le degré d'absorption de vitamine B_{12}) anormale. Dans de rares cas, mais particulièrement chez les malades qui ont reçu de l'acide folique, les stigmates sanguins sont absents et seuls le dosage de la vitamine B_{12} sérique et le test de Schilling peuvent établir le diagnostic.

DIAGNOSTIC DIFFÉRENTIEL

Toutes les maladies progressives de la moelle épinière, les compressions médullaires, la sclérose en plaques, les dégénérescences spino-cérébelleuses doivent être prises en considération dans le diagnostic différentiel. La carence en acide folique peuvent causer un syndrome apparenté au syndrome neuro-anémique.

TRAITEMENT

L'anémie pernicieuse et ses complications se traitent par l'administration parentérale de 1 000 µg d'hydroxocobalamine par jour durant plusieurs semaines, suivie d'une injection par semaine durant un à deux mois, puis d'une injection tous les deux ou trois mois indéfiniment.

MYÉLOPATHIES VASCULAIRES,
TRAUMATIQUES ET CERVICARTHROSIQUES

MYÉLOPATHIES VASCULAIRES

Réseau vasculaire médullaire

La moelle est irriguée par l'artère spinale antérieure et par les deux artères spinales postérieures (Fig. 22-1). L'artère spinale antérieure provient de la jonction des collatérales descendantes des deux artères vertébrales et parcourt le sillon médian ventral. Elle est alimentée par des artères radiculaires en provenance des artères vertébrales, cervicales, intercostales, de l'aorte descendante et de l'iliaque commune. Chez l'adulte, l'apport circulatoire à l'artère spinale antérieure peut se résumer en trois courants affluents: un courant cervical, un courant thoracique moyen (moins important) et un courant lombaire. Ces trois courants créent des zones médullaires plus vulnérables à l'ischémie selon qu'il s'agit de l'occlusion d'une artère radiculaire déterminée (région cervicale, thoracique ou lombaire) ou d'une ischémie dans la zone frontière d'irrigation entre le territoire cervical et le territoire lombaire. L'artère

spinale antérieure irrigue les 2/3 ventraux de la moelle, c'est-à-dire les
cordons ventraux et les cordons latéraux.

Les deux artères spinales postérieures prennent naissance des artères cérébelleuses inférieures et irriguent le tiers dorsal de la moelle.

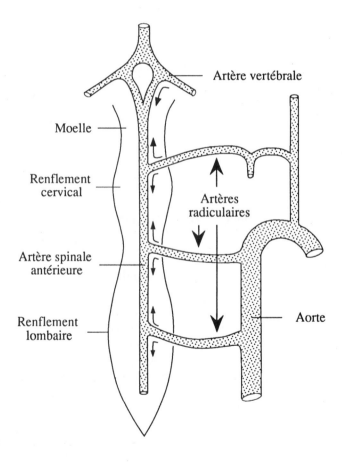

Fig. 22-1. *Irrigation de la moelle.*

Entités cliniques

La moelle peut être le siège d'une ischémie ou d'une hémorragie, quoique beaucoup moins fréquemment que l'encéphale. Dans presque tous les cas, le déficit neurologique est soudain. Tous les syndromes médullaires (cordonal ventral, dorsal, latéral, centro–médullaire) peuvent se rencontrer (voir p. 71). En général, plus l'installation est rapide et la lésion dévastatrice, plus élevé est le risque qu'une hémorragie soit en cause.

1. Ischémie médullaire sans infarctus. Cette ischémie est responsable du syndrome de claudication médullaire intermittente. Le déficit médullaire est soudain, indolore et suivi de récupération complète. L'ischémie intermittente peut affecter isolément la queue de cheval.

2. Infarctus médullaire (myélomalacie). La lésion nécrotique peut causer une section transversale de la moelle ou se limiter aux deux tiers ventraux si l'ischémie est confinée au territoire d'irrigation de l'artère spinale antérieure. Le tableau clinique est alors celui d'un syndrome lésionnel de type motoneurones inférieurs (faiblesse, atrophie, fibrillation) et d'un syndrome pyramidal sous–lésionnel.

La lésion primitive peut être au niveau de l'aorte: anévrisme disséquant, athérosclérose avec occlusion de l'embouchure d'une artère radiculaire. Les artères médullaires peuvent aussi être comprimées par une lésion médullaire expansive, un traumatisme, une arthrose vertébrale ou être le siège d'une malformation.

3. Hémorragies spinales. La plupart de ces hémorragies sont dues à des traumatismes, à l'emploi d'anticoagulants, à une dyscrasie sanguine ou à des malformations vasculaires. Le siège de l'hémorragie peut être épidural, sous–arachnoïdien ou intraparenchymateux.

Le déficit neurologique est d'installation brutale ou rapide et s'accompagne de douleur rachidienne.

3.1. L'hémorragie épidurale cause un syndrome de compression médullaire très rapidement progressif. Le diagnostic est fait par la myélographie ou la tomodensitométrie et un traitement chirurgical s'impose d'urgence.

3.2. L'hémorragie sous-arachnoïdienne dans le canal rachidien est habituellement secondaire à un traumatisme ou à un angiome médullaire. Le tableau clinique peut se limiter à un syndrome méningé ou s'accompagner d'un déficit médullaire parenchymateux additionnel. La ponction lombaire ou la tomodensitométrie montrent, la présence de sang. La démonstration de l'angiome est faite par l'artériographie médullaire. Certains cas se prêtent à une ablation chirurgicale de la malformation.

3.3. L'hémorragie parenchymateuse (hématomyélie). Les causes les plus fréquentes sont les traumatismes et les malformations vasculaires. Le syndrome clinique peut être de type centro-médullaire (voir p. 71).

MYÉLOPATHIES TRAUMATIQUES

Mécanismes

La moelle épinière peut être lésée par un fragment de vertèbre fracturée, par une vertèbre luxée, par choc contre la paroi osseuse du canal rachidien au cours d'un mouvement d'hyperflexion ou d'hyperextension du cou, par blessure pénétrante. La lésion médullaire peut aussi résulter d'une ischémie secondaire à un traumatisme atteignant primitivement l'artère spinale antérieure ou les artères intramédullaires, ou d'un oedème. Enfin, la moelle peut être comprimée par un hématome épidural.

La nature de la lésion médullaire est variable: section plus ou moins complète, contusion avec hémorragie, oedème et lésions vasculaires, compression ou commotion.

Tableau clinique

Le tableau clinique est fonction de la localisation et de l'extension de la lésion. Suite à une lésion médullaire parenchymateuse étendue, le déficit neurologique est immédiat.

La première phase est le *choc spinal*, avec disparition de toutes les fonctions médullaires au-dessous du segment lésé, durant une période allant de quelques jours jusqu'à six semaines, dans les cas de section médullaire.

Après récupération du choc spinal, le déficit neurologique est fonction des structures médullaires définitivement lésées (voir p. 217) et peut s'accompagner de *douleur diffuse* sous-lésionnelle, souvent sous forme de brûlure.

En cas de quadriplégie et de paraplégie, les complications à surveiller sont les ulcères de décubitus, la paralysie vésicale ainsi que les infections et les calculs urinaires.

MYÉLOPATHIES CERVICARTHROSIQUES

Mécanisme

La moelle cervicale peut être affectée par une arthrose cervicale sévère. Plusieurs facteurs pathogéniques sont mis en cause:

– compression médullaire directe par un ou plusieurs ostéophytes;

– compression des vaisseaux de la moelle (artère radiculaire et artère spinale antérieure);

– formation de pseudo-kystes dans l'espace sous-arachnoïdien, secondaire à une réaction fibrotique;

– sténose congénitale du canal rachidien et épaississement du ligament jaune;

– microtraumatismes médullaires au cours des mouvements du cou, favorisés par le rétrécissement du canal et la perte de mobilité de la moelle due à la fibrose périmédullaire.

Tableau clinique

Cette myélopathie survient chez les adultes et se manifeste par un syndrome progressif constitué par:

– une cervicalgie spontanée ou provoquée, plus ou moins de paresthésies et d'hypoesthésies dans les membres supérieurs;

– un syndrome radiculaire ou pluriradiculaire des membres supérieurs avec douleur, hypoesthésie, amyotrophie, abolition des réflexes dans le territoire correspondant aux racines impliquées (Fig. 17–1 et 17–2);

– des signes moteurs médullaires de type déficit pyramidal (voir p. 37) des deux membres inférieurs;

– des troubles sphinctériens inconstants.

Examens complémentaires, diagnostic différentiel et traitement

La radiographie, la tomodensitométrie du rachis cervical et la myélographie contribuent au diagnostic.

La sclérose en plaques, la sclérose latérale amyotrophique, le syndrome neuro-anémique, l'angiome médullaire, une malformation de la charnière atlanto-axoïdienne, une compression médullaire doivent être considérés dans le diagnostic différentiel.

Une immobilisation cervicale ou une laminectomie décompressive peuvent parfois mettre fin à la progression des déficits.

23

COMPRESSIONS MÉDULLAIRES

La moelle épinière, située dans un canal relativement étroit et rigide, est particulièrement vulnérable aux compressions. La souffrance médullaire est due à l'effet direct de la compression ou à l'ischémie par compression occlusive des vaisseaux et particulièrement de l'artère spinale antérieure.

SÉMIOLOGIE

Selon le site d'origine de la compression, le tableau clinique se caractérise au début de l'évolution soit par un syndrome lésionnel radiculaire ou intra-médullaire, soit par un syndrome sous-lésionnel. Au cours de l'évolution, les deux syndromes deviennent associés et peuvent être accentués par l'ischémie consécutive à la compression occlusive de l'artère spinale antérieure.

Syndrome lésionnel

Le syndrome lésionnel (voir p. 216) est de type radiculaire et s'accompagne alors souvent d'un syndrome rachidien, ou de type intramédullaire.

1. LE SYNDROME RADICULAIRE survient dans les lésions extra-médullaires. Il est constitué par une souffrance radiculaire dont l'expression est:

– **une douleur radiculaire** irradiant le long du dermatome correspondant à la racine impliquée (Fig. 17–1 et 17–2). Au niveau thoracique, la douleur a une distribution en ceinture ou en hémiceinture. Elle est exacerbée par l'effort, par la mobilisation du rachis et par les manoeuvres qui étirent la racine (telle la manoeuvre de Lasègue qui consiste en une flexion sur le bassin du membre inférieur maintenu en extension);

– **des paresthésies et hypoesthésies** dans le dermatome correspondant;

– **une parésie et hypotonie des muscles** innervés par la racine atteinte (Tableau 17–1).

LE SYNDROME RACHIDIEN. Le syndrome radiculaire est souvent accompagné d'un syndrome rachidien local caractérisé par de la douleur à la pression des vertèbres au niveau de la lésion, une raideur du rachis et une posture antalgique.

2. LE SYNDROME LÉSIONNEL INTRAMÉDULLAIRE (voir p. 216) est dû à l'atteinte de la substance grise par une lésion intramédullaire ou secondaire à l'ischémie consécutive à la compression de l'artère spinale antérieure. Selon la localisation de la lésion, il en résulte:

– **un syndrome centro-médullaire** avec anesthésie thermo–algésique bilatérale et segmentaire (voir p. 71);

– **un syndrome des cornes dorsales** avec anesthésie thermo–algésique unilatérale et segmentaire (voir p. 71);

– **un syndrome de la zone de Lissauer** avec anesthésie segmentaire pour toutes les modalités sensitives (voir p. 72);

– **un syndrome des cornes ventrales** avec paralysie flasque, hypotonie et atrophie des muscles correspondant au segment médullaire lésé (voir p. 217).

Particularités au niveau C$_1$ – C$_4$ (voir p. 222). Le syndrome lésionnel des lésions compressives intramédullaires ou extramédullaires au niveau des segments supérieurs de la moelle cervicale près de la charnière crânio-rachidienne peut comporter une paralysie ipsilatérale du trapèze et du sterno-cléido–mastoïdien par une atteinte du nerf spinal et des troubles respiratoires ou du hoquet par une paralysie ou une dysfonction du diaphragme. Dans une lésion intramédullaire, l'atteinte du prolongement spinal de la racine descendante du V peut causer une abolition ipsilatérale du réflexe cornéen.

Syndrome sous-lésionnel

Le syndrome sous–lésionnel (voir p. 217) est causé par l'atteinte des longs faisceaux. Le syndrome qui en résulte correspond à une forme habituellement incomplète d'un des syndromes topographiques médullaires décrits à la page 219. Il peut comporter:

– **un déficit pyramidal**: paralysie spastique, exagération des ROT et signes de Babinski. Le déficit est habituellement bilatéral quoique asymétrique et prédomine à l'hémicorps ipsilatéral à la lésion. Le déficit pyramidal est souvent la première manifestation d'une compression ventrale. Bien que situés dans les cordons latéraux, les faisceaux pyramidaux sont à proximité de la zone d'insertion des ligaments dentelés tendus entre la dure–mère et la moelle. Lors du déplacement ventro–dorsal de la moelle, les fibres latérales des faisceaux pyramidaux sont ancrées sur place et sont soumises à une traction suffisante pour causer une ébauche de syndrome pyramidal des membres inférieurs;

– **un déficit spino–thalamique**: anesthésie thermo–algésique controlatérale à la lésion. Dans les lésions unilatérales, le niveau supérieur de l'anesthésie est le dermatome du deuxième segment médullaire sous–jacent au segment lésé (Fig. 3–6) alors que dans les lésions bilatérales, le niveau supérieur de l'anesthésie correspond aux dermatomes gauche et droit du segment médullaire lésé;

– **un déficit des faisceaux grêles et cunéiformes**: anesthésie tactile discriminative, posturale et vibratoire ipsilatérale à la lésion. Au niveau du tronc, seul le niveau supérieur de la sensibilité tactile discriminative peut être évalué;

– **des troubles sphinctériens**: Dans les lésions au–dessus des segments sacrés, ils consistent en mictions impérieuses, pollakyurie, dysurie, parfois rétention et miction automatique. Dans les lésions des segments sacrés: perte de l'envie d'uriner, rétention urinaire et distension vésicale, incontinence par regorgement, persistance de résidu vésical après miction. Les troubles vésicaux sont accompagnés de troubles des fonctions sexuelles.

VARIÉTES ÉTIOLOGIQUES

Les compressions médullaires (néoplasiques ou autre) sont subdivisées en compressions extradurales, intradurales et extramédullaires et intramédullaires.

Compressions extradurales

Métastases. Les métastases extramédullaires sont plus souvent extradurales qu'intradurales. Les carcinones, les lymphomes et le myélome multiple sont parmi les plus fréquentes des tumeurs spinales. Elles proviennent d'une dissémination hématogène ou d'une extension par contiguïté à partir d'une néoplasie vertébrale ou paravertébrale.

Hématome épidural (voir p. 297)

Hernie discale: La hernie discale survient le plus souvent au niveau cervical ou lombaire et, dans les deux cas, elle peut être médiane ou latérale. Les hernies médianes donnent des signes par compression ventrale de la moelle (voir p. 219) ou de la queue de cheval (voir p. 267), alors que les hernies latérales débutent par des signes et symptomes de compression radiculaire.

Compression d'origine infectieuse ou parasitaire: *maladie de Pott* avec formation d'abcès et extension purulente extrarachidienne ou intrarachidienne, artérite et phlébite locales, spondylite bactérienne.

Autres étiologies: tumeurs vertébrales primitives, maladie de Paget, dislocation atlanto–axoïdienne.

Compressions intradurales et extramédullaires

Neurinomes. Ils prennent origine dans la gaine de Schwann des racines dorsales.

Méningiomes. Ils sont fréquents chez les adultes de 40 à 60 ans et siègent surtout à la région thoracique moyenne.

Métastases intradurales. Elles prolifèrent habituellement sous la forme d'une carcinomatose ou d'une lymphomatose méningée.

Arachnoïdite progressive secondaire à une méningite tuberculeuse, purulente ou à une hémorragie sous–arachnoïdienne.

Compressions intramédullaires

Épendymome. C'est la tumeur intramédullaire de beaucoup la plus fréquente. Elle siège habituellement à la région lombo–sacrée. Vu sa localisation centro–médullaire, l'épendymome est souvent responsable d'un syndrome syringomyélique. Une forme étiologique particulière peut se développer dans le filum terminale.

Métastases. Elles ne sont pas exceptionnelles et proviennent surtout d'un carcinome bronchogénique. La lésion intramédullaire peut être associée à une carcinomatose méningée.

Les autres tumeurs intramédullaires. L'astrocytome, le glioblastome multiforme et l'hémangioblastome sont relativement rares. Les abcès et autres lésions compressives inflammatoires sont l'exception.

EXAMENS COMPLÉMENTAIRES

La radiographie simple et la tomodensitométrie du rachis démontrent les malformations du rachis, les modifications de courbures, les déplacements osseux, les lésions osseuses blastiques ou lytiques et l'état des espaces intervertébraux. L'exploration isotopique objective les lésions blastiques et lytiques. La myélographie précise le niveau et les limites supérieure et inférieure de la compression. L'angiographie médullaire sélective est indiquée dans la recherche des malformations vasculaires. La ponction lombaire n'a de raison d'être que lorsque le diagnostic demeure incertain en dépit des examens d'imagerie. Les anomalies du liquide céphalo-rachidien peuvent se limiter à une élévation des protéines sans augmentation des cellules: la dissociation albumino-cytologique.

DIAGNOSTIC DIFFÉRENTIEL

La compression médullaire doit être différenciée d'une myélite, de la sclérose en plaques et d'une myélopathie vasculaire.

24

MÉNINGITES

Les méningites sont des infections de l'arachnoïde et de la pie-mère dont l'expression clinique habituelle est le syndrome méningé. Le syndrome méningé peut aussi être dû à des agents non infectieux: hémorragie sous-arach-noïdienne, infiltration néoplasique, injection intrathécale de substance irritante, méningite séreuse en présence d'une suppuration adjacente aux méninges, méningisme associé à une infection à distance ou systémique.

Selon l'agent étiologique et la réaction du LCR, les méningites se subdivisent en méningites purulentes et méningites lymphocytaires ou à liquide clair.

MÉNINGITES PURULENTES

Considérations générales

1. ÉTIOLOGIE

Toutes les bactéries peuvent causer une méningite purulente, quoique la fréquence de l'implication de chacune soit très variable.

En fonction de l'âge, les bactéries le plus souvent en cause sont:

– adulte, adolescents et enfants de plus de cinq ans: méningocoque, pneumocoque;

– enfants de quatre mois à cinq ans: hémophilus influenzae, méningoco- que, pneumocoque;

– nouveau–né: Escherichia coli, staphylocoque, streptocoque.

2. VOIES D'ACCÈS

Les bactéries ont trois voies d'accès aux méninges. À partir d'une otite moyenne, d'une mastoïdite, d'une sinusite, d'une ostéomyélite crânienne, d'une plaie ou d'une cellulite de la face, le pneumocoque, le streptocoque, le staphylocoque, l'Haemophilus influenzae gagnent les méninges de proche en proche et par l'intermédiaire des veines émissaires. Les fractures du crâne offrent une voie d'accès directe. Enfin, lorsque le foyer initial est une pneumonie, un abcès pulmonaire, une endocardite, une pharyngite, les méninges sont envahies par voie hématogène au cours d'une bactériémie secondaire.

3. ANATOMIE PATHOLOGIQUE

La lésion initiale est une congestion vasculaire des vaisseaux de la pie–mère, des plexus choroïdiens et du cerveau. Plus tard un exsudat purulent (polymo- rphonucléaires, monocytes, fibrine) occupe l'espace sous–arachnoïdien qui se prolonge dans les sillons et les citernes de la base. L'exsudat diffuse aux ventricules et s'infiltre dans les espaces périvasculaires. La surface du cerveau et de la moelle est recouverte d'une couche opalescente. Le parenchyme cérébral est le siège d'oedème et d'un degré variable de dégénérescence neuronale et de démyélinisation.

Plusieurs complications aiguës peuvent accompagner les méningites purulentes:

– une hydrocéphalie secondaire à l'obstruction de la circulation du LCR dans l'aqueduc de Sylvius, dans l'espace sous–arachnoïdien ou au niveau des villosités de Pacchioni (voir p. 243);

– **une réaction inflammatoire** avec ou sans collection purulente dans les espaces sous-dural ou épidural;

– **une thrombose** des artères, des veines et des sinus endocrâniens.

4. TABLEAU CLINIQUE

Sauf chez le nouveau-né et le bébé, toutes les méningites bactériennes purulentes ont des caractéristiques communes au point de vue clinique et au point de vue anomalies du LCR.

Le début est habituellement aigu, avec forte réaction systémique: fièvre soutenue, frisson, asthénie, malaise général. Les signes méningés apparaissent dans les 12 à 24 heures suivantes. Le malade souffre de *céphalées* très intenses, accompagnées de nausées et de vomissements, fréquemment de photophobie et parfois de convulsions.

À l'examen, la nuque est raide et douloureuse à la flexion. Cette dernière manoeuvre provoque une flexion simultanée des membres inférieurs *(signe de Brudzinski)*. La flexion sur le bassin des membres inférieurs en extension éveille une forte douleur rachidienne, irradiant dans les jambes *(signes de Lasègue et de Kernig)*. Une confusion mentale plus ou moins profonde est fréquente et peut aller jusqu'au coma. Le malade est souvent agité et irritable. Les nerfs crâniens peuvent être atteints avec strabisme, ptose, inégalité pupillaire. L'état des ROT est variable. La présence d'un signe de Babinski accompagne souvent une dépression sévère de l'état de conscience. Les signes vitaux se modifient dans les cas d'atteinte grave: pouls rapide, faible, irrégulier; respiration rapide et irrégulière; variations de la T.A.; élévation de la température.

Chez le nouveau-né et le bébé, l'expression clinique peut être toute autre et même déroutante: somnolence, crises convulsives ou apnéïques, tension accrue de la fontanelle, irritabilité, anorexie, vomissements.

L'évaluation clinique de tous les cas de méningite doit inclure une recherche minutieuse d'un foyer primaire d'infection de voisinage (otite, mastoïdite, sinusite) ou d'une infection à distance, compliquée de bactériémie.

5. MÉNINGITES BACTÉRIENNES RÉCIDIVANTES

Les récidives évoquent quelques possibilités:

- un traitement insuffisant;

- un foyer d'infection passé inaperçu et susceptible d'ensemencer périodiquement les méninges, telles une mastoïdite ou une sinusite;

- une fracture ouverte mais inapparente du crâne par exemple, une fracture de la lame criblée de l'ethmoïde;

- la présence simultanée de plusieurs agents infectieux.

6. COMPLICATIONS EN PHASE AIGUË

Celles-ci sont nombreuses et peuvent être d'ordre systémique (par exemple, le syndrome de Waterhouse–Friderichsen dans la méningite à méningocoque s'accompagne de nécrose des surrénales et syndrome d'Addison consécutif) ou d'ordre neurologique proprement dit: oedème cérébral et herniation, convulsions, artérites et phlébites cérébrales suivies de ramollissement cérébral, paralysie des nerfs crâniens, avec surdité et cécité.

7. LABORATOIRE

La ponction lombaire est l'examen paraclinique capital qui s'impose le plus tôt possible lorsque le diagnostic de méningite est posé ou même seulement soupçonné. Le LCR est hypertendu, de coloration trouble ou franchement purulente, parfois xanthochromique.

La pléocytose est à prédominance de polynucléaires, jusqu'à quelques milles, cellules parfois associées à des hématies. La protéinorachie est élevée (au-dessus de 0,760 mg), les sucres abaissés (0,010 mg ou moins). L'examen microscopique direct peut révéler la présence de l'agent infectieux. Des ensemencements doivent être faits dans trois milieux de cultures différentes: gélose–sang, Lowenstein (pour recherche de bacilles de Koch) et Sabouraud (pour recherche de mycose).

8. DIAGNOSTIC DIFFÉRENTIEL

Un profil des anomalies du LCR se rapprochant de celui des méningites purulentes peut être dû à d'autres étiologies: embolies cérébrales septiques au cours d'une endocardite, infections paraméningées (empyème sous–dural, abcès cérébral, thrombophlébite).

9. COMPLICATIONS ÉLOIGNÉES

Les séquelles irréversibles de la méningite sont d'autant plus fréquentes et graves que la maladie a été traitée tardivement ou de façon inappropriée. Les principales sont: les troubles mentaux, les convulsions, les paralysies spastiques des membres, la surdité, l'arachnoïdite, l'hydrocéphalie.

10. TRAITEMENT

10.1. Mesures générales:

– traitement du choc;

– hydratation prudente pour éviter une accentuation de l'oedème cérébral;

– antipyrétique;

– traitement de l'infection locale ou de la septicémie s'il y a lieu.

10.2. Antibiothérapie

L'antibiothérapie doit être entreprise par voie intraveineuse sitôt le diagnostic posé, sans attendre l'identification du germe et l'antibiogramme. À ce stade, l'ampicilline, à une dose dépendant de l'âge, est le plus souvent utilisé:

- *avant l'âge de deux mois*: ampicilline 50–100 mg/kg/jour répartie en deux doses et associée à la gentamicine 5,0 à 7,5 mg/kg/jour par voie intraveineuse ou intramusculaire subdivisée en deux doses;

- *de deux mois à l'adolescence*: ampicilline 300–400 mg/kg/jour subdivisée en 4 à 6 doses;

- *adultes*: ampicilline 12–14 mg/jour subdivisée en 4 à 6 doses.

Suite à l'identification du germe et à l'antibiogramme, un autre antibiotique peut s'avérer plus approprié. L'éventail des antibiotiques est tel qu'un manuel de thérapeutique doit être consulté pour en vérifier les indications, les dosages recommandés et les complications toxiques à surveiller.

L'efficacité de l'antibiotique doit être vérifiée par l'état clinique et l'étude du LCR. Après 24 heures de traitement, le LCR devrait être stérile et la pléocytose être à prédominance lymphocytaire.

Le traitement est poursuivi jusqu'à sept jours après la chute de la fièvre, totalisant une durée moyenne de dix à quatorze jours. La guérison est confirmée par une ponction lombaire.

Les doses d'antibiotiques utilisées étant près du maximum de la tolérance, les complications toxiques hépatiques, rénales et hématologiques doivent être étroitement surveillées.

Particularités des méningites bactériennes en fonction de l'étiologie

1. MÉNINGITE À HAEMOPHILUS INFLUENZAE

La méningite à Haemophilus influenzae est la plus fréquente des méningites des enfants de quatre mois à cinq ans chez qui elle survient comme une affection primitive. La voie de propagation est inconnue. Chez l'adulte, elle est une complication d'une otite, d'une mastoïdite, d'une sinusite, d'une fracture du crâne ouverte ou d'une infection des voies respiratoires supérieures.

Le diagnostic peut souvent être fait par la présence intracellulaire et extracellulaire de l'organisme dans le liquide céphalo-rachidien.

2. MÉNINGITE À MÉNINGOCOQUES

Les porteurs sains du méningocoque sont les humains qui les hébergent au niveau des voies respiratoires supérieures. La transmission se fait par l'intermédiaire de gouttelettes provenant du naso-pharynx et est favorisée par la vie en commun d'un groupe.

2.1. Voie d'invasion des méninges. Le naso-pharynx est le lieu initial d'infection accompagnée ou non d'une irritation pharyngée. Dans une deuxième étape, les bactéries gagnent le sang et causent une septicémie avec malaises généraux sévères, fièvre, asthénie et prostration. Une irruption cutanée hémorragique, sous forme de pétéchies ou de taches hémorragiques de quelques millimètres à quelques centimètres, apparaît de façon localisée ou diffuse. Dans la troisième étape, les méninges sont envahies par la voie hématogène. Une complication grave est l'atteinte des surrénales avec *syndrome de Waterhouse-Friderichsen.*

2.2. Diagnostic bactériologique, traitement et prévention. Le diagnostic bactériologique est confirmé par l'identification de Diplococus neisseriae intracellulaires dans le LCR et dans les prélèvements des zones hémorragiques cutanées et par la positivité des cultures.

3. MÉNINGITE À PNEUMOCOQUES

Le foyer initial d'infection se situe dans l'oreille moyenne, les mastoïdes, les sinus crâniens, les fractures ouvertes du crâne. L'infection gagne les méninges par contiguïté et par les veines émissaires. Une pneumonie, un abcès pulmonaire, une endocardite, peuvent être à l'origine d'une bactériémie, suivie d'une invasion des méninges.

Le diagnostic se fait par l'identification du pneumocoque dans le LCR à l'examen direct et par les cultures.

MÉNINGITES À LIQUIDE CLAIR

Ce groupe de méningites comprend les méningites virales, la méningite tuberculeuse, les méningites syphilitique et sidéenne (voir p. 394), les méningites à mycoses, la méningite carcinomateuse (voir p. 370). Vu l'emploi souvent inconsidéré d'antibiotiques, l'autre possibilité à considérer est une méningite bactérienne avec une pléocytose lymphocytaire dans le LCR, due à un traitement prescrit pour une infection locale ou une fièvre d'origine indéterminée mais insuffisant pour juguler la méningite sous-jacente.

Méningites virales

Parmi les nombreux virus responsables de méningite, les plus fréquents sont les entéro-virus (poliovirus, coxsackie A et B, échovirus), le virus des oreillons et le virus de l'herpès. L'agent spécifique en cause peut souvent être idenfié, dans un laboratoire spécialisé, par une augmentation du taux des anticorps viraux du sang et du LCR, et parfois par l'isolement du virus en culture cellulaire ou par inoculation à l'animal, à partir d'échantillons de selles, de sécrétions pharyngées, de LCR, de biopsie cérébrale.

Le début de la maladie est soudain, avec fièvre élevée et céphalée intense. Le syndrome méningé (voir p. 241) peut être très marqué ou relativement discret, parfois associé à un syndrome encéphalitique. L'état général est habituellement moins atteint que dans les méningites bactériennes et tuberculeuse.

L'analyse du LCR permet presque toujours d'éliminer une méningite bactérienne ou tuberculeuse: pléocytose à prédominance lymphocytaire, peu ou pas d'augmentation de la protéinorachie, taux de sucre normal.

La durée de la maladie est limitée (sept à dix jours), l'amélioration spontanée et le pronostic excellent.

Méningite tuberculeuse

1. ÉTIOPATHOGÉNIE

Le bacille de Koch envahit l'organisme par voie aérienne et se localise aux poumons où il produit une lésion primaire qui peut demeurer circonscrite. Si la défense pulmonaire est surmontée, une dissémination sanguine ubiquitaire survient et peut impliquer les méninges et le névraxe avec formation de tuberculomes. Éventuellement, la rupture d'un tuberculome dans l'espace sous-arachnoïdien cause une méningite tuberculeuse.

2. TABLEAU CLINIQUE ET LCR

La maladie débute par un prodrome d'une durée de quelques semaines, avec fatigue, irritabilité, légère fièvre et amaigrissement. Le début du syndrome méningé est habituellement progressif et s'accompagne de fièvre et d'une accentuation de l'atteinte de l'état.

Dans certains cas, le tableau clinique est dominé, non par un syndrome méningé, mais par un syndrome pseudo-tumoral avec signes d'hypertension intracrânienne et déficit focalisé ou par un syndrome vasculaire de l'encéphale ou de la moelle.

Le diagnostic est cliniquement facilité en présence de lésions tuberculeuses extraméningées actives ou d'évidence d'une infection antérieure révélée par la radiographie pulmonaire ou par l'intra-dermo-réaction.

L'examen paraclinique le plus important est l'analyse du LCR, qui révèle une pléocytose à prédominance de lymphocytes (20–500), une protéinorachie augmentée (souvent supérieure à 1 gramme), une glycorachie modérément diminuée, parfois la présence de bacilles de Koch décelés à l'examen microscopique et par les cultures sur milieu de Lowenstein.

3. TRAITEMENT

La méningite TB se traite comme toutes les formes d'infection tuberculeuse active. Plusieurs médicaments sont disponibles: l'isoniazide, la streptomycine, la rifampicine, l'étionamide, l'éthambutol, la pyrazinamide, la D−cyclosérine. Au moins deux sinon trois de ces médicaments doivent être donnés simultanément durant une période initiale de six mois. Par la suite, deux médicaments sont continués durant deux ans.

Les résultats sont excellents lorsque la maladie est traitée précocement. Par contre, ils sont d'autant moins bons que le traitement est instauré plus tardivement ou de façon inappropriée.

Méningites à mycoses

Plusieurs mycoses peuvent être responsables de méningites. La plus fréquente est la torulose due au cryptocoque néoformans retrouvé en particulier dans le sol contaminé par les excréments de pigeons.

La voie d'accès chez l'humain est le poumon, d'où la fréquence de pneumonie et de méningite concomittante. Cette méningite est souvent celle qui se développe chez les malades dont le système immunitaire est affaibli: maladie de Hodgkin, traitement par chimiothérapie cytotoxique, sida.

Le syndrome méningé est d'intensité variable, parfois dominant le tableau clinique, parfois plus discret que la confusion mentale qui est au premier plan.

Le diagnostic repose sur l'analyse du LCR qui montre une pléocytose lymphocytaire, des protéines augmentées, un taux de sucre très abaissé. La coloration à l'encre de Chine permet d'identifier au microscope le cryptocoque néoformans.

Méningite carcinomateuse (voir p. 370)

25

DÉGÉNÉRESCENCES
SPINO-CÉRÉBELLEUSES

Ce groupe comprend un ensemble de maladies héréditaires affectant plus ou moins sélectivement certains systèmes neuronaux avec prédominance au niveau de la moelle, du tronc cérébral et du cervelet. Parfois les lésions intéressent simultanément les hémisphères cérébraux et le système nerveux périphérique.

Chez un certain nombre de malades, ces atteintes sélectives se limitent à la moelle, ou à la moelle et au tronc cérébral, ou au tronc cérébral et au cervelet. Mais dans plusieurs autres cas, les lésions débordent les limites de ces niveaux anatomiques, de sorte que les maladies dégénératives dites spinocérébelleuses correspondent à un vaste éventail de syndromes, qui va des dégénérescences exclusives du système nerveux périphérique aux dégénérescences exclusivement cérébelleuses, en passant par toutes les transitions où peut se retrouver une atteinte simultanée et plus ou moins marquée des nerfs périphériques, de la moelle, du tronc cérébral, du cervelet et parfois la présence de signes d'atteinte extrapyramidale et mentale. En conséquence, toutes les classifications des dégénérescences spinocérébelleuses sont quelques peu arbitraires. Seules quelques formes relativement typiques seront décrites.

UNE CLASSIFICATION

DÉGÉNÉRESCENCES PRÉDOMINANT AU NIVEAU DE LA
MOELLE ET DU TRONC CÉRÉBRAL

1. *Maladie de Friedreich*
2. *Hérédo–ataxie de Pierre–Marie*
3. *Ataxie récessive spastique de Charlevoix–Saguenay*
4. *Paraplégie spasmodique familiale de Strumpell–Lorrain*
5. *Dystasie aréflexique de Roussy–Lévy*

DÉGÉNÉRESCENCES PRÉDOMINANT AU NIVEAU DU
CERVELET ET DU TRONC CÉRÉBRAL

1. *Atrophie cérébelleuse corticale*
2. *Atrophie olivo–ponto–cérébelleuse*

DÉGÉNÉRESCENCES PRÉDOMINANT AU NIVEAU
DE LA MOELLE ET DU TRONC CÉRÉBRAL

1. MALADIE DE FRIEDREICH

Le mode de transmission est autosomal récessif. La maladie atteint les deux sexes.

Le début se manifeste entre huit et vingt ans par des troubles d'équilibre à la marche, des paresthésies et progressivement de l'incoordination des membres et de la dysarthrie.

L'examen d'un malade modérément atteint révèle un syndrome cérébelleux médian et hémisphérique (dysarthrie, ataxie à la marche, adiadococinésie et tremblement intentionnel des membres), un syndrome pyramidal (vivacité des ROT aux membres supérieurs, signe de Babinski), un syndrome sensitif portant surtout sur les modalités posturale et vibratoire et plus marqué aux pieds, une abolition des réflexes achilléens et souvent rotuliens. Une atrophie musculaire peut être présente aux portions distales des quatre membres. La présence de pieds creux est habituelle et une cyphoscoliose fréquente. Certains cas présentent une atrophie optique et une dégénérescence rétinienne, un nystagmus et un syndrome de détérioration mentale; 50% des cas souffrent d'une cardiopathie.

L'évolution de cette maladie est la plus rapide parmi les dégénérescences spinocérébelleuses. En moyenne après dix ans d'évolution, le malade est confiné à une chaise. Par contre, les formes frustes de maladie de Friedreich sont fréquentes.

2. HÉRÉDOATAXIE DE PIERRE MARIE

Plusieurs cas de dégénérescence cérébelleuse associée à un syndrome pyramidal ressemblent à la maladie de Friedreich, tout en s'en distinguant par quelques caractéristiques importantes. Le tableau clinique est celui d'un syndrome cérébelleux médian et latéral (dysarthrie, ataxie à la marche, incoordination des membres) et d'un syndrome pyramidal aux quatre membres (exagération de tous les ROT, signe de Babinski). Il y a absence de pieds creux, de cyphoscloliose et de cardiopathie. Le début de la maladie est plus tardif et le pronostic est meilleur.

Le terme *hérédoataxie de Pierre Marie* est utilisé dans la littérature française. Le syndrome décrit par Pierre Marie n'est pas une forme particulière de dégénérescence spinocérébelleuse mais bien une synthèse de cas hétérogènes publiés par plusieurs auteurs (Sanger Brown, Fraser, Nonne et autres).

3. ATAXIE RÉCESSIVE SPASTIQUE DE CHARLEVOIX–SAGUENAY

Cette forme de dégénérescence spinocérébelleuse, décrite en 1978, a toutes les caractéristiques d'une maladie héréditaire spécifique dont le mode de transmission est autosomal récessif. Elle a été identifiée chez plus de 200 individus habitant une région de la province de Québec.

La maladie débute dans le jeune âge pour un trouble de l'équilibre et sa progression devient accélérée vers l'âge de 20 ans. Vers l'âge de 40 ans, les malades ne peuvent se déplacer qu'en chaise roulante.

Les déficits neurologiques progressifs consistent en une ataxie à la marche, une dysarthrie, une hypertonie des membres inférieurs accompagnée d'exagération des ROT et de réflexes cutanés plantaires en extension ou indifférents. Les signes de neuropathie se développent plus tardivement et comportent une amyotrophie distale discrète ou sévère et une perte des réflexes achilléens. Les mictions impérieuses sont fréquentes mais l'incontinence urinaire et parfois fécale ne survient que tardivement et dans quelques 12% des malades. Des signes oculaires non progressifs sont d'apparition précoce: mouvements de poursuite oculaire dysmétriques et saccadés sur le plan horizontal, nystagmus horizontal bidirectionnel et dans le fond d'oeil, présence de fibres rétiniennes myélinisées convergeant vers la papille.

4. PARAPLÉGIE SPASTIQUE FAMILIALE DE STRUMPELL-LORRAIN

Cette dégénérescence est une maladie héréditaire à transmission autosomale dominante, qui peut apparaître de l'enfance à l'âge adulte. Elle se caractérise par un syndrome pyramidal des quatre membres prédominant aux membres inférieurs. Un discret syndrome moteur périphérique neurogène (atrophie, fibrillations) aux pieds et aux mains apparaît tardivement dans certains cas. Il y a absence de troubles sphinctériens et de syndrome sensitif.

L'évolution est très lente et ne menace pas le malade d'invalidité sévère. Une compression médullaire doit être considérée dans le diagnostic différentiel.

5. DYSTASIE ARÉFLEXIQUE DE ROUSSY-LÉVY

Cette maladie, dont la transmission est autosomale dominante, est d'apparition précoce et se caractérise par des pieds creux, une aréflexie achilléenne et des troubles de l'équilibre secondaires à une faiblesse des chevilles, à un déficit des sensibilités profondes et parfois à un déficit cérébelleux.

L'évolution est lente et certains cas ont évolué vers un tableau de maladie de Friedreich.

DÉGÉNÉRESCENCES PRÉDOMINANT AU NIVEAU DU TRONC CÉRÉBRAL ET DU CERVELET

1. ATROPHIE CÉRÉBELLEUSE CORTICALE

Les lésions dégénératives prédominent d'emblée sur les régions antéro-supérieures du cervelet (vermis et portion attenante des hémisphères).

Le tableau clinique, lentement progressif et à début tardif, est dominé par la survenue progressive d'un syndrome cérébelleux médian avec troubles de l'équilibre à la station debout et à la marche.

Diagnostic différentiel

Quelques conditions peuvent être responsables d'un tableau clinique se rapprochant de celui de l'atrophie cérébelleuse corticale:

— les tumeurs médianes du cervelet;

— la dégénérescence cérébelleuse éthylique. L'ataxie à la marche évolue en quelques semaines vers une grave incapacité;

— la dégénérescence cérébelleuse paranéoplasique. Le syndrome neurologique peut précéder de quelques mois (jusqu'à deux ans) les manifestations propres au néoplasme;

— le myxoedème;

— l'intoxication au dilantin.

2. ATROPHIE OLIVO-PONTO-CÉRÉBELLEUSE

La maladie débute après 40 ans. Les lésions causent une atrophie de la protubérance, de l'olive, des pédoncules cérébelleux moyens et du cortex cérébelleux. Les formes familiales sont à transmission autosomale dominante.

Tableau clinique

Il est constitué d'un syndrome cérébelleux médian, avec troubles de la marche et, plus tardivement, une incoordination des membres supérieurs et de la dysarthrie.

Il n'est pas rare de trouver des signes additionnels de syndrome extrapyramidal type parkinsonien, de syndrome pyramidal et mental. En l'absence de ces signes, le diagnostic différentiel est le même que celui de l'atrophie cérébelleuse corticale.

26

MALADIES DES NOYAUX GRIS CENTRAUX

L'anatomie, les connexions afférentes et efférentes et la sémiologie des noyaux gris centraux sont résumés dans la section Syndromes extrapyramidaux à la page 47.

Les lésions des noyaux gris centraux résultent en divers syndromes extra-pyramidaux dont la caractéristique commune est un déficit exclusivement moteur sous forme d'anomalies de postures, de mouvements et de tonus musculaire. La présence de déficits additionnels dans certaines maladies est attribuable à l'extension des lésions au-delà des structures du système extrapyramidal.

Les principales entités cliniques dues à une lésion des noyaux gris centraux peuvent être regroupées en syndromes parkinsoniens, syndromes choréiques, syndromes choréo-athéto-dystoniques et hémiballisme.

SYNDROMES PARKINSONIENS

Tous les syndromes parkinsoniens sont dus à une perturbation de l'action inhibitrice de la dopamine du striatum et se caractérisent par une triade clinique: la rigidité, l'akinésie et les tremblements de repos.

Maladie de Parkinson

1. ANATOMIE PATHOLOGIQUE

La substance noire est reliée au striatum (noyau caudé et putamen) par une voie dopaminergique nigro–striée, qui exerce une action inhibitrice sur la voie strio–pallidale.

La maladie de Parkinson est due à une dégénérescence idiopathique des neurones pigmentés de la substance noire mésencéphalique à l'origine de la voie nigro–striée, ainsi qu'à la déplétion consécutive de la dopamine dans le striatum. Une caractéristique histologique pathognomonique est la présence d'inclusions intracytoplasmiques, les *corps de Léwy*, dans les neurones pigmentés de la substance noire de même que dans les neurones du locus coeruleus, le noyau dorsal du vague, dans l'hypothalamus, la région intermédio–latérale de la moelle et les ganglions sympathiques.

2. TABLEAU CLINIQUE

La maladie de Parkinson apparaît de façon insidieuse entre l'âge de cinquante ans et soixante–dix ans, rarement avant quarante ans. Le Parkinson juvénile est une exception. Les premières manifestations, habituellement asymétriques, peuvent consister en un tremblement localisé, une maladresse de l'écriture ou de certains gestes précis, une flexion du tronc à la station debout et à la marche, une raideur des mouvements que le malade peut qualifier de faiblesse, une diminution du balancement d'un bras à la marche ou encore un faciès moins expressif. Progressivement au cours des mois, le syndrome devient diffus et souvent typique avec tremblements, akinésie et rigidité.

– **Le tremblement parkinsonien** est un tremblement de repos qui disparaît ou s'atténue au cours des mouvements volontaires et du maintien actif d'une posture. Les oscillations sont lentes, régulières et prédominent aux extrémités.

– **L'akinésie** est une réduction de toutes les formes de mouvement: volontaires, spontanés et associés. Les *gestes* sont exécutés lentement et après un retard d'initiation. Ils manquent d'agilité. Le *faciès* est figé, peu expressif et le *clignement des yeux* devient rare. *L'écriture* est lente et micrographique. Le débit verbal devient laborieux, sans modulations de ton et les paroles sont peu articulées. La difficulté qu'éprouve le malade à se relever d'un fauteuil est due à son incapacité de pencher suffisamment le corps vers l'avant. *À la station debout*, le tronc est incliné et les membres en ébauche de quadruple flexion. La *marche*, souvent lente à démarrer, s'effectue *à petits pas*, les pieds traînant sur le sol et le *balancement* des bras est réduit. *L'équilibre* est précaire.

– **La rigidité** est une hypertonie plastique mise en évidence lors de la manipulation passive des membres. Elle peut s'accompagner d'un phénomène de roue dentée, qui se caractérise par une alternance rythmée de résistance et de relâchement musculaire au cours de l'étirement passif des muscles. Au niveau des coudes, du tronc et parfois des genoux, la rigidité prédomine sur les muscles fléchisseurs.

– **Autres signes.** À cette triade peut s'ajouter l'*akathisie*, c'est-à-dire l'incapacité de demeurer immobile sans éprouver un malaise progressif qui devient intolérable, une hypersécrétion sébacée et de l'hypersialorrhée. La dépression est fréquente, et un fort pourcentage de malades présentent à la longue une certaine détérioration mentale.

L'évolution est toujours progressive quoiqu'à un rythme qui peut varier d'un malade à l'autre. Après une dizaine d'années, il est rare qu'il n'y ait pas une perte complète d'autonomie physique.

Formes cliniques incomplètes

Les éléments de la triade tremblements–akinésie–rigidité ne sont pas toujours d'intensité égale chez tous les malades. Chez certains, le tremblement domine le tableau clinique, alors que chez d'autres l'akinésie et l'hypertonie sont au premier plan.

3. TRAITEMENT

Au début de la maladie et durant un certain temps qui varie d'un malade à l'autre, l'akinésie et la rigidité du syndrome parkinsonien peuvent être améliorées par un traitement médicamenteux auquel doit être associée une physiothérapie à long terme. Le tremblement est plus résistant à la médication mais peut être considérablement soulagé par une intervention chirurgicale.

3.1. Traitement médical. Le traitement est instauré par l'emploi d'un anticholinergique à la dose à 2 à 5 mg 3 fois par jour. Lorsque l'amélioration devient insuffisante, le médicament indiqué est la L-dopa, 300 mg/jour, associée à un inhibiteur de la dopa-décarboxylase, 75 mg/jour, subdivisées en trois prises. La L-dopa est un précurseur de la dopamine qui pénètre dans le système nerveux central où il se transforme en dopamine par l'action de la dopadécarboxylase, palliant ainsi le manque de dopamine caractéristique de la maladie. L'adjonction d'un inhibiteur de la dopadécarboxylase (qui ne franchit pas la barrière hémo-encéphalique) prévient la formation de dopamine dans le sang et ses effets secondaires systémiques.

Les effets secondaires de la L-dopa sont des épisodes de confusion et des mouvements anormaux. Après un an ou plus d'utilisation, surviennent des dyskinésies bucco-faciales, des mouvements choréo-athétosiques du visage, des membres et du tronc et parfois des myoclonies. La réduction de la dose de la L-dopa améliore ces mouvements involontaires mais malheureusement au prix d'une accentuation du syndrome parkinsonien. L'utilisation simultanée des neuroleptiques est à déconseiller et les inhibiteurs de la monoamine oxydase (MAO) à proscrire.

D'autres médicaments utilisés sont l'amantadine (Can. Symmetrel; Fr. Mantadrix) 100 mg trois fois/jour, qui active la synthèse et la libération de la dopamine striatale, les agonistes de la dopamine qui stimulent directement les récepteurs dopaminergiques post-synaptiques tel la bromocriptine (Parlodel) 50 mg subdivisés en trois prises et enfin le déprényl (Can. Eldepril; Fr. Déprényl), un inhibiteur de la MAO type béta, à dose de 100 mg/kg/jour.

3.2. Traitement chirurgical. Le traitement chirurgical consiste en une destruction stéréotaxique du noyau ventrolatéral du thalamus. Elle est uniquement indiquée dans des cas sélectionnés affectés d'un tremblement unilatéral. Les greffes foetales sont encore au stade expérimental.

Syndromes parkinsoniens d'étiologie diverse

Le syndrome parkinsonien, et particulièrement la forme à prédominance akinétique et rigide, peut survenir dans toutes les situations qui préviennent l'action de la dopamine sur les neurones du striatum.

1. ÉTIOLOGIES MÉDICAMENTEUSES ET TOXIQUES

Les phénothiazines, les butyrophénones, les benzamides substituées provoquent un syndrome parkinsonien en bloquant les récepteurs dopaminergiques.

La réserpine peut être en cause par son action de déplétion de la dopamine dans les sites qui la contiennent.

L'intoxication au monoxyde de carbone et au manganèse sont de rares causes de syndrome de Parkinson.

2. ÉTIOLOGIES INFECTIEUSES

L'épidémie d'encéphalite léthargique de Von Economo, survenue entre les années 1916 et 1925, a été responsable de graves syndromes parkinsoniens accompagnés de *crises oculogyres*. La lésion affectait la substance noire et le pallidum. Cette maladie relève maintenant de l'histoire de la médecine. Les encéphalites actuelles ne sont qu'exceptionnellement causes de ce syndrome.

3. AUTRES ÉTIOLOGIES

Le syndrome de Parkinson survient en association avec d'autres déficits neurologiques dans l'athéro et l'artériosclérose cérébrale, les traumatismes répétitifs des boxeurs, au cours de maladies dégénératives du cerveau et parfois dans les tumeurs des noyaux gris centraux.

SYNDROMES CHORÉIQUES

Le syndrome choréique est caractérisé par la présence de mouvements anormaux involontaires, brusques, non systématisés, affectant tous les segments du corps, mais surtout le visage et les extrémités distales des membres.

Chorée de Huntington

La chorée de Huntington est une maladie héréditaire, à transmission autosomale dominante. Elle débute habituellement vers l'âge de trente à quarante ans et progresse lentement jusqu'à l'invalidité complète du malade. Le décès survient de dix à trente ans après le début de la maladie.

Les lésions cérébrales siègent au niveau des noyaux gris centraux et du cortex frontal.

1. TABLEAU CLINIQUE

1.1. Le syndrome choréique débute vers l'âge de trente à quarante ans par l'apparition insidieuse de mouvements involontaires. Ceux-ci peuvent ressembler à une activité gestuelle normale en soi, quoique surabondante, inappropriée et brusque, tels que haussements d'épaules, mouvements du cou, croisement répétitif des jambes, etc. Ils sont parfois franchement anormaux: déplacements soudains, brusques, anarchiques, non systématisés d'un membre ou d'un segment de membre, prédominant aux mains; grimaces; torsion de la langue. Les mouvements anormaux surviennent spontanément ou au cours des mouvements et du maintien actif d'une posture. Ils sont plus lents que ceux de la chorée de Sydenham. Éventuellement, le malade devient dysarthrique. L'évolution est lentement progressive sur une période de dix à trente ans, et le syndrome choréique peut se transformer en un syndrome de rigidité.

1.2. Le syndrome mental se caractérise par une détérioration intellectuelle progressive accompagnée de troubles de l'humeur.

2. VARIANTES CLINIQUES

La plupart des cas de chorée de Huntington présentent à la fois les mouvements anormaux et le syndrome mental. Parfois la maladie s'exprime uniquement par des mouvements anormaux ou par une atteinte mentale, à l'occasion peu marquée et peu progressive.

La forme de chorée rigide (avec hypertonie) est rare et se voit surtout chez les enfants. Elle peut s'accompagner de convulsions et de troubles cérébelleux.

3. DIAGNOSTIC

Le diagnostic de chorée de Huntington doit être considéré dans tous les cas où des tremblements, des mouvements choréo–athéto–dystoniques apparaissent entre l'adolescence et l'âge de 40 ans.

Chorée de Sydenham

La chorée de Sydenham est une manifestation précoce ou retardée d'une infection streptococcique. La maladie peut débuter insidieusement par de la maladresse des mouvements et une hyperactivité motrice (« l'enfant ne tient pas en place »), suivies de l'apparition de mouvements choréiques ou elle peut débuter d'emblée par de tels mouvements. Ceux–ci sont involontaires, brusques, anarchiques. Ils surviennent tant spontanément, qu'au cours des mouvements intentionnels et du maintien actif d'une posture. Ils affectent le visage (plissement du front, froncement de sourcils, contorsion de la langue) et tous les segments des membres supérieurs. Ils sont moins marqués au niveau des membres inférieurs et du tronc. Une dyssynergie musculaire est fréquente au cours des mouvements intentionnels. Ainsi, la flexion des doigts s'accompagne d'une flexion au lieu d'une extension synergique du poignet. Plusieurs mouvements volontaires sont exécutés avec brusquerie. L'hypotonie musculaire, parfois considérable, est de règle. Le jeune malade est nerveux et irritable.

La chorée peut être la seule manifestation de l'infection streptococcique. Habituellement elle s'accompagne d'une histoire et de signes évocateurs: angine, rhumatisme articulaire aigu, endocardite avec ou sans séquelles de valvulopathie chronique.

La maladie survient entre l'âge de cinq à quinze ans. Elle dure environ deux à trois mois. Les récidives sont possibles, espacées d'environ un an, rarement de plus de deux ans.

2. LABORATOIRE

La chorée étant due au streptocoque hémolytique, les examens de laboratoire mettent en évidence une augmentation de la sédimentation, de la C-réactive protéine, de la fibrinémie, des alpha-2 globulines et des antistreptolysines.

3. TRAITEMENT

L'halopéridol est un excellent médicament pour contrôler les mouvements anormaux. De plus, il est recommandé de prescrire de la pénicilline jusqu'à l'âge de vingt à vingt-cinq ans.

Chorée gravidique

La chorée gravidique est considérée comme une chorée de Sydenham, réactivée par un mécanisme inconnu mais lié à la grossesse.

Chorée sénile

La chorée sénile se caractérise par des mouvements involontaires de la langue (contorsions) et du visage (grimaces) apparaissant insidieusement chez les adultes âgés. Elle peut être considérée comme une forme de dyskinésie tardive « idiopathique ».

Hémiballisme

Ce syndrome tel, que décrit à la page 50, est habituellement dû à une destruction par hémorragie du noyau sous-thalamique.

SYNDROMES CHORÉO-ATHÉTO-DYSTONIQUES

Les mouvements involontaires dans ces syndromes comportent tous des composantes choréique, athétosique et dystonique, qui justifient de les inclure dans une même catégorie générale.

Dégénérescence hépato-lenticulaire
ou Maladie de Wilson

La maladie de Wilson est héréditaire et caractérisée par une dégénérescence progressive du foie et du corps strié, responsable d'un syndrome neurologique extrapyramidal et d'un syndrome hépatique.

1. ANATOMIE PATHOLOGIQUE ET PHYSIOPATHOLOGIQUE

La maladie est due à une dégénérescence du foie et du corps strié du cerveau, secondaire à un dépôt progressif du *cuivre* dans ces organes. Normalement, le cuivre est éliminé de l'organisme après liaison avec la *céruloplasmine*. Dans la maladie de Wilson, la déficience héréditaire en céruloplasmine empêche l'excrétion du cuivre qui s'accumule dans le sang et se dépose dans le foie et le corps strié.

2. TABLEAU CLINIQUE

Les premières manifestations de cette maladie familiale et héréditaire, à transmission autosomale récessive, surviennent vers l'âge de vingt ans (entre huit et vingt-cinq ans). Il existe des cas sporadiques. L'évolution est aiguë, subaiguë ou chronique, variant de quelques mois à plusieurs années avec une moyenne de un à six ans.

Le tableau clinique est constitué par des mouvements anormaux et de la ridigité musculaire. Chez les jeunes, la maladie commence souvent par la rigidité alors que les tremblements inaugurent le tableau clinique chez les sujets de plus de vingt ans.

L'hypertonie musculaire est de type rigide comme dans le Parkinson. Les mouvements anormaux sont variables d'un cas à l'autre et chez un même malade: tremblements simples ou à caractère de battement des poignets (« *flapping* »), mouvements choréo-athétosiques ou dystoniques des membres et parfois du tronc. Ils surviennent surtout au cours des mouvements volontaires et lors du maintien d'une posture, mais peuvent persister au repos. Les troubles de l'articulation et de la déglutition sont habituels. Un *syndrome pseudobulbaire* avec rire et pleurs spasmodiques est fréquent. Avec le temps, apparaît un léger syndrome de détérioration mentale.

Un signe pathognomonique de cette maladie est la présence d'un anneau de couleur brun doré au pourtour de l'iris. Cet anneau, dit de *Kayser-Fleisher*, est dû à l'accumulation de cuivre sur les bords de la face antérieure de la cornée.

Le trouble hépatique peut être cliniquement manifeste ou ne se révéler que par des analyses biochimiques du foie. À l'occasion, les premières manifestations de la maladie sont celles d'une cirrhose du foie.

3. LABORATOIRE

Les examens de laboratoire qui confirment le diagnostic démontrent une baisse de la céruloplasmine sanguine, une augmentation du taux de cuivre dans le sang, dans les urines et dans le foie (démontrée par la biopsie du foie) ainsi qu'une aminoacidurie.

4. TRAITEMENT

L'emploi d'un agent chélateur, la pénicillamine, à la dose de 250 mg par jour, augmentée progressivement à trois prises de 500 mg retarde la progression de la maladie chez la plupart des malades.

Dystonie musculaire déformante
(spasme de torsion)

La dystonie musculaire déformante est une maladie dégénérative et progressive qui débute chez les jeunes avant l'âge de vingt ans (surtout entre six et dix ans), et chez les adultes le plus souvent dans la quatrième décennie.

Chez l'enfant, les premières manifestations dystoniques apparaissent aux membres inférieurs et gagnent progressivement les membres supérieurs et le tronc, jusqu'à l'invalidité complète et le décès. Chez l'adulte, l'évolution est souvent beaucoup plus bénigne. La maladie se manifeste d'abord aux membres supérieurs ou au tronc et ne se propage habituellement pas aux membres inférieurs. Toutes les autres fonctions neurologiques sont normales. L'histoire médicale antérieure ne présente rien de significatif au point de vue traumatisme obstétrical, encéphalite, prise de médicaments.

Encéphalopathies périnatales

Les lésions cérébrales périnatales (kernictère, anoxie, etc.) sont souvent responsables des *syndromes choréo–athéto–dystoniques*. L'*athétose double* est due à une lésion bilatérale du striatum. Des lésions plus diffuses produisent des tableaux cliniques où s'imbriquent chorée, athétose et dystonie en proportion variable auxquels peuvent être associés un syndrome pyramidal et une atteinte mentale. La symétrie ou l'asymétrie du syndrome est fonction de la localisation de la lésion.

Le déficit neurologique peut n'apparaître que deux ans et même six à quinze ans après la naissance et progresser durant quelques années avant de se stabiliser.

Dystonie au cours de maladies dégénératives

Le même tableau dystonique peut être dû à une maladie dégénérative, telle que la chorée de Huntington, la maladie de Wilson, la dégénérescence pallido–pyramidale progressive, la maladie de Hallervorden–Spatz, etc.

Dystonies localisées ou dyskinésie

    – *La dystonie bucco-linguo-faciale* se manifeste par du blépharospasme (occlusion involontaire des paupières), des dyskinésies oromandibulaires avec grimaces, des contorsions en tous sens des lèvres et de la langue, des déplacements de la mâchoire de gauche à droite, de haut en bas, d'avant en arrière, et des dyskinésies laryngopharyngées sous la forme de contractions spasmodiques intermittentes qui pertubent l'élocution et la déglutition. Cette dystonie se voit à la suite de l'emploi de neuroleptiques. Elle peut survenir très tôt après le début d'emploi de ces médicaments et disparaître avec la cessation du médicament en cause, ou elle peut survenir tardivement après un usage prolongé de neuroleptiques. Elle est alors exagérée par la cessation du médicament et à l'occasion améliorée par une augmentation de la dose du même médicament. Un certain nombre de cas surviennent sans qu'aucune étiologie ne puisse être déterminée. Les dystonies médicamenteuses ne se limitent par aux dystonies localisées. Elles peuvent être diffuses, particulièrement après l'usage prolongé de L-dopa dans la maladie de Parkinson.

    – *Le torticolis spasmodique* se caractérise par diverses déviations involontaires, plus ou moins prolongées et saccadées de la tête qui dévie en rotation, en flexion ou en extension et en inclinaisons latérales. Il survient habituellement chez l'adulte, de façon isolée, sans qu'une étiologie spécifique ne puisse être mise en évidence. Dans de rares cas, le torticolis n'est que le début d'un syndrome dystonique qui devient progressivement de plus en plus diffus.

    – *Les dyskinésies d'occupation*, n'affectent que le membre supérieur. Elles surviennent exclusivement que lors d'une activité motrice spécifique, habituelle-ment d'ordre professionnel, comme écrire, dactylographier, jouer du violon, etc. Ainsi, dans la crampe de l'écrivain, les doigts, la main et le poignet deviennent le siège d'un spasme musculaire uniquement lorsque le malade écrit avec un stylo, assis à une table. Un tel malade peut souvent écrire sans difficulté au tableau noir. Un phénomène équivalent peut se voir chez une dactylo, un violoniste, etc.

    – *La dystonie posthémiplégique.* Un syndrome dystonique unilatéral peut constituer une séquelle d'hémiplégie. Cette condition est plus fréquente chez l'enfant que chez l'adulte.

27

MALADIES CÉRÉBRO-VASCULAIRES

Les accidents cérébro-vasculaires (ACV) sont des atteintes localisées du parenchyme cérébral, secondaires à une lésion du système cardio-vasculaire: coeur, artères ou veines. Le processus pathologique peut être soit une lésion des vaisseaux ou du coeur, soit une occlusion vasculaire par thrombose ou embolie ou encore une perturbation hématologique.

Les accidents cérébro-vasculaires les plus fréquents sont les accidents ischémiques et hémorragiques. Ils ont en commun un profil temporel d'évolution caractérisé par:

– **le début** relativement soudain d'un déficit neurologique localisé qui s'installe brutalement ou en quelques secondes, minutes ou heures;

– **une phase d'état** durant laquelle le déficit est stationnaire;

– **une troisième phase** caractérisée par une amélioration plus ou moins marquée ou une détérioration jusqu'au décès.

À l'occasion, le mode de présentation et d'évolution d'une maladie cérébro-vasculaire diffère du profil habituel. Les premières manifestations peuvent être la compression d'un nerf crânien (anévrisme), des crises d'épilepsie (angiome), un syndrome démentiel (démence artériopathique), une hypertension intra-crânienne (thrombose des sinus crâniens). Les considérations sur les hématomes sous-duraux et épiduraux sont décrites au chapitre «Traumatismes crâniens», page 376.

NOTIONS DE BASE

Physiologie

1. SANG, O_2 ET GLUCOSE

Le métabolisme du système nerveux central dépend presque exclusivement de la glycolyse aérobique. Vu l'absence de réserve locale d'oxygène et d'une quantité significative de glucose, le système nerveux central dépend de l'apport continuel de ces substances par le sang et est en conséquence très vulnérable à l'ischémie. Cette vulnérabilité est partiellement compensée par l'importance du débit cérébral. Alors que le cerveau ne compte que pour 2 à 3% de la masse corporelle, il reçoit de 15 à 20% du débit sanguin total et il métabolise de 20 à 25% de l'O_2 inspiré. La sensibilité du cerveau à l'ischémie est illustrée par quelques faits cliniques:

– une asystolie cardiaque de 10 secondes ou une réduction de la tension artérielle systémique au dessous de 50 mm Hg entraîne une inconscience;

– une ischémie cérébrale d'une durée de plus de 60 secondes cause souvent des convulsions, une dilatation pupillaire et un aplatissement transitoire de l'EEG;

– une ischémie de une à cinq minutes peut être responsable d'un dommage cérébral;

– une ischémie de cinq à dix minutes cause un dommage cérébral irréversible et catastrophique.

2. AUTORÉGULATION

Le débit sanguin cérébral est relativement indépendant de la tension artérielle systémique. Il demeure constant quelque qu'en soient les variations de la TA pourvu qu'elle soit supérieure à 50-60 mm Hg. Cette propriété d'autorégulation est principalement due à l'effet de la pression du CO_2 sanguin sur les artérioles cérébrales. Elles se contractent en présence d'une baisse de la pression du CO_2 dans le sang et dans les espaces interstitiels et se dilatent lors d'une augmentation de la pression du CO_2. Ainsi une augmentation de la tension artérielle systémique active la circulation cérébrale et, par le fait même, augmente l'élimination du CO_2. La baisse du CO_2 entraîne une vaso-constriction suffisante pour contrecarrer l'augmentation initiale du débit sanguin cérébral consécutive à l'élévation de la tension systémique. L'inverse se produit au cours d'une baisse de la tension systémique. L'accumulation du CO_2 due au ralentissement du courant sanguin provoque une vasodilatation qui favorise le débit sanguin, précédemment réduit par l'hypotension. La vasodilatation cérébrale atteint son maximum lorsque la tension artérielle systémique baisse à 50-60 mm Hg. Au dessous de ce niveau, le débit sanguin cérébral dépend passivement de la force de perfusion due à la tension artérielle systémique.

Bien que prédominante, la concentration du CO_2 n'est pas le seul facteur d'autorégulation de la circulation cérébrale. La tension de l'O_2 a des effets inverses à ceux du CO_2 mais ils sont moins intenses: une augmentation de la pO_2 provoque une vasoconstriction et une diminution entraîne une vasodilatation. Une baisse du pH (acidose) cause une vasodilatation, et son élévation (alcalose) une vasoconstriction. Le système sympathique a une influence vasoconstrictive, et le système parasympathique une action vaso-dilatatrice.

Anatomie de la circulation cérébrale

1. VERSANT ARTÉRIEL

1.1. Artères

La crosse de l'aorte est à l'origine des deux systèmes artériels qui irriguent le cerveau: le système carotidien ou antérieur et le système vertébro-basilaire ou postérieur (Fig. 27-1). Les artères cérébrale antérieure et cérébrale moyenne

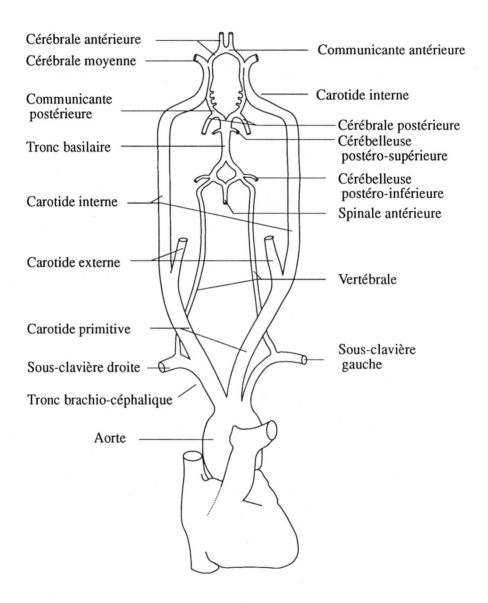

Fig. 27–1. *Circulation cérébrale artérielle.*

ou sylvienne sont les deux branches terminales de la carotide interne. Le tronc basilaire, formé de la réunion des deux artères vertébrales, donne naissance aux deux artères cérébrales postérieures. À partir de toutes ces artères, le sang est distribué aux diverses régions cérébrales par l'intermédiaire de branches circonférentielles qui irriguent les portions superficielles du névraxe et de branches profondes destinées aux structures paramédianes (Fig. 27-2).

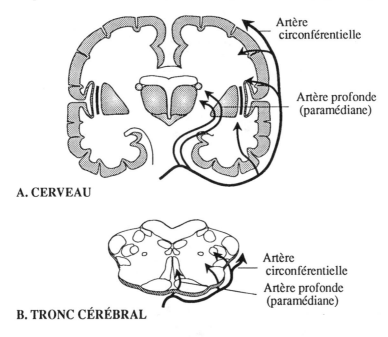

A. CERVEAU

B. TRONC CÉRÉBRAL

Fig. 27-2. *Bifurcation des troncs artériels.*

1.2. Anastomoses

Il existe trois principaux réseaux d'anastomoses qui peuvent servir de voies de suppléance au débit sanguin dans les artères intracrâniennes.

– **Le polygone de Willis** à la base du cerveau est formé par les artères communicantes postérieures entre les carotides internes et les artères cérébrales postérieures et par l'artère communicante antérieure entre les deux artères cérébrales antérieures (Fig. 27-3).

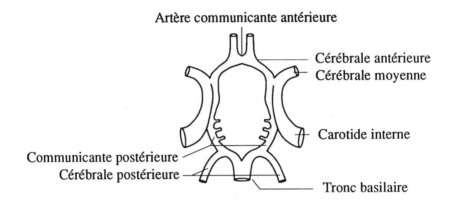

Fig. 27-3. *Polygone de Willis.*

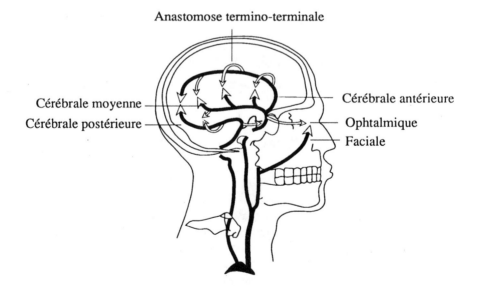

Fig. 27-4. *Anastomoses termino-terminales.*

– **Les anastomoses termino-terminales** font communiquer les arborisations terminales des artères cérébrales antérieure, moyenne et postérieure (Fig. 27-4).

– **Les anastomones entre les artères intracrâniennes et extra-crâniennes.** La principale est l'artère ophtalmique, collatérale de la carotide interne qui s'abouche à deux collatérales de la carotide externe: l'artère faciale et l'artère temporale superficiellle. Le système vertébro-basilaire a parfois des anastomoses avec les artères du cou.

La perméabilité des anastomoses est variable d'un individu à l'autre. Dans les conditions les plus favorables, elle permet le maintien d'un débit sanguin adéquat même après l'occlusion partielle ou complète d'un ou de quelques vaisseaux.

2. VERSANT VEINEUX

La voie sanguine de retour débute dans les veines cérébrales superficielles et profondes qui drainent dans les divers sinus crâniens (Fig. 27-5). Ces derniers communiquent tous avec un des deux sinus latéraux, d'où le courant veineux gagne les veines jugulaires au niveau des trous déchirés postérieurs, puis rejoint la veine cave supérieure.

SYNDROMES NEUROVASCULAIRES

Les signes et les symptomes des accidents cérébro-vasculaires sont fonction du territoire cérébral irrigué par l'artère ou une collatérale de l'artère qui est le siège de la lésion (Fig. 27-6). *Dans les lésions ischémiques,* la correspondance entre le territoire d'irrigation d'une artère et l'étendue de la lésion peut être précise. Toutefois les lésions les plus fréquentes sont limitées à une partie du territoire d'une branche terminale ou collatérale du tronc de l'artère lésée. *Dans les lésions hémorragiques intraparenchymateuses,* la sémiologie peut témoigner non seulement du territoire de l'artère rupturée mais aussi de la souffrance de territoires cérébraux adjacents, due à la pression de l'hématome ou à son extension et s'accompagner d'hypertension intracrânienne.

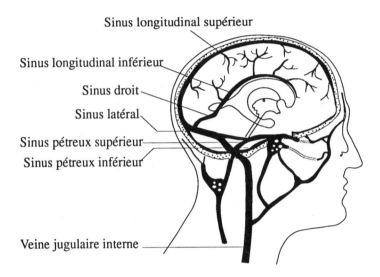

Fig. 27-5. *Circulation cérébrale veineuse.*

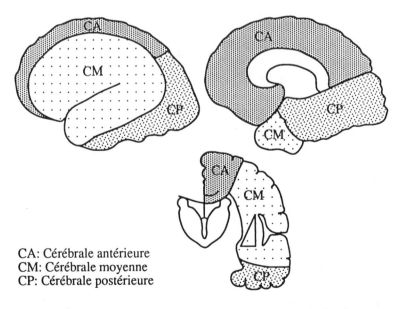

CA: Cérébrale antérieure
CM: Cérébrale moyenne
CP: Cérébrale postérieure

Fig. 27-6. *Territoires d'irrigation des artères cérébrales.*

1. Territoire carotidien

Un ramollissement s'étendant à la totalité du territoire d'irrigation de la carotide interne est incompatible avec la vie. Les lésions les plus courantes affectent partiellement ou en totalité le territoire d'une des deux artères terminales, habituellement celui de l'artère cérébrale moyenne, parfois celui de l'artère cérébrale antérieure.

L'artère ophtalmique est une collatérale de la carotide interne qui irrigue la rétine et le nerf optique. Son occlusion par embolie est responsable de la *cécité mono–oculaire transitoire (amaurose fugace)* qui précède souvent le syndrome de l'artère sylvienne, dû à une lésion athérosclérotique de la carotide interne.

1.1. Syndrome de l'artère cérébrale antérieure

Le territoire cortical irrigué par la cérébrale antérieure est le versant interhémisphérique des lobes frontal et pariétal.

SÉMIOLOGIE

Paralysie prédominante au membre inférieur, plus discrète au membre supérieur

Anesthésie du membre inférieur

Réflexe de préhension («grasp reflex») de la main

Trouble moteur du langage

Incontinence

Indifférence, euphorie, aboulie

Lorsque l'ischémie est bilatérale, il en résulte une paraplégie.

L'anesthésie du membre inférieur est surtout manifeste au pied et affecte les modalités élaborées.

Les troubles moteurs du langage surviennent lors d'une atteinte du territoire des branches profondes dans l'hémisphère dominant.

L'incontinence, l'indifférence, l'euphorie, l'aboulie (réduction de l'activité motrice spontanée ou commandée) sont d'intensité variable. Une lésion bilatérale est responsable de mutisme akinétique ou d'un syndrome psychique frontal (voir p. 235).

1.2. Syndrome de l'artère cérébrale moyenne (sylvienne)

La branche corticale de l'artère sylvienne irrigue la vallée sylvienne: connexité des lobes frontal, pariétal et temporal. La branche profonde irrigue la capsule interne.

SÉMIOLOGIE

Hémiplégie à prédominance brachio–faciale

Hémianesthésie

Extinction sensitive

Hémianopsie homonyme latérale

Aphasie expressive et réceptive (hémisphère dominant)

Agnosie et apraxie

L'hémiplégie à *prédominance brachio-faciale* est le propre d'une ischémie corticale et se distingue de l'*hémiplégie globale proportionnelle* due à une atteinte pyramidale dans la capsule interne. Ainsi, le syndrome de l'artère sylvienne limitée à son territoire profond se caractérise uniquement par une hémiplégie globale, proportionnelle, associée à une aphasie d'expression dans une lésion de l'hémisphère dominant.

L'hémianesthésie affecte typiquement les sensibilités élaborées et les sensibilités discriminative et posturale. La sensibilité thermo-algésique n'est que peu ou pas affectée.

L'aphasie est globale ou limitée à une aphasie de Broca ou de Wernicke (voir p. 235).

La nature de l'agnosie et de l'apraxie varie selon l'hémisphère atteint (voir p. 236).

2. Territoire vertébro-basilaire

2.1. Syndrome cortical de l'artère cérébrale postérieure

La branche corticale de la cérébrale postérieure irrigue la face inférieure du lobe temporal et le versant interhémisphérique du lobe occipital.

SÉMIOLOGIE

Hémianopsie avec possibilité d'épargne maculaire

Parfois illusions et hallucinations visuelles

Alexie et agnosie visuelle

L'hémianopsie homonyme peut être complète sans épargne maculaire et superposable à l'hémianopsie due à une lésion sylvienne mais une hémianopsie avec épargne maculaire est typique d'une lésion du cortex occipital.

La cécité corticale est une hémianopsie bilatérale, sans épargne maculaire.

2.2. Syndrome de l'artère thalamo-perforée: syndrome thalamique

Cette artère est une des branches profondes de la cérébrale postérieure.

SÉMIOLOGIE

Hémianesthésie

Douleurs thalamiques

La sémiologie peut affecter uniquement l'hémiface ou les membres supérieur et inférieur controlatéraux ou simultanément les deux.

L'anesthésie prédomine sur les modalités sensitives tactile discriminative et posturale.

Les *douleurs thalamiques* sont des douleurs intenses et prolongées, survenant spontanément ou à la suite de n'importe quel stimulus non spécifique.

2.3. Syndrome des branches profondes destinées au tronc cérébral

Le *mésencéphale* est irrigué par des branches profondes de l'artère cérébrale postérieure alors que la *protubérance et le bulbe* reçoivent des collatérales paramédianes et circonférentielles des artères vertébrales ou du tronc basilaire. Ces syndromes paramédians et superficiels sont décrits au chapitre « Syndrome du tronc cérébral » page 226.

VARIÉTES ANATOMO-CLINIQUES D'ACV

Cinq conditions résument les tableaux cliniques habituels des accidents cérébro-vasculaires ischémiques et hémorragiques: 1. l'ischémie athéroscléreuse et artérioscléreuse, 2. l'embolie cérébrale d'origine cardiaque, 3. l'hémorragie hypertensive, 4. l'hémorragie sous-arachnoïdienne, 5. et plus rarement la thrombose des sinus dure-mèriens. Dans une minorité de cas, les mêmes tableaux cliniques sont dus à une des étiologies plus rares énumérées aux tableaux 27-1, 27-2 et 27-3. Ces étiologies doivent être assidûment recherchées lorsqu'un ACV survient dans un contexte médical inhabituel ou en présence de signes neurologiques et systémiques évocateurs d'une étiologie spécifique.

TABLEAU 27-1. ÉTIOLOGIE DES ACCIDENTS VASCULAIRES ISCHÉMIQUES SANS EMBOLIE CARDIAQUE

1. Athérosclérose et artériosclérose

2. Artérites infectieuses
> *syphilitique*
> *tuberculeuse*
> *sidéenne*

3. Artérites non-infectieuses
> *polyartérite noueuse*
> *lupus érythémateux*
> *artérite nécrosante*
> *artérite à cellules géantes*
> *maladie de Takayasu*

4. Artériopathies diverses
> *dysplasie fibromusculaire*
> *anévrisme disséquant de la carotide*
> *et de l'artère cérébrale moyenne*
> *Moya-moya*

5. Contraception

6. Polycythémie

TABLEAU 27-2. CAUSES D'EMBOLIE CARDIAQUE

---

1. Fibrillation auriculaire

2. Infarctus du myocarde

3. Endocardite bactérienne aiguë et subaiguë

4. Valvulopathie mitrale ou aortique:
   rhumatismale et artérioclérotique

5. Prolapsus de la valve mitrale

6. Prothèses valvulaires

7. Myxome

8. Endocardite thrombotique abactérienne
   (marastique)

TABLEAU 27-3. CAUSES D'HÉMORRAGIE CÉRÉBRALE

---

1. Hypertension artérielle

2. Anévrisme congénital

3. Angiome cérébral

4. Anévrisme mycotique (septique)

5. Dyscrasie sanguine
   anticoagulant
   drogues
   leucémie
   anémie aplastique

6. Angiopathie amyloïde

---

1. Ischémie athéroscléreuse et artérioscléreuse: ICT, infarctus, lacunes

Les accidents cérébro-vasculaires ischémiques dus à l'athérosclérose et à l'artériosclérose sont une manifestation régionale d'un processus diffus, d'où la fréquence de la coexistence chez un même malade d'ACV, d'ischémie coronarienne et d'ischémie des membres.

L'athérosclérose est une dégénérescence des parois artérielles des vaisseaux de gros et de moyen calibres. L'artériosclérose consiste en un *épaississement, une induration et une dégénérescence hyaline* des parois vasculaires dans les vaisseaux de plus petit calibre. L'âge, l'hérédité, l'hypertension artérielle, le diabète, le tabagisme, l'obésité, l'élévation des taux de cholestérol et de lipoprotéines (LDL) sont autant de facteurs adjuvants.

L'athérosclérose des vaisseaux cérébraux débute aux bifurcations des carotides, des segments proximaux des artères cérébrales antérieures, moyennes et postérieures, des artères vertébrales et du tronc basilaire. Le processus affecte d'abord l'intima et la média des parois. La lésion consiste en des plaques de dégénérescence graisseuses contenant du cholestérol et des néocapillaires. Progressivement, les plaques croissent en nappes d'huile le long de la paroi vasculaire et dans la lumière artérielle qu'elles retrécissent. Une hémorragie des néocapillaires à l'intérieur des plaques peut subitement augmenter le rétrécissement artériel. Les plaques athéromateuses sont susceptibles de s'ulcérer. Des cristaux de cholestérol deviennent une source potentielle d'embolie. Les plaquettes sanguines et de la fibrine néoformée se déposent sur la lésion. Ces dépôts peuvent initier la formation d'un thrombus occlusif de l'artère ou se déverser dans le courant sanguin et devenir des embolies. L'ensemble du processus est donc un phénomène athéro-thrombo-embolique.

L'artériosclérose des vaisseaux de petit diamètre consiste en une dégénérescence hyaline et fibrinoïde de la média, associée à une augmentation des fibres élastiques et du collagène et à une calcification des parois vasculaires.

L'obstruction partielle ou complète d'une artère n'entraîne pas inévitablement une ischémie dans le territoire cérébral qu'elle irrigue. Tout dépend de la plus ou moins grande efficacité des réseaux de suppléance qui peuvent contribuer à maintenir un débit sanguin suffisant. Par ailleurs, une réduction du flux sanguin, bien tolérée en soi, peut devenir significative en présence de facteurs adjuvants comme: une anoxémie, une augmentation de la viscosité sanguine par déshydratation ou polycythémie et parfois une hypotension artérielle.

Une ischémie cérébrale se produit lorsque le débit sanguin devient insuffisant pour fournir le minimum d'oxygène et de glucose nécessaire au fonctionnement normal et à la survie des neurones. Selon le degré et la durée de l'ischémie la lésion cérébrale et les conséquences cliniques sont variables. La lésion peut se limiter à une simple perturbation neuronale temporaire accompagnée cliniquement d'un syndrome neurologique focal entièrement réversible en moins de vingt–quatre heures, appelé ICT (ischémie cérébrale transitoire). Un accident ischémique réversible en une période de plus de vingt–quatre heures et de moins de trois semaines est dit *RIND* (reversible ischemie neurological disorder). Une ischémie plus importante cause un *infarctus*, c'est–à–dire un ramollissement cérébral par nécrose cellulaire qui évolue vers une cavitation si le malade survit à l'épisode aigu. Le diamètre de l'infarctus et les séquelles neurologiques consécutives sont variables. Les *lacunes* sont de petites cavités de quelques millimètres qui à l'occasion n'entraînent aucune séquelle. Plus étendu, l'infarctus peut être limité au territoire d'irrigation d'une collatérale d'un tronc artériel, tel celui de l'artère frontale inférieure, ou s'étendre à la totalité d'un territoire artériel, par exemple la vallée sylvienne, les séquelles neurologiques étant proportionnelles à l'étendue de la zone infarcie. En conséquence, les accidents cérébro–vasculaires ischémiques athéroscléreux et artérioscléreux peuvent être regroupés en trois catégories: l'ischémie cérébrale transitoire, l'infarctus, les lacunes.

1.1. Ischémie cérébrale transitoire (ICT)

UN CAS TYPE

Homme de 67 ans porteur d'un souffle carotidien droit.

Syndrome neurologique

Cécité mono–oculaire de l'oeil droit durant quelques minutes.

Deux semaines plus tard: parésie et paresthésie soudaines du membre supérieur gauche, d'une durée de cinq minutes, suivies de récupération complète.

L'ischémie cérébrale transitoire est un accident cérébro-vasculaire responsable d'un déficit neurologique focal d'installation soudaine et entièrement réversible en une période de moins de vingt-quatre heures et, habituellement, en une dizaine de minutes ou moins. Elle est habituellement due à un processus athéro-thrombo-embolique, mais une embolie cardiaque peut en être la cause.

Certains cas de *lacune* (v. infra) se manifestent comme un ICT. Les accidents ischémiques de type RIND ne diffèrent des ICT que par la longue durée de la période de récupération.

La fréquence des ICT chez un même individu est variable. L'épisode peut être unique ou peut se répéter plusieurs fois par jour ou survenir quelques jours ou plusieurs mois plus tard. Le risque d'un infarctus cérébral est de l'ordre de 30% au cours des cinq années subséquentes.

L'ischémie cérébrale transitoire survient dans le territoire carotidien ou le territoire vertébro-basilaire.

Dans le territoire carotidien, la symptomatologie est l'amaurose fugax (cécité mono-oculaire transitoire) ou un déficit neurologique dû à l'atteinte d'une zone irriguée par une branche terminale ou collatérale de l'artère sylvienne: hémiparésie, hémianesthésie, aphasie et autres signes et symptômes du syndrome de l'artère cérébrale moyenne (voir p. 344). La plupart de ces malades sont porteurs d'une sténose de la carotide interne qui peut s'accompagner d'un souffle audible à l'auscultation.

La symptomatologie du territoire vertébro-basilaire est celle d'une dysfonction de la région du tronc cérébral irriguée par une branche paramédiane ou circonférentielle du système vertébro-basilaire: hémiplégie, ataxie, incoordination et autres signes et symptômes du syndrome vertébro-basilaire (voir p. 345 et 226).

Le diagnostic d'ICT vertébro-basilaire ne peut être fondé sur des épisodes transitoires non spécifiques tels qu'un vertige isolé, des étourdissements non spécifiques, des trous de mémoire, des malaises céphaliques ou une lipothymie. D'autre part, un ICT doit être distingué d'une crise épileptique focale, d'une migraine, d'un vertige de position ou d'un syndrome de Ménière.

1.2. Infarctus

UN CAS TYPE

Homme de 68 ans, avec une histoire antérieure d'insuffisance coronarienne.

Syndrome neurologique

Cécité mono-oculaire dans l'oeil gauche durant quelques minutes.

Deux semaines plus tard: hémiparésie droite durant cinq à dix minutes, suivie de récupération complète.

Un mois plus tard: durant la nuit, survenue en quelques heures et par trois paliers successifs, hémiplégie droite à prédominance brachio-faciale, hémianesthésie droite, hémianopsie homonyme latérale droite et aphasie.

Évolution

État stationnaire durant quinze jours.

Puis amélioration progressive durant quelques mois.

Séquelles

Séquelles d'hémiparésie droite spastique, de dysphasie

L'infarctus cérébral athéroscléreux survient le plus souvent chez un individu de 65 ans et plus, porteur de stigmates d'athérosclérose et présentant plus ou moins de facteurs de risque: HTA, diabète, tabagisme, histoire familiale, histoire clinique ou indice électrocardiographique d'ischémie coronarienne, insuffisance artérielle périphérique (souffle, atténuation du pouls, claudication intermittente). Dans quelque 50% des cas le patient a une histoire antérieure d'épisodes d'ICT. L'infarctus survient souvent durant la nuit ou au réveil. Le syndrome neurologique s'installe typiquement, mais non nécessairement, de façon rapidement progressive, en paliers successifs d'intensité croissante, sur une période d'une à deux heures. Le déficit neurologique correspond à un des syndromes neuro–vasculaires du territoire carotidien ou vertébro–basilaire décrits à la page 341.

L'évolution est variable. Un infarctus massif s'accompagne d'un oedème cérébral marqué à évolution fatale. Chez le patient qui survit à l'épisode aigu, une amélioration s'amorce au cours des semaines suivantes et peut se poursuivre durant quelques mois. Les séquelles permanentes sont plus ou moins marquées selon l'étendue du territoire infarci.

1.3. Lacunes

UN CAS TYPE

Homme de 60 ans, hypertendu et diabétique, sans histoire antérieure d'ACV.

Syndrome neurologique

Faiblesse soudaine du membre supérieur gauche évoluant vers une hémiplégie totale et proportionnelle en douze heures.

Aucun autre déficit neurologique.

Évolution

État stationnaire durant une semaine.

Amélioration progressive au cours des semaines suivantes.

Séquelles

Discret syndrome pyramidal gauche

Les lacunes sont des infarctus de quelques millimètres (0,2 à 15 mm) habituellement secondaires à une dégénérescence lipohyaline de petites branches profondes et terminales se détachant à angle droit de troncs artériels de plus grand diamètre. Le phénomène est étroitement lié à l'hypertension artérielle et peut être favorisé par le diabète. Les localisations de prédilection sont responsables de syndromes cliniques bien identifiés, entre autres:

– l'hémiplégie motrice pure: capsule interne, corona radiata, protubérance, pyramide bulbaire;

– l'hémianesthésie pure: thalamus;

– la dysarthrie associée à une maladresse de la main: protubérance paramédiane;

– l'ataxie cérébelleuse et la parésie crurale: capsule interne.

L'accident vasculaire survient souvent sans épisode antérieur d'ACV. Certaines lacunes sont asymptomatiques. S'il y a production d'un déficit neurologique celui–ci peut être d'emblée maximal ou peut être progressif durant quelques heures. Le pronostic est souvent favorable, avec régression complète ou partielle de la symptomatologie en quelques semaines.

Les lacunes peuvent être isolées ou se multiplier avec le temps. Il peut alors en résulter un syndrome pseudo–bulbaire (voir p. 42) et même une démence artériopathique (voir p. 166).

2. Embolies d'origine cardiaque

UN CAS TYPE

Homme de 48 ans en convalescence d'un infarctus du myocarde, sans ACV antérieur.

Syndrome neurologique

Aphasie sensorielle d'installation soudaine.

Évolution

Début d'amélioration après trois jours.

Séquelles

Dysphasie sensorielle.

---

5 à 20% des ACV sont dus à des embolies. Les conditions cardiaques les plus souvent responsables d'embolies cérébrales sont les troubles du rythme cardiaque, particulièrement la fibrillation auriculaire et l'infarctus du myocarde. Les autres conditions comprennent les cardiopathies valvulaires mitrale et aortique, les endocardites infectieuses aiguës et subaiguës, l'endocardite thrombotique abactérienne des cancéreux, le myxome de l'oreillette, le prolapsus de la valve mitrale et les prothèses valvulaires.

2.1. Physiopathologie

Dans le courant sanguin, l'embolus tend à se fragmenter au niveau des bifurcations artérielles successives et à se loger dans une artère distale de petit calibre. La lésion cérébrale consécutive peut être transitoire si l'embolus se lyse rapidement. Lorsque l'arrêt du flot sanguin est plus prolongé il s'ensuit un ramollissement pâle. Advenant un retour d'apport sanguin par les voies de suppléance ou par dissolution de l'embolus, le sang peut franchir la paroi artérielle altérée par l'ischémie et produire un infarctus hémorragique dans la totalité ou dans une partie du territoire infarci. Les embolies de l'endocardite bactérienne contiennent souvent des bactéries. L'artère se nécrose avec une formation d'*anévrismes mycotiques* et subséquemment la rupture de l'anévrisme cause une hémorragie intracérébrale.

2.2. Tableau clinique

L'accident vasculaire embolique survient à n'importe quel moment de la journée. Le début peut être soudain ou insidieusement progressif pendant 12, 24 et même 36 heures. L'évolution est variable selon la durée de l'obstruction et le calibre de l'artère impliquée. L'épisode peut se comporter comme un ICT ou résulter en un infarctus plus ou moins étendu.

Le symptomatologie est évidemment en relation avec l'artère obstruée qui peut être un tronc artériel principal comme par exemple l'artère sylvienne ou une branche distale n'affectant qu'un territoire très circonscrit.

Les embolies peuvent être isolées ou répétitives. Dans ce dernier cas, le territoire cérébral affecté peut varier d'une embolie à l'autre ou demeurer toujours le même. L'accident cérébral s'accompagne parfois d'embolies périphériques.

3. Hémorragies hypertensives

UN CAS TYPE

Homme de 55 ans, hypertendu sans histoire antérieure d'ACV.

Syndrome neurologique

Au cours d'une promenade: céphalée soudaine et vomissements, hémiplégie droite proportionnelle et flasque, hémianesthésie droite, hémianopsie homonyme latérale droite, aphasie.

Évolution

Accentuation du syndrome et détérioration de l'état de conscience au cours de l'heure suivante.

Puis état stationnaire durant deux semaines.

Amélioration lentement progressive au cours des mois suivants.

Séquelles

Séquelles permanentes d'hémiplégie spastique,

L'hypertension artérielle est la cause la plus fréquente des hémorragies intracérébrales. Toutefois il est à noter que ce n'est pas l'hémorragie cérébrale mais bien l'infarctus qui est l'accident vasculaire le plus fréquent chez l'hypertendu. L'hémorragie survient habituellement durant les heures d'activité chez un individu hypertendu d'une cinquantaine d'années (c'est-à-dire d'une dizaine d'années plus jeune que ceux qui font un infarctus cérébral) et sans histoire antérieure d'ACV. À partir de son site initial, l'hématome peut s'étendre aux structures environnantes, gagner l'espace sous-arachnoïdien et inonder les ventricules.

Une autre complication de l'hypertension artérielle grave est l'encéphalopathie hypertensive.

L'hypertension artérielle favorise la dégénérescence lipohyaline progressive des petites artères pénétrantes qui se détachent à angle droit d'artères cérébrales de calibre nettement supérieur. Les parois vasculaires se distendent et forment de petits *anévrismes*, dits de *Bouchard*, susceptibles de se rupturer dans le parenchyme cérébral. Lorsque le malade survit à l'hémorragie cérébrale, la résorption progressive de l'hématome, sous l'action des polynucléaires et des macrophages, produit une cavité dont la paroi est colorée par l'hémosidérine dans les macrophages. Les sites d'hémorragie hypertensive sont par ordre de fréquence décroissante: le putamen et la capsule interne adjacente, le thalamus, la protubérance, le cervelet et la substance blanche des lobes cérébraux.

La dimension de l'hématome est variable. De petits hématomes peuvent être circonscrits et résulter en un tableau clinique analogue à celui des lacunes, alors qu'une hémorragie massive entraîne le décès dans 50% des cas.

3.1. Tableaux cliniques des hémorragies hypertensives

– **L'hémorragie capsulo-lenticulaire** est la plus fréquente des hémorragies hypertensives. Elle survient dans le territoire des petites artères lenticulo-striées (branches profondes de l'artère sylvienne). Le syndrome s'installe en quelques secondes ou quelques minutes et se caractérise par une hémiparésie flasque, une hémianesthésie et une hémianopsie, accompagnées d'aphasie ou d'anosognosie selon que l'hémisphère dominant ou que l'hémisphère mineur est impliqué. Le regard est dévié vers le côté de l'hémorragie. Moins de 50% des malades se plaignent de fortes céphalées et ont des vomissements. Selon l'importance de l'hémorragie, le syndrome peut se stabiliser plus ou moins précocement et s'améliorer progressivement ou évoluer rapidement vers une détérioration de l'état de conscience et une accentuation du syndrome neurologique: signe de Babinski bilatéral, respiration irrégulière et intermittente, dilatation des pupilles, coma progressif avec ou sans rigidité de décérébration et finalement décès.

– **Dans l'hémorragie thalamique,** la perte de conscience peut être de courte durée. Le syndrome est dominé par une hémianesthésie. L'hémiplégie est d'intensité variable. Des troubles du langage sont présents dans les atteintes de l'hémisphère dominant. Une déviation des yeux vers le bas indique une extension de l'hémorragie vers la région prétectale.

– **L'hémorragie de la protubérance** évolue souvent vers un coma accompagné de rigidité de décérébration et de pupilles en myosis mais encore réactives à la lumière. Un hématome de plus petite taille est la cause principale du *locked–in syndrome,* caractérisé par une paralysie de tous les mouvements à l'exception de quelques mouvements oculaires verticaux et d'ouverture des yeux, sans atteinte marquée de l'état de conscience.

– **L'hémorragie cérébelleuse** cause un syndrome d'installation habituellement soudaine, caractérisée par des nausées, des vomissements et une incapacité de marcher ou même de se tenir debout. La céphalée est fréquente et l'état de conscience souvent normal au début. L'examen neurologique révèle de l'incoordination et une ataxie très marquée à la marche, souvent une paralysie faciale périphérique ainsi qu'une paralysie de la déviation latérale du regard vers le côté de l'hémorragie. Dans les cas de progression de l'hémorragie, la compression du tronc cérébral entraîne une détérioration rapide vers le coma puis le décès. Au contraire, le malade peut survivre avec peu ou pas de séquelles.

– **L'hémorragie dans la substance blanche hémisphérique** est habituellement due à l'utilisation d'anticoagulants à une dyscrasie sanguine ou à une artériopathie amyloïde. Elle cause des syndromes qui correspondent au lobe cérébral atteint (voir p. 233).

Les malades qui survivent à une hémorragie cérébrale ont une amélioration lente et gardent des séquelles permanentes, dont l'importance est fonction de l'étendue du parenchyme détruit.

3.2. Encéphalopathie hypertensive

Cette condition doit être distinguée de l'hémorragie cérébrale hypertensive. Elle est le propre des hypertensions très élevées avec pression diastolique au-dessus de 130 mm Hg. Le tableau clinique comprend des céphalées souvent importantes et une confusion mentale pouvant progresser jusqu'à la stupeur et le coma, accompagnées ou non de déficits neurologiques focaux. L'examen systémique met en évidence des hémorragies rétiniennes, un oedème de la papille et habituellement des indices d'atteinte rénale et cardiaque. Les constatations anatomopathologiques sont un oedème cérébral, des micro-infarctus et des hémorragies pétéchiales multiples.

4. Hémorragie sous-arachnoïdienne

La cause la plus fréquente des hémorragies sous–arachnoïdiennes primitives est la rupture d'un anévrisme sacculaire congénital. La rupture d'un angiome cérébral est moins fréquente.

4.1. Physiopathologie des anévrismes

Les anévrismes sacculaires congénitaux sont dus à une faiblesse congénitale de la paroi vasculaire au niveau des bifurcations artérielles. Au cours des années, la pression artérielle a pour effet de distendre la paroi vasculaire et de former un anévrisme susceptible de se rompre. Les sites les plus fréquents des anévrismes congénitaux sont l'artère communicante antérieure, l'artère communicante postérieure, la carotide interne à sa bifurcation en artères cérébrales antérieure et moyenne, à la première bifurcation de l'artère cérébrale moyenne et à la jonction du tronc basilaire et des artères cérébrales postérieures. Dans 12 à 20% des cas, le malade est porteur de plus d'un anévrisme. L'association entre l'anévrisme congénital et le rein polykystique est statistiquement significative. Enfin, suite à une première rupture, il y a toujours danger de récidive, particulièrement au cours des premières semaines.

Un anévrisme peut causer une lésion cérébrale par quatre mécanismes mis en jeu isolément, successivement ou simultanément:

1. compression d'un nerf crânien;

2. rupture suivie d'une hémorragie sous–arachnoïdienne, associée parfois à une hémorragie intraparenchymateuse et une inondation ventriculaire. Très rarement, l'hémorragie est exclusivement intraparenchymateuse;

3. spasme dans les segments artériels adjacents au site de rupture et ischémie cérébrale dans le territoire d'irrigation en aval;

4. obstruction à la circulation du liquide céphalo–rachidien et hydrocéphalie consécutive.

4.2. Tableau clinique des anévrismes

L'hémorragie sous-arachnoïdienne survient chez un individu de trente à cinquante ans, sans antécédents médicaux. Elle se caractérise par une céphalée très intense d'installation brutale, accompagnée de nausées et de vomissements.

L'état de conscience du malade peut demeurer intact ou se dégrader rapidement jusqu'au coma, selon l'importance de l'hémorragie et son extension possible dans le parenchyme cérébral et les ventricules. Un syndrome méningé se développe au cours des heures qui suivent la rupture.

L'examen neurologique révèle essentiellement un syndrome méningé (voir p. 241) se traduisant par la douleur à la flexion de la nuque, un signe de de Lasègue, de Kernig et Brudzinski.

Le syndrome méningé peut être associé à des signes additionnels dus aux autres mécanismes physiopathologiques:

1. compression d'un nerf crânien:

   – le II: anévrisme juxtaclinoïdien
   – le III: anévrisme de l'artère communicante postérieure.

2. spasme artériel et ischémie:

   – artères cérébrales antérieures: paraparésie
   – artères cérébrales moyennes: hémiparésie à prédominance
     brachio-faciale, aphasie (hémisphère dominant).

3. hémorragie intracérébrale frontale, temporale ou intraventriculaire et syndrome du lobe impliqué (voir p. 233), souvent associée à une hypertension intracrânienne.

4. hydrocéphalie normotensive: ralentissement intellectuel, aboulie, incontinence

L'évolution de cette condition est variable. L'hémorragie peut être isolée et ne laisser aucune séquelle. Dans le cas d'une récidive, la gravité du syndrome est fonction de l'importance de l'hémorragie, et le pronostic est dans l'ensemble plus réservé.

4.3. Angiome cérébral

L'hémorragie sous-arachnoïdienne consécutive à la rupture d'un angiome donne un tableau clinique superposable à celui de l'anévrisme rompu, mais sans signes de compression de nerfs crâniens ou de spasmes vasculaires. Cette possibilité étiologique doit être envisagée lorsqu'une hémorragie sous-arachnoïdienne survient chez un patient de moins de trente ans. Le diagnostic est confirmé par une angiographie.

Autres modes de présentation

Un angiome enfoui dans le parenchyme cérébral peut causer une hémorragie intracérébrale.

L'angiome cérébral, sans être rompu, est susceptible de causer des crises d'épilepsie. Le diagnostic est établi par l'angiographie.

5. Thrombophlébites des sinus

Ces thromboses surviennent entre les 4e et 28e jour de la période post-partum. Elles sont parfois une complication d'une infection de voisinage (otite, infection faciale) ou d'une infection systémique.

Elles ont été observées au cours de l'emploi de contraceptifs oraux et à la suite d'un traumatisme crânien.

Thrombose du sinus longitudinal supérieur

Elle se manifeste par un syndrome d'hypertension intracrânienne avec céphalée, plus ou moins d'atteinte de l'état de conscience et un oedème papillaire. La présence d'hémiparésie et de convulsions qui peuvent alterner d'un côté à l'autre témoignent d'une extension du processus aux veines corticales. Il y a souvent des globules rouges dans le LCR. L'évolution est habituellement favorable.

Thrombose du sinus latéral

Cette thrombose est le plus souvent post-otitique. Elle se caractérise par un syndrome d'hypertension intracrânienne. Le VIe nerf crânien est touché par l'extension de la thrombose au sinus pétreux inférieur, le Ve par extension au sinus pétreux supérieur, les IXe, Xe et XIe nerfs crâniens par extension au golfe des veines jugulaires.

Thrombose du sinus caverneux

La cause habituelle est une complication d'une infection de la face ou du pharynx. Les signes focaux qui se greffent sur le syndrome infectieux systémique sont: un oedème palpébrale, une exophtalmie douloureuse à la pression, une conjection veineuse au fond d'oeil avec oedème de la papille, parésie des IIIe, IVe et VIe nerfs crâniens. Cette symptomatologie tend à devenir bilatérale, par opposition à l'évolution d'un syndrome similaire au cours d'un abcès et d'une cellulite orbitaire.

APPROCHE DIAGNOSTIQUE

Le diagnostic à poser face à un patient soupçonné d'accident cérébro-vasculaire ischémique ou hémorragique comporte trois volets complémentaires:

1. S'agit-il d'un accident cérébro-vasculaire et non d'une dysfonction neurologique soudaine due à un mécanisme d'une autre nature: lipothymie, syncope, vertige d'origine périphérique, migraine, épilepsie, trouble toxi-métabolique et autres?

2. L'accident cérébro-vasculaire est-il de nature hémorragique ou ischémique et dans ce dernier cas, s'agit-il d'une ischémie par artériopathie (athérosclérose ou autre) ou d'une ischémie par embolie cardiaque? L'histoire de la maladie et le premier examen clinique peuvent être hautement suggestifs d'une des trois conditions. Tels sont les exemples décrits précédemment pour illustrer des cas d'ICT, d'infarctus athéroscléreux, de lacune, d'embolie cardiaque, d'hémorragie cérébrale hypertensive et d'hémorragie sous-arach-noïdienne. Toutefois, les diverses catégories d'ACV sont susceptibles de donner

à l'occasion des tableaux cliniques identiques, sans indice suggestif du mécanisme responsable. Ainsi, les lacunes et les ICT sont habituellement des lésions ischémiques associées à l'athérosclérose ou à l'artériosclérose. Mais parfois, une lacune est due à une petite hémorragie circonscrite ou un ICT est causé par une embolie cardiaque.

Le mode de présentation de la thrombophlébite des sinus crâniens est suffisamment distinct pour ne pas prêter à confusion avec les ACV ischémiques et hémorragiques courants.

3. Le troisième volet concerne l'étiologie de l'accident cérébro-vasculaire. Dans la plupart des cas, l'athérosclérose, l'hypertension artérielle ou une cardiopathie s'imposent comme étiologie probable. Mais la recherche d'une étiologie plus rare doit être effectuée lorsqu'un ACV survient dans un contexte médical inhabituel, comme dans le cas d'un patient de quarante-cinq ans, normotendu et de prime abord sans évidence de maladie cardiaque. Aucune des étiologies énumérées aux tableaux 27-1, 27-2 et 27-3 ne doit alors être éliminée sans examen approprié.

Ces trois volets du diagnostic requièrent un examen clinique minutieux. L'histoire familiale et les antécédents personnels doivent permettre un inventaire des facteurs de risque de maladie cérébro-vasculaire: HTA, diabète maladies cardiaques, tabagisme, obésité, hyperlipidémies, prise d'anovulants. L'examen systémique comporte une attention particulière à la tension artérielle, au coeur et aux artères du cou et des membres.

L'examen clinique est complété par un des examens complémentaires.

1. Au point de vue neurologique

– **La tomodensitométrie cérébrale** est le meilleur examen pour démontrer la présence de sang dans le LCR et pour distinguer une hémorragie d'un infarctus (la résonance magnétique nucléaire est encore plus sensible mais plus rarement disponible). Toutefois, un infarcissement hémorragique et une petite hémorragie de moins de 2 mm peuvent ne pas être détectés.

– **La scintigraphie cérébrale** permet d'évaluer le débit sanguin cérébral et peut objectiver les régions infarciées et hémorragiques.

– **L'examen Doppler des carotides** permet de détecter la présence d'une sténose carotidienne et d'en suivre l'évolution.

– **L'angiographie cérébrale** s'impose dans les cas d'hémorragie sous-arachnoïdienne et chez les patients qui peuvent être candidats à une endartériectomie. Dans les cas de thrombophlébite du sinus longitudinal supérieur, l'absence de son opacification confirme le diagnostic.

– **L'électro-encéphalogramme** peut contribuer à localiser la lésion cérébrale et à apprécier son intensité.

2. Au point de vue systémique

– Électrocardiogramme et échocardiogramme

– Formule sanguine complète

– Sérologie pour la syphilis

– Cholestérol et lipoprotéines sériques et notamment les LDL–cholestérol et les HDL–cholestérol.

TRAITEMENT

Le traitement des accidents cérébro-vasculaires peut être envisagé sous quatre aspects: 1. Traitement des malades stuporeux ou comateux suite à un ACV massif; 2. Traitement en phase aiguë; 3. Prévention des récidives; 4. Réadaptation. Le traitement des patients stuporeux et comateux n'a rien de spécifique. Il est celui qui a été décrit au chapitre sur le coma page 158. L'indication d'une réhabilitation et le choix des mesures les plus appropriées sont en dehors du rôle habituel du généraliste et relève de la physiatrie.

Le traitement en phase aiguë et la prévention des récidives varient selon la catégorie d'ACV. Seules les cinq conditions décrites précédemment sont considérées, sans tenir compte des étiologies spécifiques où le traitement est orienté en conséquence.

1. Ischémie athéroscléreuse et artérioscléreuse

Le traitement de ces ischémies est avant tout un traitement préventif orienté particulièrement sur les facteurs de risque.

1.1. Facteurs de risque

Toutes les mesures doivent être prises pour éliminer ou minimiser dans la mesure du possible les facteurs de risque: HTA, diabète, hyperlipidémie, hypercholestérolimie, élévation des LDL, diminution des HDL, hypotension, anémie marquée, polycythémie, tabagisme, anovulants. Le traitement de l'hypertension artérielle doit être amorcé avec prudence, prenant en considération la possibilité d'une élévation transitoire de la tension artérielle accompagnant un ACV en phase aiguë.

1.2. AAS

De tous les antiplaquettaires, l'acide acétylsalicylique s'est avéré le plus efficace. Une dose de 300 mg par jour est suffisante.

1.3. Autres traitements

– L'utilisation *d'anticoagulants* demeure un sujet controversé. Tout au plus leur emploi est limité aux patients dont la sténose corotidienne est due à une plaque athéromateuse ulcérée, source potentielle d'embolies fibrino–plaquettaires.

– *L'endartériectomie* carotidienne est une procédure souvent employée, bien que son efficacité ne soit pas encore démontrée par une étude clinique qui ne se prête à aucun doute raisonnable. L'indication de base est la survenue d'un épisode d'ICT chez un malade en bon état général, de moins de soixante-quinze ans, qui est porteur d'une sténose carotidienne athéromateuse obstruant 70% ou plus de la lumière artérielle et chez qui il y a absence de toutes autres conditions susceptibles de causer un ACV.

2. Embolie cardiaque

Le traitement de choix des ACV par une embolie cardiaque est l'anticoagulo-thérapie, sauf pour deux exceptions: l'infarctus cérébral hémorragique et les embolies septiques.

Le traitement commence après un délai de vingt-quatre à quarante-huit heures qui permet d'éliminer par la scannographie cérébrale la présence d'infarcissement hémorragique. Il est amorcé par l'héparine intraveineuse durant une à deux semaines, administrée soit en goutte à goutte continu (1 000 unités par heure) soit par bolus de 5 000 à 10 000 unités aux quatre heures. La warfarine (10 mg par jour) est associée à l'héparine dès le début du premier traitement et est continuée comme traitement à long terme après cessation de l'héparine.   Durant toute la durée de l'anticoagulothérapie l'effet des doses suggérées d'anticoagulants doit être surveillé par les examens sanguins appropriés en vue de procéder aux ajustements nécessaires.

3. Hémorragie cérébrale hypertensive

L'évacuation chirurgicale d'un hématome intracérébral localisé dans un endroit accessible est indiqué chez un individu qui se détériore et évolue vers le coma. Dans le cas d'une hémorragie intracérébelleuse, cette procédure s'impose d'urgence sitôt qu'apparaissent des signes de compression du tronc cérébral: parésie de latéralité du regard, parésie du VI ou du VII, affaiblissement du réflexe cornéen. Le traitement préventif le plus important est la correction de l'hypertension artérielle.

4. Hémorragie sous-arachnoïdienne

Le traitement chirurgical est le traitement de choix dans tous les cas où l'artériographie démontre une lésion accessible.

5. Thrombophlébite des sinus

Les antibiotiques et les anticoagulants sont indiqués, associés aux anti-épileptiques et aux corticoïdes pour agir sur l'oedème cérébral.

28

TUMEURS CÉRÉBRALES

Les néoplasies cérébrales sont les plus fréquentes des lésions expansives intracrâniennes. Elles se manifestent par un déficit neurologique plus ou moins rapidement progressif selon la nature bénigne ou maligne de la lésion. Un tableau clinique analogue peut résulter de lésions expansives qui ne sont pas de nature néoplasique.

SÉMIOLOGIE

Le tableau clinique est fonction de la localisation lésionnelle. Il peut débuter par un syndrome focal, suivi à plus ou moins long terme d'un syndrome d'hypertension intracrânienne, ou consister d'emblée en signes et symptômes de l'hypertension intracrânienne.

Syndromes localisés

La nature du syndrome localisé est déterminé par le siège de la lésion: hémisphères cérébraux, cervelet et tronc cérébral, nerfs crâniens, région hypophysaire et para–hypophysaire, méninges.

1. SYNDROMES DES HÉMISPHÈRES CÉRÉBRAUX

Les crises d'épilepsie sont fréquemment le premier signe d'une tumeur hémisphérique qui atteint le cortex cérébral. En conséquence, la possibilité d'une tumeur cérébrale doit être considérée dans tous les cas de crises d'épilepsie débutant entre vingt et soixante ans, que les crises soient de type partiel ou de type généralisé (voir p. 170). En effet, ces dernières peuvent être en fait des crises à début localisé, qui se généralisent trop précocement pour que la symptomatologie initiale focalisée puisse être identifiée.

Les signes et les symptômes des lésions expansives hémisphériques sont ceux qui ont été décrits dans le chapitre des syndromes hémisphériques cérébraux à la page 233.

    – **Syndrome frontal**: trouble moteur avec hémiplégie spastique, épilepsie partielle motrice, paralysie de latéralité du regard, réflexe de préhension et trouble de la marche; trouble psychique affectant les fonctions intellectuelles, le comportement moteur et l'affectivité.

    – **Syndrome pariétal**: déficit sensitivo-sensoriel avec hémi-anesthésie, épilepsie partielle sensitive et quadranopsie homonyme inférieure; aphasie, agnosie et apraxie dont la nature varie selon l'hémisphère affecté. Dans les lésions de l'hémisphère droit: hémiasomatognosie, agnosie de l'espace extra-corporel, anosognosie, agnosie et amnésie topographique, apraxie de construction et apraxie de l'habillage. Dans les lésions du lobe pariétal gauche: aphasie de conduction, apraxie idéomotrice et idéatoire, autotopoagnosie, agnosie digitale, confusion gauche-droite et syndrome de Gerstman.

    – **Syndrome temporal**: épilepsie partielle à sémiologie complexe, quadranopsie homonyme supérieure, aphasie de Wernicke (dans les lésions de l'hémisphère dominant).

    – **Syndrome occipital**: hémianopsie homonyme controlatérale, épilepsie partielle, agnosie visuelle.

2. SYNDROME DU CERVELET ET DU TRONC CÉRÉBRAL

    – **Syndrome cérébelleux**: troubles de l'équilibre et incoordination des membres rapidement associés à un syndrome d'hypertension intracrânienne d'apparition plus précoce que dans les tumeurs sus-tentorielles. Le syndrome d'hypertension intracrânienne peut être la première manifestation d'une tumeur du cervelet.

– **Syndrome du tronc cérébral**: tous les déficits des syndromes du bulbe, de la protubérance et du mésencéphale décrits à la page 225 peuvent être une manifestation de la présence d'une tumeur cérébrale à ce niveau.

3. SYNDROMES DES NERFS CRÂNIENS

Tous les nerfs crâniens peuvent être impliqués soit initialement soit plus tardivement au cours de l'évolution des tumeurs qui se développent en dehors du parenchyme cérébral.

3.1. Tumeurs de l'étage antérieur à la base du crâne. L'*anosmie* par atteinte du nerf olfactif et la *cécité* unilatérale ou bilatérale, secondaire à l'implication du nerf optique, sont d'excellents signes de localisation. Les tumeurs de cette région envahissent fréquemment vers le lobe frontal.

3.2. Tumeurs de la petite aile du sphénoïde. La progression de ces tumeurs vers le sinus caverneux comprime les nerfs crâniens III, IV, VI et la branche ophtalmique du V. L'extension vers l'orbite est responsable de cécité et d'exophtalmie unilatérale progressive. Enfin, les tumeurs de cette région peuvent envahir le lobe frontal ou le lobe temporal.

3.3. Tumeurs extracérébrales de la fosse postérieure. Tous les nerfs crâniens, du III au XII, peuvent être affectés par une tumeur extracérébrale de la fosse postérieure. En présence d'une hypertension intracrânienne, une paralysie du VI n'a aucune valeur de localisation, étant due à l'étirement du nerf suite au déplacement du cerveau.

4. SYNDROME HYPOPHYSAIRE ET PARAHYPOPHYSAIRE

Trois syndromes peuvent être dus aux tumeurs de l'hypophyse et de la région para-hypophysaire: un syndrome endocrinien sous forme de panhypopituitarisme, d'acromégalie ou de syndrome de Cushing; un syndrome visuel avec amputation des champs visuels bilatéral, asymétrique et à prédominance temporale, dû à l'extension de la tumeur au chiasma optique; un syndrome endocrinien et de somnolence résultant de la progression de la tumeur vers l'hypothalamus.

5. MÉNINGITE CARCINOMATEUSE

Les méninges peuvent être envahies par des métastases. Le syndrome méningé se manifeste par une raideur de la nuque, des céphalées, parfois une confusion mentale et des crises convulsives. L'infiltration des racines résulte en paresthésies et en douleur des membres et du tronc, et le processus peut s'étendre aux nerfs crâniens.

Le liquide céphalo-rachidien est modifié: hyperprotéinorachie, hypoglycorachie et pléocytose (lymphocytes et polynucléaires). La présence de cellules malignes signe le diagnostic.

Syndrome d'hypertension intracrânienne

L'hypertension intracrânienne est inévitable au cours des tumeurs dont l'évolution ne peut être enrayée.

Ce syndrome peut faire suite à l'un des syndromes localisés ou être la manifestation première et exclusive d'une tumeur. Il est caractérisé par des céphalées progressives, parfois des vomissements, et un oedème de la papille (voir p. 242). Il évolue vers la hernie du diencéphale, de l'uncus ou des amygdales cérébelleuses.

VARIÉTÉS ÉTIOLOGIQUES DES NÉOPLASIES

Les tumeurs cérébrales peuvent se subdiviser en tumeurs intracérébrales, tumeurs intraventriculaires et tumeurs extracérébrales.

Tumeurs intracérébrales

1. GLIOMES

Les gliomes proviennent d'une prolifération de tissu glial. Ce sont les tumeurs intracérébrales les plus fréquentes. Elles comprennent le glioblastome multiforme, l'astrocytome et l'oligodendrogliome.

1.1. Le glioblastome multiforme est le plus fréquent et le plus malin des gliomes. Il survient chez l'adulte d'âge moyen entre quarante et soixante ans et se localise le plus souvent aux hémisphères cérébraux où il tend à devenir bilatéral. Plus rarement, le glioblastome se localise au tronc cérébral, au cervelet et à la moelle. L'évolution est rapide. Le malade décède la plupart du temps en moins d'un an et rarement en plus de deux ans.

1.2. L'astrocytome est un gliome à évolution relativement lente mais qui peut subir une transformation maligne. Il survient à tout âge. Chez l'adulte d'âge moyen, il siège dans les hémisphères cérébraux et le tronc cérébral alors que chez l'enfant, l'adolescent et le jeune adulte, il est plus fréquent dans le cervelet, le tronc cérébral, l'hypothalamus, le nerf et le chiasma optique.

1.3. L'oligodendrogliome est une tumeur peu fréquente, à croissance habituellement lente mais parfois rapide. Il survient chez l'adulte dans les hémisphères cérébraux et particulièrement à la région frontale, parfois dans les ventricules, rarement dans le troisième ventricule, le tronc cérébral et la moelle.

2. HÉMANGIOBLASTOME

L'hémangioblastome est une tumeur kystique bénigne très vascularisée qui siège dans le vermis du cervelet mais parfois dans le tronc cérébral et la moelle épinière. Il peut être associé à un angiome de la rétine.

3. MÉTASTASES CÉRÉBRALES

L'origine la plus fréquente des métastases cérébrales est par ordre décroissant: le poumon, le sein et les mélanomes, suivis du tube digestif (surtout du colon et du rectum) et du rein.

Tumeurs intraventriculaires

1. ÉPENDYMOME

L'épendymome provient des cellules qui tapissent le système ventriculaire et le canal épendymaire. L'évolution est habituellement lente, quoique certaines tumeurs soient plus malignes. Elles surviennent chez les enfants et les adultes. Le siège le plus fréquent est le IVe ventricule, la région lombo-sacrée de la moelle, le cône médullaire et le filum terminale.

2. MÉDULLOBLASTOME

Le médulloblastome est une tumeur à croissance rapide qui prend origine dans les cellules neuro-épithéliales primitives du toit du IVe ventricule. Il est particulièrement fréquent chez l'enfant. Les cellules tumorales peuvent essaimer dans l'espace sous-arachnoïdien.

3. KYSTE COLLOÏDE DU IIIe VENTRICULE

Il se développe à partir de cellules embryonnaires dans le foramen inter-ventriculaire (trou de Monro).

Tumeurs extracérébrales

1. MÉNINGIOME

Il se développe à partir des cellules de la face interne des méninges. La tumeur est habituellement bénigne et refoule le névraxe sans l'infiltrer. Les sièges de prédilection sont la région sylvienne, la faux du cerveau, le sillon olfactif, la petite aile du sphénoïde, la fosse postérieure et le canal rachidien.

2. NEURINOME (OU SCHWANNOME) ET NEUROFIBROME

Ce sont des tumeurs bénignes qui se développent sur les gaines des nerfs périphériques. Le Schwannome, ou neurinome (voir p. 105), affecte le VIIIe nerf crânien et les racines dorsales des nerfs spinaux. Les neurofibromes sont une des lésions de la maladie de Recklinghausen et siègent sur les nerfs périphériques.

3. TUMEURS HYPOPHYSAIRES ET PARAHYPOPHYSAIRES

Les tumeurs habituelles sont l'adénome à cellules chromophobes, acidophiles ou basophiles de l'hypophyse antérieure, et le crânio–pharyngiome qui se développe à partir d'un reliquat embryonnaire de la poche de Rathke.

4. NÉOPLASIES DE LA BASE DU CRÂNE

Les tumeurs de cette région peuvent provenir de néoplasies primitives (myélome), de métastases ou d'un envahissement de proche en proche par une tumeur de voisinage, telles que les néoplasies du cavum.

LÉSIONS EXPANSIVES NON NÉOPLASIQUES

Les abcès cérébraux, l'empyème sous–dural et les hématomes épidural et sous–dural sont autant de lésions expansives susceptibles de donner un tableau clinique comparable à celui des tumeurs cérébrales.

Abcès du cerveau

Trois situations peuvent se compliquer d'abcès cérébral:

– **une infection de voisinage** (otite, mastoïdite, sinusite) qui se propage jusqu'au cerveau de proche en proche et par l'intermédiaire des veines émissaires. Les sinusites frontales s'accompagnent d'abcès frontaux, et l'otite d'abcès temporal ou cérébelleux;

– **une infection à distance** qui gagne le cerveau par voie hématogène au cours d'une bactériémie;

– une **fracture** avec déplacement osseux qui lèse le cerveau et ouvre une voie directe entre le parenchyme cérébral et l'extérieur.

Au point de vue clinique, l'abcès cérébral se comporte comme toutes lésions expansives: un syndrome focal progressif, suivi ou accompagné d'un syndrome d'hypertension intracrânienne. L'infection initiale extracérébrale est parfois symptomatique: signes locaux de sinusite ou d'otite, signes systémiques de bactériémie.

Empyème sous–dural

L'empyème sous–dural est habituellement une complication d'une infection crânienne localisée, par exemple une sinusite ou une otite, parfois d'une méningite purulente.

Le tableau clinique est un syndrome d'hypertension intracrânienne souvent accompagné d'hémiparésie progressive et d'un syndrome méningé. Des signes locaux ou systémiques d'infection sont fréquents.

Hématomes épidural et sous–dural

Ces hématomes se comportent comme des lésions expansives. Le tableau clinique est décrit au chapitre sur les traumatismes crâniens, à la page 376.

EXAMENS COMPLÉMENTAIRES

La **tomodensitométrie** est l'examen par excellence pour l'investigation des tumeurs cérébrales. **La résonance magnétique nucléaire** est un examen encore plus précis mais rarement disponible. Les autres examens qui peuvent dans certains cas fournir des informations utiles sont les radiographies du crâne, l'angiographie cérébrale, la scintigraphie cérébrale. La ponction lombaire est maintenant inutile et à déconseiller. **L'électro–encéphalogramme** montre des signes de souffrance cérébrale qui peuvent être à prédominance latéralisée ou même plus ou moins focalisée.

29

TRAUMATISMES CRÂNIENS

LÉSIONS

Les traumatismes crâniens peuvent causer de façon isolée ou simultanée des fractures du crâne et des lésions du cerveau.

Fractures du crâne

Les fractures de la voûte crânienne et les fractures de la base du crâne (rocher, ethmoïde, fente sphénoïdale et canal optique) sont ouvertes ou fermées, avec ou sans déplacement osseux. Le trait de fracture est plus ou moins localisé, ou s'étend de la voûte à la base du crâne.

CONSÉQUENCES DES FRACTURES DU CRÂNE

1. Les fractures de la voûte. Elles sont sans conséquence s'il n'y a pas de lésions cérébrales associées. Toutefois, elles témoignent d'un traumatisme suffisamment intense pour être susceptible de causer une lésion du parenchyme cérébral, ou une rupture vasculaire artérielle ou veineuse avec hématome consécutif; elles justifient une observation attentive de l'évolution à court terme.

2. Les déplacements osseux peuvent léser l'artère méningée moyenne et produire un hématome extradural (épidural) ou causer une attrition cérébrale.

3. Les fractures ouvertes. Le risque de ces fractures est lié au danger d'infection dû à la voie de communication établie entre la cavité crânienne et l'extérieur.

4. Les fractures de la base.

4.1. Les fractures du rocher peuvent se compliquer d'hémotympan (visible à l'examen otoscopique), d'otorragie si le tympan est lésé, de fistule de LCR dans l'oreille accompagnée d'écoulement vers l'oreille externe ou vers la trompe d'Eustache jusqu'au rhinopharynx. Le risque le plus grave est la méningite. Le ganglion de Gasser (hypoesthésie faciale), le VII (paralysie faciale) et le VIII (surdité) peuvent être lésés. Enfin, une fracture du rocher peut se compliquer d'une déchirure de la carotide interne avec production de fistule carotido-caverneuse (exophtalmie pulsatile, congestion veineuse extra-oculaire et intraoculaire, chémosis).

4.2. Les fractures de l'étage antérieur du crâne peuvent causer une lésion du nerf olfactif et une fistule de LCR par fissure de la lame criblée de l'ethmoïde, avec risque de méningite. Une fracture du trou optique peut s'accompagner d'une lésion du nerf optique.

4.3. Les fractures de la fente sphénoïdale peuvent être responsables de lésion des IIIe, IVe, VIe nerfs et de la branche ophtalmique du Ve.

Lésions de l'encéphale

1. Hématome épidural. Cet hématome se développe entre l'os et la dure-mère à la suite d'une lésion de l'artère méningée moyenne au niveau de l'écaille de l'os temporal. Les manifestations cliniques surviennent dans les 24 heures qui suivent le traumatisme: progression rapide d'un syndrome pyramidal et d'une détérioration de l'état de conscience, pouvant se compliquer peu après d'une hernie de l'uncus du lobe temporal dans l'incisure de la tente du cervelet: paralysie du IIIe nerf crânien, avec mydriase d'abord unilatérale puis bilatérale et rigidité de décérébration.

2. Hématome sous-dural. Cet hématome, qui siège entre la dure-mère et l'arachnoïde, est dû à une hémorragie secondaire à la rupture des veines qui vont du cortex au sinus longitudinal supérieur. L'évolution est plus lente que celle de l'hématome épidural (souvent deux-trois jours). Dans sa forme aiguë, il cause un syndrome pyramidal et une détérioration progressive de l'état de conscience dans les heures ou les jours qui suivent le traumatisme. La complication à redouter est la hernie de l'uncus du lobe temporal.

L'hématome sous-dural chronique se manifeste tardivement jusqu'à deux-trois mois après le traumatisme crânien, par une céphalée persistante, un état de confusion qui peut être fluctuant, un syndrome pyramidal progressif. Il s'accompagne habituellement d'une hypertension intracrânienne progressive avec risque de hernie de l'uncus du lobe temporal. Chez les gens âgés, le traumatisme peut être si bénin qu'il passe inaperçu. Le mode de présentation peut se limiter à une céphalée ou un syndrome de détérioration mentale.

3. Commotion cérébrale. Elle correspond à une perturbation fonctionnelle des neurones en l'absence de lésions morphologiques décelables. La commotion cérébrale se manifeste par une perte de connaissance soudaine, suivie ou non d'une période de confusion de courte durée et évolue vers une guérison complète.

4. Contusion cérébrale. Elle est caractérisée par une nécrose du tissu cérébral, avec pétéchies, ecchymoses et oedème cérébral. Les pôles temporaux et les pédoncules cérébraux sont plus vulnérables aux coups et aux contre-coups du cerveau dans la boîte crânienne. Les manifestations cliniques consistent en un déficit neurologique qui dépend des régions cérébrales lésées: syndrome mental, syndrome pyramidal, etc.

SÉQUELLES DES LÉSIONS

L'évolution d'un traumatisé crânien avec lésions du système nerveux est variable. Entre les deux extrêmes, le décès et la récupération complète, se situe toute une gamme de variétés et d'intensité de déficits permanents: anosmie, cécité, ophtalmoplégie, surdité, troubles moteurs et sensitifs, aphasie, syndrome mental, épilepsie (survenant habituellement dans les trois mois qui suivent le traumatisme).

DIAGNOSTIC ET TRAITEMENT

Une radiographie du crâne s'impose pour rechercher la présence de fracture. La tomodensitométrie, la scintigraphie ou l'artériographie carotidienne est indiquée s'il existe le moindre doute quant à la possibilité d'hématome sous-dural ou extra-dural.

L'évacuation chirurgicale doit être faite d'urgence s'il y a présence d'hématome épidural ou d'hématome sous-dural.

Les stéroïdes (par exemple dexaméthasone par voie intraveineuse, 10 mg, puis 4 mg toutes les 6 heures) sont indiqués en présence d'un oedème cérébral qui menace la vie du malade.

30

ENCÉPHALITES ET MYÉLITES
NON PURULENTES

ENCÉPHALITES NON PURULENTES

Les encéphalites non purulentes peuvent affecter de façon diffuse et simultanée l'ensemble de l'encéphale et la moelle (*encéphalomyélite*), ou prédominer aux hémisphères cérébraux, aux lobes temporaux et parfois se limiter au tronc cérébral et au cervelet. L'évolution est aiguë ou subaiguë. La lésion peut affecter électivement la substance grise (*polioencéphalite*) ou la substance blanche (*leucoencéphalite*). Le cerveau peut être lésé par l'invasion directe d'un virus (ou d'une toxine) ou secondairement par une réaction auto-immunitaire.

Encéphalite périveineuse

L'encéphalite périveineuse est secondaire à une réaction auto-immune. Elle représente environ la moitié des encéphalites. Elle survient au cours de maladies systémiques virales, telles que la rougeole, la rubéole, la varicelle, la grippe, les oreillons, la mononucléose infectieuse, ou encore après vaccination. Parfois aucun incident médical déclenchant ne peut être décelé.

ÉTIOPATHOGÉNIE ET ANATOMIE PATHOLOGIQUE

Ces encéphalites périveineuses spontanées, postinfectieuses, parainfectieuses, postvaccinales, ont un même dénominateur commun au point de vue histologique: oedème, infiltrations inflammatoires, démyélinisation périveineuse, congestion vasculaire, pouvant évoluer jusqu'à une nécrose kystique. Le mécanisme en cause est probablement d'ordre auto-immunitaire. Il est en effet possible de reproduire expérimentalement une lésion semblable en sensibilisant un animal par des injections appropriées.

TABLEAU CLINIQUE GÉNÉRAL

La maladie s'installe par un prodrome de fièvre et de céphalée, accompagnées ou non d'un syndrome gastro-intestinal ou respiratoire durant quelques jours.

La phase d'état dure deux semaines et se caractérise par des céphalées, des nausées et vomissements, un syndrome méningé, un syndrome encéphalitique des plus variables: somnolence, confusion, stupeur ou coma, agitation ou apathie, crises convulsives, tremblements continus ou intentionnels, myoclonies, mouvements involontaires, opsoclonus (« danse » des yeux), nystagmus, ataxie, parésie, aphasie, mutisme, paralysie des nerfs crâniens. Une conjonctivite, une photophobie, une éruption et une myalgie peuvent être associées.

Le LCR, parfois normal, montre habituellement une lymphocytose et une légère augmentation des protéines.

L'évolution est très variable. Le patient peut soit décéder, soit récupérer intégralement ou souffrir de séquelles plus ou moins graves.

Les formes avortées avec fièvre, céphalée, discret déficit neurologique tel que vertiges, paresthésies, diplopie, ont une évolution très favorable.

Par contre, la forme grave constitue la **leucoencéphalite aiguë hémorragique** dont le pronostic est fatal en quelques jours.

Le diagnostic différentiel conduit à considérer l'abcès cérébral, l'empyème sous-dural, la thrombophlébite cérébrale et les embolies septiques.

Encéphalite herpétique
(aiguë nécrosante, à inclusions, amnésiante, limbique)

L'encéphalite herpétique, due au virus de l'herpès simplex, groupe 1, est la plus fréquente des encéphalites virales. La primo-infection survient dans l'enfance. Le virus persiste dans l'organisme à l'état latent. Il peut être réactivé par des mécanismes encore inconnus.

La lésion cérébrale est faite de nécrose, d'oedème, d'hémorragie, d'inclusions intracytoplasmiques, localisés aux lobes temporaux et fronto-orbitaires.

TABLEAU CLINIQUE

L'encéphalite est précédée d'un prodrome infectieux non spécifique, accompagné ou non d'herpès cutané ou muqueux.

La phase d'état se caractérise par l'apparition soudaine d'un syndrome mental avec convulsions, signes méningés et fièvre.

Le LCR montre une pléocytose, une hyperprotéinorachie et des globules rouges. L'EEG toujours anormal, peut être évocateur: ondes lentes, survoltées, pseudorythmiques, prédominant à la région temporale. La tomodensitométrie et la scintigraphie cérébrale montrent des anomalies des lobes frontaux et temporaux. La biopsie cérébrale permet de voir le virus en microscopie électronique.

Le décès survient dans 70% des cas après deux à quatre semaines d'évolution. Les survivants peuvent, à l'occasion, guérir complètement ou, plus habituellement, ils souffrent de graves séquelles mentales: amnésiques, comportementales ou autres.

Le diagnostic différentiel doit inclure toutes les encéphalites non purulentes, l'abcès cérébral, l'empyème sous-dural, la thrombophlébite cérébrale et les embolies septiques.

TRAITEMENT

L'utilisation de l'acyclovir, sous forme de perfusion, à la dose de 30 mg/kg/jour durant dix jours, réduit la mortalité à quelque 20% et prévient les séquelles de la maladie dans un nombre significatif de survivants. La prescription doit en être très précoce, c'est-à-dire dès que le diagnostic est considéré probable.

Rage

L'encéphalite rabique est causée par un virus neurotrope, le myxovirus de la rage, présent dans la salive de nombreux animaux infestés: chien, chat, putois, chameau et même volailles, etc. L'humain est infecté par morsure de ces animaux et parfois par le contact de la salive infectée sur une plaie ouverte. La lésion consiste en une dégénérescence diffuse de tout le cortex. Il y a présence de corps de Negri (inclusion intracytoplasmique) dans les cellules de la corne d'Ammon et du cervelet et des nodules gliaux.

TABLEAU CLINIQUE

L'incubation dure de dix jours à un an, en moyenne vingt-cinq jours. La maladie débute par un prodrome de deux à quatre jours avec fièvre, céphalée, malaise général et mal de gorge. La phase d'état survient une semaine plus tard. Elle se caractérise par de la nervosité qui s'accentue jusqu'à la grande manie: cris, sauts, gémissements, blasphèmes, coups, course, mais sans aucune confusion. Quelques jours plus tard, apparaissent des spasmes de la gorge qui peuvent être extrêmes et s'accompagnent de salivation. Le moindre stimulus, par exemple la vue de l'eau, suffit pour les déclencher. Des convulsions violentes et généralisées peuvent survenir. Durant les périodes d'accalmie, le malade salive et demeure terrifié. Après un à trois jours d'évolution, le malade sombre dans le coma et le décès survient de cinq à quinze heures plus tard.

La forme paralytique de l'encéphalite rabique n'est diagnostiquée que par l'histoire de morsure d'un animal infecté.

Seule l'hystérie, par crainte de la rage, peut être un problème de diagnostic. L'évolution tranche la question puisque, lorsque la maladie se déclare, la rage est invariablement fatale.

TRAITEMENT

Le traitement doit être instauré le plus tôt possible après la morsure d'un animal infecté, et avant l'apparition des signes de la maladie. Il consiste en vaccin spécifique quotidien pendant deux à trois semaines, après administration d'un sérum antirabique.

Tétanos

L'encéphalite tétanique est due au Clostridium tétani inoculé par piqûre ou surinfectant une plaie. Le tétanos néo-natal provient d'une infection par des pansements ombilicaux contaminés.

TABLEAU CLINIQUE

Le prodrome consiste en fièvre, irritabilité, agitation, raideur et malaises à la mâchoire et au cou.

Un à deux jours plus tard, la raideur et les malaises se généralisent: dysphagie, trismus, raideur de l'abdomen, du rachis, du cou, accompagnés de spasmes douloureux et d'hypersudation spontanés et déclenchés par toutes sortes de stimuli, ainsi que de signes végétatifs: sueurs, hypertension, tachycardie.

Il existe des formes localisées et des formes avec paralysie des nerfs crâniens. 30% des malades décèdent en une dizaine de jours par asphyxie et collapsus cardiovasculaire.

Le traitement consiste en sérum et vaccin appropriés.

Panencéphalite sclérosante sub-aiguë

Cette encéphalite, due au virus de la rougeole, affecte la substance grise et la substance blanche des hémisphères cérébraux. Elle survient chez les enfants de sept à dix ans, qui ont une histoire antérieure de rougeole avant l'âge de deux ans.

La maladie évolue en trois stades. L'enfant présente en un premier temps un changement de personnalité, des troubles de l'humeur et un déficit intellectuel. Peu après surviennent une détérioration mentale accélérée, de l'ataxie, des convulsions et des myoclonies diffuses, asymétriques, et rythmées. L'EEG se caractérise par une alternance régulière de paroxysmes et de tracé plat. Les anomalies du LCR comportent une pléocytose et une élévation du taux des gamma- globulines. Durant le troisième stade, la détérioration neurologique devient globale, avec rigidité, signes pyramidaux, démence et dysfonctions végétatives. La mort survient en un à trois ans.

Encéphalite sidéenne (voir p. 394)

MYÉLITES

Une myélite isolée peut être due à une infection virale, dont le virus de la poliomyélite, ou à une réaction auto-immune.

Poliomyélite antérieure aiguë

La polymyélite est une paralysie flasque causée par une infection virale aiguë des cellules de la corne antérieure de la moelle, s'étendant parfois aux cellules des noyaux moteurs crâniens.

ÉTIOPATHOGÉNIE

L'agent causal est le virus de la polio (types I, II, III). Une infection confère une immunité de longue durée, spécifique pour le type de virus en cause. L'homme est le réservoir du virus dont la voie d'entrée est le tube digestif. Le virus prolifère dans l'intestin puis gagne le sang (virémie) et peut alors envahir le système nerveux central. L'amygdalectomie, les injections intramusculaires, les exercices physiques intensifs semblent des facteurs qui favorisent l'infection.

Le virus est présent dans tous les pays. Les épidémies ont une incidence saisonnière (été et automne) et sont géographiquement limitées. Les enfants sont plus vulnérables à cette maladie que les adultes.

La vaccination contre la polio est faite soit par inoculation intramusculaire de virus inactivé (vaccin Salk), soit par ingestion orale de virus atténué (vaccin Sabin). Là où le vaccin est d'emploi généralisé, la maladie a pratiquement disparue.

ANATOMIE PATHOLOGIQUE

La lésion est caractérisée par une infiltration et une congestion vasculaire dans les méninges, les cornes antérieures de la moelle, la substance réticulée du tronc cérébral, l'hypothalamus et le cortex moteur, suivies ou non par une nécrose neuronale.

FORMES CLINIQUES

1. Forme non paralytique: Elle représente la grande majorité des cas infectés et se traduit par une atteinte non spécifique de l'état général due à une virémie: température élevée, courbatures, douleurs musculaires surtout à l'étirement, agitation.

2. Forme paralytique: Dans ces cas, la paralysie apparaît à la suite du syndrome grippal. Parfois elle survient après quelques jours de bien–être qui suivent le syndrome virémique (évolution bimodale). Accompagnée d'un syndrome méningé (céphalées, raideur de la nuque), la paralysie s'installe en 24–48 heures, plus rarement en sept à dix jours et, dans certains cas, les douleurs musculaires préexistantes disparaissent à ce moment. L'atteinte est surtout spinale, parfois bulbaire et même encéphalique. Le tableau clinique est dominé par un syndrome des motoneurones inférieurs: paralysie flasque avec hypotonie, perte des ROT, atrophie à distribution habituellement anarchique et asymétrique mais parfois diffuse et symétrique aux quatre membres. L'atteinte des muscles respiratoires est possible de même que la paralysie faciale. Le déficit bulbaire le plus fréquent est la dysphagie. Il y a absence de déficit sensitif. Certains malades présentent de la stupeur, de la somnolence, de l'agitation, des myoclonies, des convulsions. La rétention vésicale et la constipation s'expliquent par une lésion du système végétatif.

Le LCR est modifié. Au début de la maladie, il y a pléocytose lymphocytaire. Deux ou trois semaines plus tard, la pléocytose régresse alors que la protéinorachie peut s'élever.

L'évolution des paralysies est plus ou moins régressive. Certains muscles redeviennent normaux alors que d'autres demeurent plus ou moins atrophiés. Les rétractions musculo-tendineuses peuvent causer des déformations articulaires.

DIAGNOSTIC DIFFÉRENTIEL

La polyradiculonévrite, les polynévrites motrices, la polymyosite et la myasthénie grave à expression diffuse doivent être distinguées de la poliomyélite antérieure aiguë.

Myélite post-infectieuse

La réaction auto-immunitaire responsable de l'encéphalite périveineuse (voir p. 379) peut être limitée à la moelle. La lésion est plus ou moins étendue sur le plan transversal et le long de l'axe rostro-caudal.

TABLEAU CLINIQUE

La moelle est habituellement touchée au niveau thoracique ou cervical. Le début de la maladie est aigu et le syndrome s'installe en 12 à 24 heures.

Durant les premières heures, il y a présence de fièvre, malaises généraux et douleurs musculaires. Puis apparaissent des paresthésies des membres inférieurs ou à distribution radiculaire avec parfois douleurs rachidiennes. Le déficit neurologique subséquent est fonction de la localisation médullaire de la lésion: myélite transverse, diffuse ou ascendante. Les troubles autonomiques et trophiques sont marqués.

Le LCR est anormal: pléocytose lymphocytaire, protéinorachie à 50–120 mg/l.

L'évolution de la maladie est très variable: récupération complète ou guérison avec séquelles plus ou moins incapacitantes, ou décès.

DIAGNOSTIC DIFFÉRENTIEL

Une compression médullaire, une polyradiculo–névrite et une anomalie vasculaire médullaire sont à considérer dans le diagnostic différentiel. Parfois seule l'évolution ultérieure permettra de distinguer cette myélite d'une première poussée de sclérose en plaques.

31

NEURO-SYPHILIS ET SIDA

NEUROSYPHILIS

Généralités sur la syphilis

La syphilis est une infection systémique due au tréponème pâle, dont le réservoir est l'homme. Une infection non traitée évolue habituellement en quatre phases.

1. SYPHILIS PRIMAIRE

Elle se manifeste en moyenne vingt et un jours (de 10 à 90 jours) après le contact, par un chancre qui dure de deux à six semaines, et guérit spontanément. La sérologie (voir infra) devient positive dans le sang sept à quatorze jours après l'infection.

2. SYPHILIS SECONDAIRE

Ce stade est caractérisé par des manifestations systémiques qui apparaissent huit semaines (et parfois six mois) après le chancre et disparaissent de façon spontanée. Durant cette période, le LCR peut devenir anormal (neurosyphilis asymptomatique). La méningite de la phase secondaire peut être cliniquement asymptomatique. Elle est diagnostiquée par une discrète pléiocytose lymphocytaire et une hyperprotéinorachie modérée de l'orde de 0,60 g/l.

3. SYPHILIS EN PHASE DE LATENCE

Cette phase est caractérisée par une sérologie positive, sans signe clinique de maladie.

4. SYPHILIS TARDIVE

Quelques années après le chancre (cinq ou plus), dans un tiers des cas non traités, les malades souffrent de syphilis tardive qui inclut, entre autres, la plupart des formes de neurosyphilis.

Un certain nombre de tests sérologiques (VDRL, TPHA, FTA–ABS, FTH–1gM) et le test de Nelson permettent de déceler la présence d'anticorps plus ou moins spécifiques dans le sang et le LCR. Le test le plus spécifique est le FTA–ABS réalisé à partir de la fraction antigénique du tréponème pâle.

Formes cliniques

La grande majorité des cas de syphilis nerveuse surviennent à la phase tardive de la maladie. Seule la syphilis méningo–vasculaire peut apparaître à la phase secondaire.

La sérologie est toujours positive dans le sang et presque toujours dans le LCR qui présente des anomalies additionnelles: pléocytose lymphocytaire et élévation des protéines. Si le LCR est normal un an après le chancre, il n'y a aucun risque de neurosyphilis, à moins de la survenue d'une réinfection.

1. NEUROSYPHILIS ASYMPTOMATIQUE

Elle est due à de petits nids d'infection dans les méninges et, par définition, ne s'accompagne d'aucun signe ni symptôme de maladie. Seul le LCR est anormal, et la sérologie est positive. La maladie peut survenir durant la phase secondaire ou la phase latente.

2. MÉNINGITE SYPHILITIQUE

Elle peut se manifester au cours des périodes secondaire et tardive. Il s'agit d'une méningite granulomateuse subaiguë avec syndrome méningé, accompagnée ou non de syndrome mental organique, de convulsions, de signes focaux (telle une hémiparésie), de déficits des nerfs crâniens, d'hydrocéphalie.

3. ARTÉRITE SYPHILITIQUE

Elle se présente souvent sous la forme d'un syndrome d'ischémie cérébrale intermittente, mais peut causer un infarctus cérébral.

4. PARALYSIE GÉNÉRALE

Elle est due à une atteinte diffuse du cortex, avec atrophie et réaction inflammatoire périvasculaire. Le début est insidieux ou brutal. Le tableau clinique est constitué par un syndrome mental organique avec dysarthrie, signes focaux souvent transitoires, tremblements de la langue et des membres, plus ou moins de perte du réflexe pupillaire à la lumière mais conservation du réflexe à l'accomodation *(pupille d'Argyll–Robertson)*. La sérologie est positive et le LCR anormal (pléiocytose lymphocytaire et augmentation des protéines).

5. TABES

Cette condition est due à un processus inflammatoire chronique prédominant sur les racines sensitives lombo–sacrées, avec dégénérescence secondaire des cordons postérieurs de la moelle.

Les signes les plus importants du tableau clinique sont: l'aréflexie tendineuse achilléenne et parfois rotulienne; un syndrome cordonal dorsal avec perte du sens postural, présence du signe de Romberg, ataxie locomotrice; une anesthésie des tendons d'Achille, des testicules, du bord interne des bras et du bord externe des jambes; la *pupille d'Argyll–Robertson* (anisocorie et perte du réflexe photomoteur mais conservation du réflexe à l'accomodation); des douleurs fulgurantes; des crises épigastriques ou uréthrales; un syndrome neurotrophique pouvant consister en arthropathie déformante et non douloureuse des genoux et des pieds, fractures pathologiques, maux perforants plantaires; de l'hypotension orthostatique, de l'impuissance, une rétention vésicale; une atrophie optique.

Le diagnostic peut être posé en présence de trois des signes importants. Le LCR est à l'occasion normal.

6. GOMME SYPHILITIQUE

Il s'agit d'un granulome qui se comporte comme une lésion cérébrale expansive. La sérologie est positive mais le LCR peut être normal.

7. SYPHILIS MÉNINGO–MYÉLITIQUE

Cette forme rare de neurosyphilis se traduit par un syndrome des moto-neurones inférieurs et supérieurs, parfois accompagné de signes d'atteinte des longs faisceaux sensitifs.

La sérologie et le LCR sont positifs.

SIDA ET SYSTÈME NERVEUX

Le syndrome d'immuno–déficience acquise est dû à une infection par un rétrovirus, le HIV (Human Immunodeficiency Virus) qui a la propriété de réduire progressivement les défenses immunitaires cellulaires en s'attaquant aux lymphocytes amplificateurs T_4. Tous les systèmes et les organes, incluant le système nerveux et les muscles, sont susceptibles d'être atteints.

Épidémiologie

Le virus est transmis par inoculation directe dans le sang ou à travers les parois épithéliales, de liquide biologique contaminé, tout particulièrement, le sang et le sperme. Les personnes les plus à risque d'infection sont les hommes homosexuels et bisexuels, les narcomanes qui utilisent des injections in–traveineuses, les enfants qui naissent de mère porteuse du virus et ceux qui reçoivent une transfusion de sang ou de produits sanguins infectés. La transmission par contacts hétérosexuels est incontestable mais moins fréquente, sauf en Afrique où ce mode de transmission est le plus important.

Formes cliniques

Toutes les structures du système nerveux central et périphérique et les muscles sont vulnérables. Les manifestations cliniques sont dues à l'invasion des tissus par le virus, à l'action d'agents infectieux opportunistes ou aux deux modes d'agression. La fréquence de l'atteinte du système nerveux est très élevée. Un déficit neurologique survient chez environ un tiers des malades. À l'autopsie, presque tous les cas révèlent la présence d'infection dans le système nerveux.

Il est actuellement possible de distinguer deux groupes d'atteinte neurologique: les manifestations précoces et les manifestations tardives.

1. MANIFESTATIONS PRÉCOCES

Les manifestations neurologiques précoces surviennent peu après l'infection et parfois précèdent la séroconversion. Elles font partie du groupe de maladies reliées au sida (*Aid–related complex*). Elles se présentent sous forme de *méningite* asymptomatique aiguë avec légère pléocytose lymphocytaire et élévation des protéines du LCR, de *méningoencéphalite*, parfois de *myélite* ou de *névrite*. L'évolution de ces formes est habituellement favorable.

2. MANIFESTATIONS TARDIVES

Les manifestations tardives, ou sida proprement dit, surviennent environ huit ans après la contamination. Elles sont d'une grande variété et d'un pronostic sombre.

2.1. Infections dues au virus HIV

– **L'encéphalite subaiguë ou chronique** est la complication neurologique la plus fréquente. La maladie est dévastatrice. Elle comporte un syndrome démentiel progressif avec apathie associée à une kyrielle de troubles qui se surajoutent au cours de l'évolution: trouble de la coordination, ataxie à la marche, signe de Babinski, réflexe de préhension et parfois mutisme. L'infection peut gagner la moelle et résulter en une paraplégie associée à une incontinence fécale et urinaire. Le liquide céphalo–rachidien montre une pléocytose lymphocytaire, une élévation légère ou modérée des protéines et une glycorachie légèrement abaissée. L'encéphalite est due à un envahissement du cerveau par le virus, associé ou non à une infection cytomégalique.

– **Une myélite, une polynévrite, une multinévrite** sont autant de formes cliniques plus rares dues au virus HIV, associé ou non à d'autres agents infectieux.

2.2. Infections opportunistes

Toutes les structures du système nerveux peuvent être atteintes par les infections opportunistes, mais les hémisphères cérébraux en sont le plus souvent le siège. La complication focale la plus fréquente est la toxoplasmose cérébrale alors que l'atteinte diffuse la plus commune est due aux infections par le virus cytomégalique et par le cryptocoque.

D'autres complications moins fréquentes sont les lymphomes du système nerveux central, de même que la leucoencéphalite multifocale progressive, les encéphalites focalisées et les vasculites cérébrales dues à l'infection par le virus d'herpès zoster.

La méningite syphilitique et la syphilis méningovasculaire sont fréquentes chez les malades sidéens.

Diagnostic et examens complémentaires

Le diagnostic étiologique précis chez ces malades est compliqué du fait de la fréquence des infections secondaires. Plusieurs tests sérologiques permettent de détecter la présence du virus HIV. Les techniques spécialisées de la microbiologie sont nécessaires pour l'identification des agents opportunistes. Le liquide céphalo-rachidien montre habituellement une pléocytose lymphocytaire et une augmentation légère ou modérée des protéines. La scannographie cérébrale montre fréquemment des anomalies de l'encéphale. Une biopsie cérébrale peut s'avérer nécessaire pour confirmer une lésion cérébrale susceptible d'être traitée comme l'abcès toxoplasmique.

Il n'existe actuellement aucun traitement curatif contre le virus HIV. La zidovudine (AZT) peut retarder l'éclosion de la maladie. Les lymphomes sont traités par radiothérapie. L'hydrocéphalie est parfois améliorée par une dérivation du LCR. Tous ces traitements, de même que celui des infections opportunistes, relèvent de milieux hautement spécialisés.

32

PHACOMATOSES

Les phacomatoses comprennent quatre maladies: la neurofibromatose (maladie de Recklinghausen), la sclérose tubéreuse (maladie de Bourneville), l'angiomatose encéphalotrigéminée (maladie de Sturge–Weber) et l'hémangioblastome rétino–cérébelleux (maladie de von Hippel–Lindau). Leur groupement est basé sur la similitude de leur pathogénèse et la parenté de leurs manifestations cliniques.

Ces affections sont dues à un trouble de l'embryogénèse survenant avant la fin du premier mois de la gestation. Un gène pathologique perturbe les mécanismes inducteurs de la différenciation cellulaire des couches germinatives. Les trois couches et leurs dérivés diffèrent au point de vue du moment où débute leur différenciation, période correspondant à leur plus grande vulnérabilité aux influences pathologiques.

Les anomalies les plus courantes se voient au niveau de la peau et du système nerveux. Le développement différé de néoformations de type dysplasie à tendance blastomateuse est dû à la persistance de cellules potentiellement prolifératives dans les tissus parvenus à maturité.

NEUROFIBROMATOSE

La maladie décrite par Recklinghausen est une maladie héréditaire à caractère autosomal dominant.

Les manifestations les plus apparentes se retrouvent au niveau de la peau et consistent en des taches pigmentaires et des tumeurs. Les taches pigmentaires sont relativement bien circonscrites. Elles ont un diamètre de quelques millimètres à quelques centimètres. La coloration brune leur a valu le nom de *taches café au lait*. Les tumeurs sont des lipomes et des neurofibromes multiples, de taille minime ou considérable. Les neurofibromes sont formés par une prolifération schwannienne et fibroblastique des gaines des nerfs, entremêlée d'axones. Leur morphologie est des plus variables chez un même individu: ronde, lobulée, étalée et peu surélevée (névromes plexiformes). Selon leur siège, ces neurofibromes sont responsables de syndromes tronculaires rachidiens ou crâniens et de syndromes radiculaires. Le système nerveux central peut être atteint par compression médullaire ou cérébrale, secondaire à l'accroissement des neurofibromes affectant les racines et les nerfs, ou par le développement de méningiomes et de gliomes.

Plusieurs autres anomalies peuvent être présentes: un phéochromocytome, une ostéite fibrokystique, des déformations vertébrales, un hémangioblastome orbitaire.

Présente dès la naissance, la progression significative de la maladie survient habituellement à partir de la puberté. Elle est toutefois variable d'un malade à l'autre. Certains n'en sont jamais incommodés. D'autres s'en plaignent au point de vue esthétique. Les cas les plus graves sont ceux qui souffrent d'un syndrome tumoral intrarachidien ou intracrânien.

SCLÉROSE TUBÉREUSE

La tubérosclérose, ou *maladie de Bourneville*, est une affection héréditaire, à caractère dominant. Elle se manifeste cliniquement par de l'épilepsie, de l'arriération mentale et des tuméfactions cutanées faciales.

Les lésions cérébrales consistent en de multiples nodules gliomateux, plus ou moins disséminés. Dans nombre de cas, il y a présence additionnelle de calcifications arrondies.

Les lésions cutanées sont constituées par des tumeurs naeviques de petite dimension, formées de filets nerveux et de tissu conjonctivo-vasculaire, appelées de façon inappropriée adénomes sébacés. Ces tuméfactions prédominent sur une région en aile de papillon de part et d'autre du nez. Une autre lésion fréquente est faite de petites tumeurs périunguéales.

La rétine peut être le siège de petites tumeurs faites de cellules ganglionnaires, gliales et fibroblastiques. Parfois il y a association de malformations rénale, hépatique et pancréatique.

L'épilepsie apparaît dans les toutes premières années, parfois seulement à la puberté. La détérioration mentale, souvent progressive et éventuellement grave, a aussi un début précoce. Le décès survient habituellement avant la quatrième décennie. Il existe toutefois des formes frustes à évolution bénigne.

ANGIOMATOSE ENCÉPHALO-TRIGÉMINÉE

Cette maladie, dite *de Sturge-Weber*, est congénitale et rarement familiale. Elle se caractérise par la présence d'hémangiomes facial et pie-mèrien.

L'hémangiome facial est de type capillaire ou veineux. Il siège toujours à la partie supérieure d'une hémiface. La malformation peut s'étendre à la cavité orbitaire et causer un glaucome, une hydrophtalmie et de la cécité.

L'hémangiome pie-mèrien, de type veineux, est localisé à la portion postérieure, sus-tentorielle du cerveau. Le cortex sous-jacent s'atrophie et un dépôt progressif de calcium dans les régions adjacentes au réseau vasculaire pathologique donne l'impression radiologique de calcifications des parois vasculaires. La lésion cérébrale est responsable d'épilepsie, souvent focale, parfois généralisée et d'apparition précoce. Une minorité de cas souffrent avec le temps d'hémiparésie et d'hémianopsie.

HÉMANGIOBLASTOME RÉTINO-CÉRÉBELLEUX

Cette maladie, souvent appelée maladie de *von Hippel-Lindau*, comporte une association d'hémangioblastomes cérébelleux et rétinien. Le mode de transmission génétique est autosomal dominant. Plus d'un cas peuvent survenir dans une même famille.

L'hémangioblastome cérébelleux est une tumeur kystique progressive responsable d'un tableau de lésion expansive de la fosse postérieure dont les premières manifestations clinique sont rares avant l'adolescence. La tumeur peut avoir, à l'occasion, un siège autre que cérébelleux: intramédullaire, radiculaire, sustentoriel.

L'hémangioblastome rétinien, qui peut être la première manifestation de la maladie, est facilement décelable à l'examen du fond d'oeil. Il est responsable d'une perte progressive de la vision.

D'autres lésions peuvent s'associer au tableau typique: angiome du foie, kyste du pancréas et des reins, tumeur de l'épididyme et du rein.

INDEX

W

Y

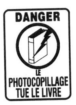

DANGER

LE PHOTOCOPILLAGE
TUE LE LIVRE

«L'IMPRIMEUR»

• Cap-Saint-Ignace
• Sainte-Marie (Beauce)
Québec, Canada
1996